积极认知行为治疗

(Active Cognition-Behavior Therapy, ACBT)

唐 平 主编

北京大学医学出版社

JIJI RENZHI XINGWEI ZHILIAO

图书在版编目（CIP）数据

积极认知行为治疗/唐平主编. —北京：北京大学医学出版社，2013.1
ISBN 978-7-5659-0473-8

Ⅰ. ①积…　Ⅱ. ①唐…　Ⅲ. ①行为治疗　Ⅳ. ①R749.05

中国版本图书馆 CIP 数据核字（2012）第 251038 号

积极认知行为治疗

主　　编：唐　平
出版发行：北京大学医学出版社（电话：010-82802230）
地　　址：(100191) 北京市海淀区学院路 38 号　北京大学医学部院内
网　　址：http://www.pumpress.com.cn
E - mail：booksale@bjmu.edu.cn
印　　刷：北京朝阳新艺印刷有限公司
经　　销：新华书店
责任编辑：王智敏　　　责任校对：金彤文　　　责任印制：苗　旺
开　　本：787mm×1092mm　1/16　　印张：11.75　　字数：302 千字
版　　次：2013 年 1 月第 1 版　2013 年 1 月第 1 次印刷
书　　号：ISBN 978-7-5659-0473-8
定　　价：46.00 元

版权所有，违者必究
（凡属质量问题请与本社发行部联系退换）

成都医学院科技
　　　出版基金资助出版

参与本课题研究及本书写作的主要人员

唐　平　成都医学院
李尚学　泸州医学院心理学教研室
张　涛　泸州医学院附属医院精神科
杨贵英　泸州医学院心理健康教育咨询中心
宋丽娟　泸州医学院心理学教研室
陈　屹　泸州医学院心理学教研室
游向宇　泸州医学院心理学教研室
宋　杨　泸州医学院心理学教研室
康　燕　泸州医学院心理学教研室
石　惠　泸州医学院心理健康教育咨询中心
张介平　泸州医学院心理学教研室
韩玉果　泸州医学院心理学教研室

序

我国国民的心理健康问题已经成为重大的公共卫生问题和突出的社会问题，也是国际脑与认知科学的前沿问题。《国家中长期科学和技术发展规划纲要》也提出"疾病防治重心前移，坚持预防为主、促进健康和防治疾病结合"的主题思想。成都医学院唐平教授和他的同事撰写的《积极认知行为治疗》正是基于以上的特点，反映了目前心理健康临床研究的一项重要成果。

认知行为疗法是一种通过改变思维或信念和行为的方法来改变不良认知，达到消除不良情绪和行为的短程心理治疗方法。认知决定了我们的情绪和行为，认知是人心理活动的决定因素，认知疗法就是通过改变人的认知过程和由这一过程中所产生的观念来纠正本人的适应不良的情绪或行为。认知行为疗法在心理健康的临床应用中已经日趋成熟，应用广泛。因此，在传统认知行为治疗的认知、情绪和行为的三要素中加入"积极"，形成积极、认知、行为和情绪四要素，使本书具有科学性、客观性、创新性和可操作性。

笔者在差不多三十年前刚走出大学校门时，曾在成都医学院的前身——成都军医学校工作，十八年前由医学转入心理学领域，十年前组建中国科学院心理健康重点实验室，并将研究领域转入情绪与社会认知的认知神经科学研究。能为成都医学院的唐平教授及其团队撰写的本书作序，非常荣幸，也十分高兴。相信本书对心理治疗的医务工作人员，对医学心理学的学生、学者，对心理疾病的患者都会有具体的指导作用和非常积极的意义。

北京师范大学脑与认知科学研究院院长
国际社会神经科学学会中国分会会长
2012 年 10 月 24 日于京师园

前 言

在心理学的起源、发展与成熟过程中,就心理学的学科性质、理论体系、研究方法与对象以及应用等方面,学界内外一直存在着激烈的争论。我以为,就心理学本身而言,以下几点是肯定的。第一,随着人类对自然世界和自身规律认识的深入,一定要把心理学划分为自然科学或人文社会科学的某一领域是不一定恰当的,简单地说心理学是一门自然科学与人文社会科学相交叉的学科;第二,随着社会的发展与人类的进步,尽管心理学在应用领域存在着各种不规范、不科学和功利主义,对心理学的发展与成熟造成了巨大的损伤,但心理学已经或将更大地为人类作出贡献是历史的必然;第三,人是具有文化性的"高级情感动物",中国学者对心理学的研究结合本土文化探索出中国的心理学发展之路那将是一种必然。积极认知行为治疗便是沿着这一条路产生的一个新的"生命"。

在心理学的应用领域,除了在工程、教育及人力资源方面外,在医学和心理学交叉领域如心理健康教育和心理障碍的治疗方面,是学者们探讨的热门领域。就方法而言,从早期的催眠治疗到19世纪的精神分析以及当代的认知行为治疗,其咨询与治疗技术有几百种之多。在专业人士看来,每一种都有其可用之处,但都有较大局限性;就患者而言,不但对各种咨询与治疗技术的治疗效果持怀疑态度,甚至对心理治疗持否定的态度。

在长期的教学、科研和临床工作中,尤其是在近十年的临床心理门诊中,编者们遇到了几乎所有类型的心理障碍患者。在药物治疗、物理治疗和心理治疗的对比与探索中,我们以为对心理障碍患者的治疗中心理治疗才是"治本"。在心理治疗的探索中,我们发现传统的认知治疗、行为治疗等各有其优缺点,经过反复讨论与研究,在心理障碍患者的治疗中,抓住认知、情绪和行为三要素是核心,而调动患者的"积极性"是关键。于是将积极性、认知、行为和情绪四要素维度相结合,使这种结合具有可操作性、客观性和科学性便是我们写作本书不懈的动力。

在积极认知行为治疗英文的命名过程中我们又经过反复的讨论与研究,发现 Active 与 Positive 相比,Active 更强调人行动的积极性。我们发现心理障碍患者在配合治疗的过程中不仅需要心态积极,更需要"动"起来,或者说心理障碍患者更需要用一个积极的行动来对抗自己的负性情绪和困难心境。所以我们最后用了 Active Cognition-Behavior Therapy(ACBT)来作为本书的英文名称。

积极认知行为治疗(ACBT)是编者们经过长期的理论研究,对目前最流行的被大多数同行专家认可的心理治疗方法进行认真的分析,将心理学领域的三个核心要素：认知、行为、情绪进行了很好的维度划分与把握，并对上述三个要素在心理障碍的发病机制和临床表现中的作用进行了深入研究。尽管现在心理疾病发病机制还不是很清楚，但我们认为把握住认知、行为、情绪三要素，是治疗心理疾病的关键。而且我们认为心理障碍的治疗是心理治疗为主，药物治疗为辅。经过近十年的临床治疗实践探索和总结，我们认为 ACBT 不是其他心理治疗的简单组合，而是针对心理障碍的本质，从逻辑结构、科学性、可操作性与治疗效果几个方面进行深刻分析与提炼，并经过了长期的实践检验。所以，我们认为 ACBT 与其他心理治疗方法相比有以下一些优势：第一，更具有可操作性，尤其对一些刚进入该领域的同行们来说（可详细参考第二章）；第二，更具有科学性：对一门学科或方法而言，就其科学性问题，至少有两个主要的检验方法，一是实证研究和可重复性检验，二是逻辑检验。对 ACBT 的科学性问题我们予以高度的关注和讨论。因此，在本书中，既进行逻辑检验，也对典型案例进行实证性讨论；第三，治疗效果很好：在本书第四章，我们从近十年的心理门诊中对各种心理障碍的治疗效果进行了分析总结，不但与其他心理治疗进行了对比，也与药物治疗进行了对比并进行了统计分析，从而提出了 ACBT 的使用范围。

本书包括理论基础探索、操作程序描述、临床应用与典型案例讨论四部分内容。尽管本书从心理学的几大经典理论来讨论 ACBT 的理论基石问题，但我们认为，由于心理学的学科不成熟性以及研究对象的复杂性，这一部分还有待于进一步完善，欢迎同行和读者们不吝赐教。当然，操作性描述一章是本书的重点，因为我们想解决的一个重要问题就是在过去心理治疗领域各种方法可操作性差的问题，以帮助同行们尤其是年轻的同行们在临床工作过程中获得一把"金钥匙"。当然，我们也在这一部分借鉴了同行专家特别是国外著名的心理治疗专家的优秀成果，在此表示衷心感谢。"ACBT 的临床应用及疗效研究"和"ACBT 的典型案例分析"两章供读者们在实践中遇到问题时参考对比。

在全书的写作过程中，李尚学老师花了很多精力，同时他对全书的统稿、出版协调方面也起了很重要的作用。张涛、杨贵英教授在临床案例提供和临床应用上做出了较大的贡献。宋丽娟、陈屹、徐浩岚等老师在临床效果检验和理论基础等章节也花了不少的精力。游向宇、宋杨、康燕、石慧、张介平、韩玉果等老师在唐平教授的指导下对该课题的研究与方法的讨论及本书的写作也付出了很大的努力。在此一并表示诚挚的谢意。尽管我们这个团队在课题的研究和本书的写作过程中付出了巨大的艰辛与努力，但心理治疗是一个既要面向同行专家进行科学探索的学术问题，又是一个要面向社会人群的应用性问题，不足之处在所难免，还望同行和读者们不吝赐教。

唐 平

2012 年 10 月 10 日于成都医学院新都校区

目 录

第一章 积极认知行为治疗（ACBT）的理论基石 …… (1)

第一节 ACBT 与积极心理学 …… (1)
一、关于"积极"一词 …… (2)
二、关于积极心理学 …… (7)
三、从积极心理学到积极认知行为治疗 …… (12)

第二节 关于认知与认知心理学 …… (13)
一、认知 …… (14)
二、认知与认识 …… (18)
三、关于认知心理学 …… (22)

第三节 行为、行动与行为主义 …… (28)
一、行为与行动的区别 …… (28)
二、行为的分类 …… (31)
三、人类行为与动物行为的区别 …… (35)
四、行为主义派系及观点 …… (38)

第四节 心身关系与多元交互理论 …… (43)
一、心与身：历史上的观点转变 …… (43)
二、现代认知科学对心身关系的推动与冲击 …… (49)
三、多元交互理论 …… (52)

第二章 ACBT 操作程序 …… (61)

第一节 ACBT 的四个阶段 …… (61)
一、首次会谈与诊断评估阶段 …… (61)
二、自我探索阶段 …… (64)
三、强化巩固阶段 …… (67)
四、疗效评估和回归社会阶段 …… (67)

第二节 ACBT 的六个核心环节 …… (68)
一、阶段与环节的关系 …… (68)
二、六环节划分的理论与逻辑 …… (72)
三、六核心在 ACBT 中的重要性与意义问题 …… (81)

第三节 ACBT 的维度及关键问题 …… (82)
一、ACBT 的几个维度的确立 …… (82)
二、关于 ACBT 的几个关系和关键问题 …… (86)

第四节 ACBT的科学性问题 ·················· (91)
　　一、科学与心理学 ···················· (91)
　　二、ACBT的理论逻辑论证 ················ (98)
　　三、ACBT的可操作性及实证检验 ············· (102)

第三章 ACBT的临床应用及疗效研究 ············· (107)

第一节 ACBT的临床应用 ··················· (107)
　　一、ACBT的适用对象及适应证 ·············· (107)
　　二、ACBT的临床评估方法和评估工具 ··········· (109)
　　三、临床常用的ACBT治疗技术 ·············· (110)
第二节 ACBT与其他治疗方法 ················· (117)
　　一、ACBT与其他心理治疗的联系与区别 ·········· (117)
　　二、ACBT与药物、仪器治疗 ··············· (121)
第三节 ACBT的临床效果检验 ················· (123)
　　一、ACBT治疗效果的临床检验与观察 ··········· (123)
　　二、ACBT检验的因素分析 ················ (138)

第四章 ACBT的典型案例分析 ················ (142)

第一节 ACBT对神经症的应用 ················· (142)
　　一、神经症的本质及特点 ················· (142)
　　二、运用ACBT治疗神经症的典型案例 ··········· (144)
第二节 ACBT对心境障碍的应用 ················ (153)
　　一、心境障碍的本质及特点 ················ (153)
　　二、ACBT对具体案例治疗过程介绍 ············ (156)
　　三、ACBT对心境障碍具体案例治疗效果分析 ········ (163)
　　四、ACBT治疗心境障碍（主要是抑郁症）的过程中值得注意的问题 ········ (164)
第三节 ACBT对创伤后应激障碍的应用 ············· (165)
　　一、创伤后应激障碍的本质及特点 ············· (165)
　　二、ACBT对具体案例治疗过程介绍 ············ (169)
　　三、ACBT对应激障碍具体案例治疗效果分析 ········ (173)
　　四、治疗过程中值得分析注意的几个问题 ·········· (174)

第一章 积极认知行为治疗（ACBT）的理论基石

积极认知行为治疗（Active Cognition-Behavior Therapy，ACBT）是建立在人本主义心理学、认知心理学和行为主义心理学等心理学理论的基础上，通过对现代认知治疗、理性情绪治疗、行为治疗以及积极心理治疗等心理咨询与治疗方法、技术的分析、总结和提炼得出来的一种独特的、专业化的、可操作性强的心理治疗方法。它主要适用于18至55岁之间，高中文化程度以上的神经症、心境障碍和人格障碍患者[1]。

积极认知行为治疗理论是建立在人本主义心理学、行为主义心理学和认知心理学等传统心理学理论以及积极心理学这一心理学发展新方向的基础之上的。自然，积极认知行为治疗也是在借鉴吸收积极心理治疗、行为治疗、认知治疗等治疗方法和技术的基础上，经长期的临床实践总结出的一种符合受中国文化背景影响的心理治疗技术和方法。

积极认知行为治疗走一条整合之路，但并不是说这种新的治疗方法是一种"鸡尾酒"式的治疗模式。除了注重传统心理治疗技术和方法的优点，它更加注重"认知"、"情绪"、"行为"和"人格"等内容与个体心理健康的内在统一。也就是说，这种新的治疗方法不是单纯从某一方面对心理障碍进行治疗，而是把个体的心理看做是一个整体，在认知、情绪、行为和人格等方面同时发挥作用，从而治疗心理障碍。更重要的是，这种新的治疗方法是去寻找认知、情绪、行为和人格的积极因素，"积极"将这四个方面统一起来成为一个整体，个体的心理健康或心理障碍的治疗应该是这四个方面的结果并和谐统一。这与当前在心理咨询与治疗领域走整合道路的倾向是一致的。

所以，本章主要从积极心理学出发，分别阐述积极心理学、行为主义、认知主义以及人本主义心理学的基本理论对积极认知行为治疗提供的支撑，并在随后的论述中展示它作为一种全新的治疗心理障碍的方法的价值。

第一节 ACBT 与积极心理学

之所以被称为积极认知行为治疗，是因为这种治疗方法和技术受到了积极心理学深刻的影响，特别强调"积极"一词。积极心理学在英文则是用"positive psychology"来表示，它与传统的心理学研究问题模式不同，积极心理学研究心理生活中的积极因素，如积极的情感体验（包括主观幸福感、美德、潜力等）、积极的人格特征（包括自尊、创造、善良、正直等人格品质）和积极的社会制度系统（包括对和谐的社会制度、工作环境等的

---

[1] 唐平. 医学心理学. 北京：人民卫生出版社，2009：304.

研究)等内容。不管是认知行为治疗还是理性情绪治疗,它们都从来访者的不合理信念开始,对来访者的不合理信念进行辩论,使来访者对此有理性的认知,并以具体的行动去对抗来访者的不合理信念从而帮助其建立起理性的信念。

这一过程中,认知行为治疗和理性情绪治疗更多关注个体的不合理信念。而积极心理学不同,它主要是去发现个体心理生活中的积极因素,将之培养并贯穿个体的心理生活。这种培养不仅是培养一种理念,更重要的是培养个体积极的情绪、认知和人格,并以意志行动来表达这一切,而行动又强化了个体心理中的积极方面。所以积极认知行为治疗强调发现个体心理生活中的积极方面,在发现的过程中让来访者改变此前的错误的认知,建立起积极的认知模式,并以具体的行为去强化,最终建立起来访者积极的心理行为模式,完善他(她)的人格。

通过对"积极"、"积极心理学"和"积极认知行为治疗"的理解,我们会找到它们之间的内在逻辑关系。通过对个体心理生活中积极因素的探索,心理学家创立了积极心理学,在一定程度上纠正了心理学自1879年以来的一贯错误。而积极认知行为治疗就是在积极心理学这种新的心理学思潮影响下创立的一种新的治疗模式。

一、关于"积极"一词

"positive"一词在英语中可作为名词和形容词。作为形容词是指"认为形势是好的"、"感到自信和有希望的";作为名词,"positive"的主要意思是"优点"[1]。"positive"一词源于拉丁文"positum",原意是"实际的、具有建设性的、潜在的";在现代汉语中,积极也主要有两种意思:一是肯定的、正面的意思;一是进取的、热心的意思。

(一)"积极"的心理学释义

"积极"一词是心理学中常用的一个词语,用以表达"积极的、有潜力的、正性的和主动的"之意。不管哪种意思,它都是代表一种正性的、向上的、积极的意思,更为重要的是,"进取的"、"热心的"这些意思更是表达了一个人对于潜力开发的愿望。

个体之所以能适应周围环境并存在下去,就因为个体调动了心理资源用以对抗所遭遇到的一切困难,并取得了成功。这种调动就是一种主动的、积极的、进取的挖掘潜能的过程。积极应该是用来描述心理现象中所存在的一切潜在力量,它不仅如美国、英国等西方心理学家所关注的重心那样,积极主要反映在情绪和行为上,更重要的是,对于个体而言,心理现象是一个整体,积极性应该在这个整体中的每一个部分之中。

因此,除了有积极情绪外,还有积极的认知、积极的动机与人格特质、积极的自我、积极的关系,更重要的是要有积极的改变。

情绪情感是个体反映客观事物与主体需要之间的关系的态度体验,由独特的主观体验、外部表现和生理唤醒三部分组成。人类有八种基本的情绪,分别是恐惧、惊讶、悲伤、厌恶、愤怒、期待、快乐和接受(Robert Plutchik,2003)。在这八种基本情绪中,从表面看有积极的也有消极的,但是从人类适应环境来看,这八种基本情绪都是非常重要的,这些情绪让人类产生了适应性行为。判断这些基本情绪对人类的好坏最重要的是通过人类的情绪智力(情商)来实现。这个因丹尼尔·戈尔曼(Daniel Goleman)的《情商:

---

[1] 霍恩比. 牛津高阶英汉双解词典. 北京:商务印书馆,2004:1333.

为什么比智商更重要》一书而兴起的概念发展到今天在心理学界产生了两种不同的认识：一种观点认为情商是一种能力，正如加德纳（Howard Gardner）认为的一样，智力还包括认识和调节自己情绪的能力以及认识和管理与他人关系的能力；还有一种观点认为，情绪被定义为一种个性特征，并提出了情绪智力的个性模型[1]。人类对情绪和情绪智力进行研究，都是为寻找到更加适应环境并有效率地生存下去的支持，人类更多关注那些对人类有用的研究成果，比如如何提高人类的情绪智力，这充分反映了人类对于积极情绪的关注和重视。

和人类关注积极的情绪一样，人类对于认知的关注也更多倾向于诸如天赋、天才、创造力、智慧等方面，而对于认知障碍展示出极大的悲伤和同情。人们更喜欢像爱因斯坦那样的天才，而对于像舟舟那样的因患唐氏综合征带来的低智商感到惋惜。对积极的人格特质和动机的研究是近年来积极心理学研究的又一重要内容，这反映出积极心理学重视对个体心理中动机与人格的积极方面的研究。有关人格的理论很多，不论是"卡特尔16种人格因素调查表"还是"大五因素模型"，这些理论都更多地关注人格中积极的或正性的特质。更有塞利格曼（Seligman）和彼德森（Peterson）将人类的六种力量称为引领人类走向幸福快乐的力量，而每种力量就是一种积极的人格特质，即智慧、勇气、人道主义精神、公正、节制和卓越。

不论是传统的心理学研究还是心理学的新发展成果都无一例外地在关注人类如何更好地适应环境，更好地生存下去并且过着有效率、有质量和满意的生活。从个体心理现象来看，积极是这些部分存在的一种常态，是个体适应环境并生存和发展的原动力。

（二）各家之说

有学者认为[2]，人类在漫长的发展过程中，或多或少地使用了"积极"，但在大多数情况下，人类的这些积极行为还只是经验性的不具有代表性的个人行为。心理学家现在明确提出"积极"的概念，其目的在于使积极不再是一种偶然的机遇，而是一种深思熟虑的社会有意设计，并最终把积极的观念变成社会的共识。这场关于"积极"的运动应该主要研究社会或社会成员中存在的各种积极力量，并在社会实践中对这些积极力量进行扩大和培育。在这个问题上，我们认为积极它不仅是一种观念，而是一种客观存在；它不是一种建构，而是一种因进化而形成的利于人类发展的机制，也就是说它是一种人性或者是人性的一个方面[3]。

关于对"积极"理解的另外一个分歧就是它与消极的关系。我们一般认为积极相对的是消极。在英文中，消极是"negative"，它主要的意思是反面的、消极的、负性的和否定的。积极与消极的关系在很大程度上影响所谓消极心理学与积极心理学的关系，也影响到我们对这二者的理解。正如有学者关心的那样，是把积极看做是消极消除的结果还是把积极看成是与消极同等地位的独立变量事关积极心理学的学术地位和学科性质。有学者认为[4]，积极和消极应该是两个极点，而把它们联成一条直线的话，这两个极点之间的中

---

[1] Alan Carr. 积极心理学：关于人类幸福和力量的科学. 郑雪译. 北京：中国轻工业出版社，2008：101.

[2] 任俊. 积极心理学. 上海：上海教育出版社，2006：10.

[3] 关于进化形成心理机制的理论，请参见：D. M. 巴斯. 进化心理学. 熊哲宏，张勇，晏倩，译. 上海：华东师范大学出版社，2007：58.

[4] 任俊. 积极心理学. 上海：上海教育出版社，2006：11.

点就是"0"状态。"0"状态是一个理论上的中间状态,在这个状态下,个体对任何外在的事件既不喜欢也不厌恶。任何特定条件引起的情形变化如果向正向发展那就是积极,如果向负向发展那就是消极,因此积极与消极是两个完全独立的、有各自定义的变量,积极不是消极解除之后的结果,并不会伴随消极的消除而自动产生。

(三)我们的观点

在我们所处的生活环境中我们常看到人们有时焦虑、有时抑郁、有时愤怒,也会看到人们有时高兴、有时兴奋、有时喜悦。这些情绪表现以及相伴的主观体验与我们的生活时时相关,但大多数人没有因为高兴而忘乎所以,也没有因悲伤而消极沉沦,这一切都要归功于我们在适应环境中形成的有用的调节机制。当然,当我们过度焦虑、抑郁和愤怒时,这些痛苦的情绪会影响到我们的健康,不仅是心理上的,还可能是生理上的。从对这些现象的研究中,我们可以得出这样的初步结论:首先,个体情绪上存在着积极与消极两面,而哪一面起作用,这与当时的情境、个体的人格特质以及所获得社会支持等因素有关;其次,积极性不仅存在于情绪中,还存在于人格特质、认知活动以及意志行动之中;再者,积极性与消极性是可以相互转化的,消极性向积极性的转化,这是一种建设性的、发展性的转变,这也使得个体有了改变的可能。

1. 积极性是人类的本性

受马尔萨斯(Thomas Malthus)《人口论》、拉马克(Jean Baptiste Larmarck)《动物学的哲学》以及一批伟大的博物学家和地质学家们的影响,达尔文通过实地考察撰写了《物种起源》一书。在这本书中,他主要阐述了两个观点:自然选择和适者生存。达尔文认为,自然选择和适者生存原则使那些在生存斗争中存活并且成熟的生命形式,倾向于把那些使得它们茁壮生长的特殊技能和优势遗传给它们的后代。因此,生命形式将以生生不息之势一代代地传播下去,所以达尔文在最后写到,"展望未来,我们可以预言,最后胜利的并且产生占有优势的新物种将是各个纲中较大的优势群的普通的、广泛分布的物种……我们可以肯定,通常的世代演替从来就没有中断过,而且可以确定,从来没有任何灾变曾使这个世界变成荒芜……自然选择只是根据并且为了每一生物的利益而工作,所以一切肉体的和精神的禀赋都有向着完善化前进的倾向"[1]。

我们之所以要引述这一大段话,就是要讨论一个重要问题,那就是人性怎样。不管是哲学家、伦理学家还是一些心理学家(比如存在主义心理学、人本主义心理学以及积极心理学)都会对人性进行一个理论前提的预设,因为他们是在这个基础上讨论他们所提出的问题的。我们认为关于人性怎样的问题在达尔文那里已然得到了证明,那就是人性是积极的,只是达尔文没有用"积极"二字,而用了"有向着完善化前进的倾向"。基于简单的逻辑推理,如果包括人类在内的一切生物只是被动地去适应自然,那自地球产生以来发生的无数次变化足以让这个星球的生物毁灭千百回,而事实是生物们"生活"得还相当不错。唯一的解释就是这里有一种机制让这些生物产生了变化以适应环境的变化,因为这种变化会带来巨大的收益,使得这种优势遗传基因在亲子之间实现代际传播。

这种机制就是积极性。对于动植物来说,这一种"向着完善化前进的倾向",是进化形成的一种保存物种的有效机制。而对于人类来讲,机制远比动植物要复杂得多。弗洛伊

---

[1] Charles Darwin. 物种起源. 周建人,叶笃庄,方宗熙,译. 北京:商务印书馆,1995:556.

德（Sigmund Freud）认为人性由强烈的里比多决定，而对于詹姆斯（William James）来说，人性是由十几种或几十种本能组成，即使是环境决定论者也认为人类有适应环境的能力，比如学习。

进化心理学[1]对于人性的起源有着自己的理解，也对人性是什么有了最清晰的证明。与大多数物种一样，人类也面临很多适应性问题。生物学会研究人类为什么会形成诸如调节温度、害怕黑暗、恐惧蛇、断奶、选择配偶以及应对社会冲突等问题，而心理学家则研究这些问题所牵涉到的心理层面。进化心理学研究证明，人类拥有众多的专门化的心理机制，而每一种新的心理机制形成就会承担一项新的任务，而这项新任务的完成对于人类来讲将是适应环境（或改造环境）的又一重要工具。这诸多的心理机制都证明了一个问题：人类不是被动地适应自然，人类会努力地去将自己变得与自然更加和谐，这种变化所体现的就是人类的最本质的属性——积极性。

2. 积极与消极

积极心理学研究心理现象的那些积极问题，但是正如矛盾总是有两面性一样，有积极也就有消极。积极认知行为治疗不否认个体心理现象的消极面，而且把它们看成是治疗的契机。我们并不像积极心理学宣称的那样，把现在研究基于问题的病理心理学模式称为"消极心理学"，因为它研究的是个体的异常心理，是对个体异常心理现象进行分类、鉴别、诊断和治疗的一门科学，因此它所关注的中心就是个体（包括群体）的异常心理现象，而积极心理学关注的是"积极"的一面。

我们认为积极性与消极性并不是对立的，而是互为一体，是事物的两个方面。比如当情绪处于高兴或快乐的时候，那就是积极情绪；当情绪处于抑郁或悲伤的时候，这就是消极情绪。当情绪处于何种状态时，这就是情绪的主要方面，这就决定了它是积极的还是消极的。普拉切克（Plutchik）就认为，情绪除了具有强度、相似性之外还具有两极性，并用一个倒锥体来说明三种特点（图1-1）。从这个三维模式图中我们可以清楚地看到，积极情绪与消极情绪是可以相互转化的，所有情绪组成了一个连续的谱。

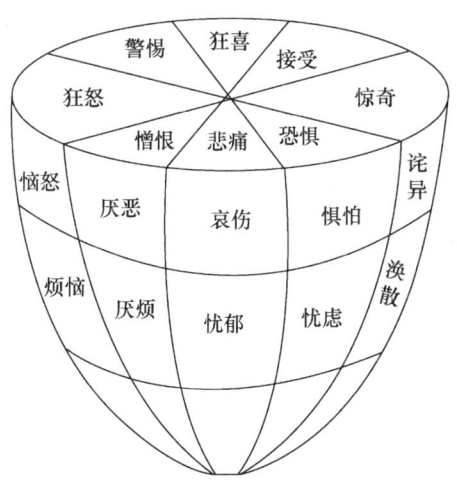

图 1-1　普拉切克情绪三维模式图

---

[1] D. M. 巴斯. 进化心理学. 熊哲宏，等，译. 上海：华东师范大学出版社，2007：44-66.

同时，如果把情绪看成一个连续的谱，那么这也决不意味着情绪的一端就是积极情绪而另一端就是消极情绪。情绪是否可以被评定为积极或消极，还要看它的强度以及情绪产生的情境。比如焦虑，用积极心理学的观点来看，它可能是一种消极情绪。但焦虑在很多时候对人类是有益的，因为这让个体避免了危险。只有当焦虑的强度超过了正常的范围对日常生活产生严重的负面影响时，这时就是消极的了。所以积极与消极是可以相互转化的，而这种转化是有条件的。

在个体的心理现象的其他方面，积极性与消极性的关系亦如情绪一样，不赘述。

3. 积极性是个体发展的基础

积极性是生物的本性，就像我们在日常生活中看到一棵小草被一块大石头压住，但小草会倔强地长出来一样，人类也具有这样一种本性。就个体而言，人终究会死亡，无法逃脱这个宿命，但人在有生之年都会想办法使自己存活下去。对于人类整体而言，这种死亡却是种属存在的一种有效方式。所以不论是人类还是个体，这种现象就是积极性的一种具体体现。

积极性促使个体发展，所以发展心理学家们现在持一种毕生发展观。这种发展包括生理的、认知的、人格的和社会性的四个方面，在这四个方面中，发展的过程持续并贯穿于人类生活的每一个时期。也就是说，在发展学家们看来，从某个方面来说，人们不断成长，不断变化直到生命的最后一刻。这种发展就是积极性的一种最直接的体现。

被积极心理学称呼的"消极心理学"是基于问题解决的模式，而积极认知行为治疗是基于发展的模式出现的。有学者认为，人生有两大基本任务：适应和发展。适应就是个人通过不断调整身心，在现实生活环境中维持一种良好的、有效的生存状态的过程，而发展是指个体的身心功能及其品质有顺序的变化（积极变化）过程[1]。在我们看来，发展不仅是这些按时间顺序产生的积极变化，还有通过自身努力将问题解决所带来的变化，以及在良好的状态下也通过努力以达到更好状态的变化。

那么通过积极认知行为治疗对于积极性的探索，以及来访者积极的变化之后，我们要达到一个什么样的目标呢？有学者认为心理咨询与治疗要达到的目标就是形成健全人格[2]，而人本主义心理学家马斯洛认为应该是"自我实现的人"，罗杰斯认为是"充分发挥潜能的人"。我们认为应该达到"内心世界的一种完满状态，这种状态是个体对自己以及自己与周围世界关系的积极认同，并能在这种积极状态下发挥自己的潜能，能应对环境带来的挑战"。

4. active 与 positive

"active"有形容词与名词两种用法。作为形容词意为"忙碌的、活跃的、积极的、充满活力的、有效的"；作为名词意为"主动语态"[3]。active 的词根是"act"，意为行动。当作为"积极的"意思时，它与"positive"同义；当它作为"行动"或"活动"时，它与"behavior"同义。

积极认知行为治疗的英文译名为"active cognition-behavior therapy"，这里的积极之

---

[1] 江光荣. 心理咨询的理论与实务. 北京：高等教育出版社，2005：1-2.
[2] 江光荣. 心理咨询的理论与实务. 北京：高等教育出版社，2005：56.
[3] 霍恩比. 牛津高阶英汉双解词典. 北京：商务印书馆，2004：17.

所以要使用"active"一词，是我们强调个体心理现象中的积极因素，而这些积极因素主要通过认知、情绪和行为——特别是行为——的改变来实现。不管是贝克（Aaron Beck）、艾利斯（Albert Ellis）还是拉扎勒斯（Arnold Lazarus）都强调改变。大多数的"认知行为治疗"或"理性情绪行为治疗"都只强调三个维度模式，即 A-B-C 模式：情感-行为-认知。他们并没有忽略这三者的改变是什么东西促使的，但也并没有去强调，那就是个体的积极性在起作用。

行为主义认为所谓行为就是有机体用以适应环境或对刺激所做的一切反应。行为包括内隐的行为和外显的行为。行为与行动的区别在于行动是有意向性的，行动总是以一定的目标为向导。积极认知行为治疗就是要确定一定的目标促成来访者的改变，并以行为表现出来。外显行为是最容易通过观察发现的，来访者看到这些外显的变化对于治疗来讲是非常重要的。所以我们所讲的"积极"具有两层含义：一是积极性，一是行动性。

二、关于积极心理学

（一）积极心理学兴起的背景

积极心理学的兴起似乎没什么征兆，好像是因为塞利格曼听到女儿的故事而突然想起来要兴起一种叫做积极心理学的新的心理学研究取向。其实不然，积极心理学的兴起与发展有着心理学发展的内在逻辑，同时也是在社会因素、心理学家自身的研究兴趣等外在因素影响下共同作用形成的。

1. 积极心理学兴起的内在逻辑

从 1879 年以来，科学的心理学研究流派此起彼伏，这极大地丰富了心理学发展的内涵。但是，不论行为主义、精神分析、认知主义抑或其他学派如何发展都无法回答一个问题，那就是心理学走上科学的道路已有一百多年的历史，取得的成果也相当多，对人类心理现象的揭示也相当深入，但无法解决随着社会发展人们日益增多的各种心理障碍，而且在异常心理的疾病谱中这个问题还在不断增长。这里虽然有着如库恩（Kuhn）所说心理学缺乏一个稳定的"范式"（paradigm），也就是没有一个让学科共同体都接受的理论基础。这本身是由科学发展的一般逻辑决定的，同时也因为心理学的研究对象——个体（群体）心理现象——的复杂性决定的。

查尔墨斯（Chalmers）在《科学究竟是什么》一书中介绍库恩的范式理论时写到，"当某个科学共同体开始遵循某个单一的范式之后，那种在一门科学形成以前的混乱和多样化的活动，最终会转变为有组织和有定向的活动。范式由一些具有普遍性的理论假设和定律以及它们的应用方法构成，而这些理论假设、定律和应用方法都是某个特定的科学共同体的成员所接受的"[1]。心理学发展到目前为止显然还没有出现一种让这个共同体成员都能接受的理论假设、定律和应用方法。当然这一点都不会影响心理学的发展，就像人类对于宏观世界的认识一样，也是等待了很多年才等来了牛顿的万有引力定律。

心理学的研究对象笼统的说是心理现象，但是心理现象的复杂性远远超出了物理学中的"黑洞"和化学中的那些元素。行为主义可以研究刺激与反应之间的关系，精神分析要研究心理病理现象的原因，而认知主义要发现个体信息加工的机制，这些都是心理学研究

---

[1] A. F. 查尔墨斯. 科学究竟是什么. 鲁旭东译. 北京：商务印书馆，2007：133.

的内容,但是这些都只是心理学研究中的极小一部分。积极性作为人类心理现象的本质特征,被人类重视只是时间问题,所以积极心理学的出现是必然,偶然性在于时间上的早晚。

积极心理学与人本主义心理学似乎都对对方的理论变得小心翼翼。人本主义心理学早于积极心理学出现,它自然不会对积极心理学的那些诸如"反科学"、"没有科学研究模样"的反对批评声音在意,而目前也还没有研究指出人本主义心理学受到了积极心理学的影响。倒是积极心理学一直受到人本主义心理学的滋养,尽管积极心理学家们要么不提及此,要么用反对的声音来否认这一点。马斯洛在《动机与人格》第一版中就讲到,"所有人类关系、所有人类制度以及整个人类文化,都是以人性为依据的",他确信"过去曾尝试过的各种价值体系,包括极权政治、战争、宗教……的失败,主要是建立在错误的人性和社会的概念之上的",心理学家"对人类所能达到的高度持悲观、消极、狭隘的概念,对人类生活的抱负估计不充分,将人类的心理境界定得太低","心理科学在表现人类消极方面获得的成功一直比它表现人类积极方面大得多"[1]。此后他用了较大篇幅来细数此前心理学的种种问题,开启了积极心理学研究,他这篇文章就叫《走向积极的心理学》,作为一章放在了书的最后,这不能不说是马斯洛对心理学出现新的研究取向的一种期盼。

2. 积极心理学兴起的外在影响

从某种角度来说,人类的历史无非两个主题,那就是战争与和平。在战争状态,人们更多地追求胜利、呼唤英雄,而在和平年代,特别是在经济发展的上升时期,人类就面临着另外的问题:物质的东西把人的精神世界给蒙蔽了,人们在伦理道德、美好人格特质和个人潜力发挥方面显得力不从心。当物质财富以一种不均等的机会见到每个个体时,社会将变得贫富差距渐渐拉大,各种矛盾就会显现出来。这个时候人们对于金钱等物质的追求将随着贫富差距的加大而增强,于是人们对金钱等物质东西的追求就变得更加不可遏抑。这会极大地增加人们的生活压力,以致人们在很大程度上不关注高尚品格、伦理道德和个人潜能的发挥以及主观幸福感的追求。积极心理学就是在这样一个背景下产生的,它来到这个世界的目的就是试图从心理学的角度来解决和平时期人们的种种心理问题。这也是为什么积极心理学能迅速在中国扎根并受到重视的重要原因。

积极心理学的兴起与塞利格曼、狄纳(Diener)、福勒(Fowler)以及心理学家西卡森特米哈伊(Csikszentmihalyi)等人的研究旨趣有关。马丁·塞利格曼博士是积极心理学的创立者之一,在很大程度上创立积极心理学是他在任美国心理学会主席时的一项最重要的工作。这得力于他四十余年来一直致力于乐观心态、习得性无助、压力以及主观幸福感的科学研究。到目前为止,塞利格曼至少出版了 21 本著作以及发表了超过两百篇文章,他的文章内容所提到的领域有教育、暴力、幸福,以及治疗。他也曾经旅游世界,为许多的教育家、商家、父母亲和心理健康专家等演讲。所有著作中比较出名的有《可以学的乐观》(1991)、《你可以改变什么,不能改变什么》(1993)、《教出乐观的小孩》(1995)、《真正的幸福》(2002)和《积极心理学手册》(2003)等。

(二) 积极心理学研究的内容

谢尔顿和劳拉·金(Sheldon & Laura King)认为,"积极心理学是致力于研究人的

---

[1] 马斯洛. 动机与人格. 3 版. 许金声译. 北京:中国人民大学出版社,2007:305-306.

发展潜力和美德等积极品质的一门科学"[1]。这个概念回答了积极心理学是什么，以及它的主要研究旨趣是什么的问题。积极心理学家们认为积极心理学应该研究三个问题：积极体验、积极人格和积极的社会组织系统。也就是说，积极心理学倡导人类要用一种积极的心态来面对我们所处的环境（最重要的是那些人和事以及它们带给我们的困扰），做出新的解读，并以此来激发每个人自身所固有的某些实际的或潜在的积极品质和积极力量，从而使每个人都能顺利地走向属于自己的幸福彼岸。因此，积极心理学主张以人的积极力量、善端和美德为研究对象，强调心理学不仅要帮助处于某种逆境条件下的人们知道如何求得生存和发展，更要帮助那些处于正常境况下的人们学会怎样建立起高质量的个人生活与社会生活。

1. 积极的情绪和体验研究

积极的情绪和体验是积极心理学研究一个极其关注的中心之一。积极心理学特别强调积极情绪体验在人生活中的作用，提出了积极情绪的"扩展-建构理论（broaden-and-build）"，认为个体看起来相对离散的积极情绪，包括高兴、兴趣、满足、自豪和爱有利于增强在某一时刻的思想和行为能力（即知-行的能力），并可长久地指导个体思想和行为的个人资源的建构，如增强人的体力、智力、社会协调性等。同时，其他实验研究表明，积极情绪拓延了知-行（thought-action）的个人资源，而消极情绪则减少了这一资源，而且，积极情绪有助于消除消极情绪[2]。

积极心理学还对主观幸福感这一积极情绪进行了重点研究，强调人要满意地对待过去、幸福地感受现在和乐观地面对将来。主观幸福感是指个体自己对于本身的快乐和生活质量等"幸福感"指标的感觉。主观幸福感的测查是通过心理学家们开发的"生活满意度问卷"、"牛津幸福问卷"等来进行研究，其研究的主要方面是认知成分和情感成分。因为心理学家们认为，主观幸福感是一种态度。幸福的情感因素反映了诸如欢欣、得意、满足和其他积极情绪，幸福的认知因素则反映了人们对各个生活领域的满意程度的认知评价[3]。研究发现，在个人主义背景下，二者具有较高的正相关（0.5）；而在集体主义背景下其正相关系数较小（0.2）。

关于积极情绪与体验的研究还只是刚刚开始。除了上述的研究成果外，积极心理学在金钱观念与主观幸福感的关系、人际关系与幸福、文化与幸福、身体健康程度与主观幸福感以及增进幸福的方法等领域都有研究成果面世。但这一系列研究也引起了其他学者的不同意见，甚至是尖锐的批评。这一领域最大的争议就是研究主观幸福感是沿袭享乐主义传统还是奉献主义传统，以及这些研究成果是否具有跨文化的一致性。享乐主义认为获得幸福的方法是将幸福和美好的生活定义为追求快感和回避痛苦；而奉献主义则认为实现人的全部潜能是实现幸福和美好生活的最佳途径。但到目前为止，两方都还没有拿出让对方信服的成果出来。

---

[1] Sheldon & Laura · King. Why Positive Psychology Is Necessary? American Psychologist, 56 (3): 216.

[2] Fredrickson. The Role of Positive Emotions in Positive Psychology: The broaden-and-build theory of Positive Emotions. American Psychologist, 56 (3): 218-226.

[3] Alan Carr. 积极心理学：关于人类幸福和力量的科学. 郑雪译. 北京：中国轻工业出版社，2008：10.

2. 积极的人格特征研究

人格是心理学中最为重要的也是最为复杂的概念之一，其重要性主要体现在人格是个体独特的用以区别他人的重要概念；其复杂性主要体现在这种独特或差别性如何体现，以何种方式体现。奥尔波特（Allport, G. W.）曾做过统计，他发现在心理学、伦理学以及社会学等领域共有五十多种关于"人格"的定义。目前人们关于人格的理论以特质理论为主，著名的有：卡特尔（Cattell）认为人格有 16 种特质；而艾森克（Eysenck）则认为有三种特质。在这两种理论的影响下，学者们提出了人格的五因素模型[1]。

对积极的人格特征进行实验研究已然成为积极心理学研究的一个重要内容，这些研究不仅指出了某些特质与动机的关系，还研究这些人格特质与个人主观幸福感的关系。塞利格曼用"解释风格"来对人格进行描述，他把人格分为"乐观型解释风格"和"悲观型解释风格"。积极心理学具体研究了包括好奇、乐观等在内的 24 种积极人格特质，认为培养个体具有这些积极人格特质的一条最佳途径是增强个体的积极情绪体验。Hillson 和 Marie[2]把人格特征分成积极的人格特征与消极的人格特征。他们认为积极的人格特征中存在两个独立的维度：①正性的利己特征（PI：positive individualism）；②与他人的积极关系（PR：positive relations with others）。前者是指接受自我、具有个人生活目标或能感觉到生活的意义、感觉独立、感觉到成功或者是能够把握环境和环境的挑战；后者则指的是当自己需要的时候能获得他人的支持，在别人需要的时候愿意并且有能力提供帮助，看重与他人的关系并对于已达到的与他人的关系表示满意。积极的人格有助于个体采取更为有效的应对（coping）策略，从而更好地面对生活中的各种压力情景。

积极心理学把增进个体的积极体验和培养个体的自尊作为积极人格特质形成的主要途径。积极体验就是个体满意地回忆过去、幸福和从容不迫地接受现实和对未来充满希望的一种内心的完满状态。增进个体的积极体验主要是通过个体的内在动机来实现的。所谓内在动机就是人们根据其自发兴趣进行探索、掌握新信息、新技能、尝试新体验的一种动机，简单地说就是做事情仅仅是因为喜欢活动本身，那从事这些活动的动机就是内在动机。受内在动机影响从事某种活动时，个体会表现出更加强烈的兴趣、兴奋和自信。同时，个体也会发挥出更好的水平、有更出色的表现和取得更大的成绩，并会对任务保持着长久的坚持和独创性，同时体验到更加强烈的主观幸福感。

培养个体的自尊，提高其自尊水平是积极人格实现的另一重要途径。詹姆斯把自尊定义为对自我价值的感受，取决于个体实际成就与抱负之间的比值。库珀史密斯（Coopersmith）认为，"自尊是个体自我评价后做出并长久保持的一种对自己持赞许的看法，它表明个人对自己的能力、重要性和价值性的一种认同度。简单地说，自尊是一种个人自我价值的判断以及将这种价值判断呈现于个体持有的对待自我的态度中"[3]。高自尊个体对生活的适应能力强，有积极的情感，自主性强，能恰当地设置目标并通过努力实现目标，能

---

[1] Dennis Coon, John O. Mitterer. 心理学导论：思想与行为的认识之路. 郑钢译. 北京：中国轻工业出版社，2008：524.

[2] Lazarus R S. Coping theory and research: Past, present, and future. Psychosomatic Medicine, 55 (3)：234-247.

[3] Coopersimth S. The Antecedents of Self-Esteem. New York：Bantam Books, 1967：4-5.

有效地处理应激并很少抱怨，能成功有效地应对批评并从中吸取经验教训。因此高自尊的个体积极关注能提升自己的信息，寻找到各种机会来展示自己的价值。这样最终的结果是个体的自我效能感增强，从而激发个体的内在动机并进一步形成积极的情感体验，使个体的主观幸福感增强。

3. 积极组织系统的研究

积极心理学关于积极组织系统的研究主要集中在怎样建立积极的社会、家庭和学校等系统，从而使人的潜力得到充分发挥的同时也能感受到最充分的幸福这一问题上。因为这项研究所涉及的内容十分庞杂和广泛，不仅仅是个心理学问题，因此，单个的心理学家或心理学家这个群体很难独立完成任务。伦理学家、社会学家、经济学家、政治学家、人类学家以及哲学家都有必要参与其中。这样就会产生一个困难，那就是这些领域的专家要从各自学科的角度来研究一个问题的心理学方面，就要求他们也懂得心理学理论，并且以哪种模式来组织这项研究工作也是一个难以解决的问题。尽管如此，心理学家以及社会学家还是在一定程度上取得了一系列研究成果。

有学者[1]认为积极心理学的组织系统研究中涉及到积极的国家制度、积极的工作制度、积极的教育以及积极的家庭关系等几个方面。在积极的国家制度上，心理学家们认为树立新的发展目标和发展方式是实现积极国家制度的有效途径；而对于积极的工作制度的研究则集中在建立一种新的管理模型，以实现单位与个体在生产中双赢；与传统教育相比，积极教育关注的是使人得到应有的发展以及树立起道德性；对于家庭的研究则主要集中在家庭生活周期这一问题上。家庭是成员以血缘和法律为依据建立起来的一个社会系统，建立积极的家庭是以亲密关系的建立为基础的。

目前关于积极的社会组织的研究还很少，一方面是因为研究的问题本身的复杂性，另一方面的原因就是心理学家来研究这一课题的合法性一直受到质疑。而且，这样的研究课题在民主国家和专制国家所受到的待遇也全然不同，心理学家的"越俎代庖"势必受到其他学科的"关照"。

（三）简评积极心理学

积极心理学倡导探索人类的美德：爱、宽恕、感激、智慧、控制和乐观等。许多传统的心理学研究分支如临床心理学、咨询心理学、社会心理学、人格心理学以及健康心理学等，都可以在积极心理学的范式中将注意力转向对于人性积极面的研究[2]。积极心理学的研究方法仍然是沿用当前心理学研究的实证和实验方法，比如测量、访谈、实验等方法，同时，一些积极心理学家也提出，积极心理学的研究也应当借鉴人本主义和存在主义心理学的研究方法，学习和继承经验性的、过程定向（process-oriented）的研究方法的一些优点，从而更好地促进积极心理学的发展和繁荣。

积极心理学最近十几年的研究所取得的成果还是相当丰富的。通过对《心理学摘要》（*Psychological Abstracts*）电子版的搜索结果表明，自 1887 年至 2000 年，关于焦虑（anxiety）的文章有 57 800 篇，关于抑郁（depression）的有 70 856 篇，而提及欢乐（joy）

---

[1] 任俊. 积极心理学. 上海：上海教育出版社，2006：246-304.

[2] Snyder C. D, Michael. M. A positive psychology field of dreams："If you build it, they will come". Journal of Social and Clinical Psychology, 2000, 19 (1)：151-160.

的仅有851篇，关于幸福（happiness）的有2958篇。搜索结果中关于积极情绪与消极情绪的文章比率大约为14：1[1]。这个统计数据显示，近两个世纪以来，似乎大多数心理学家的任务是理解和解释人类的消极情绪和行为，而目前这一状况正在得到积极的改善。

积极心理学的产生是心理学史上具有重大意义的事件，其研究对象是普通人的心理活动，针对大部分人的心理状况来指导人们如何追求幸福生活。它拓展了心理学的研究内容范围，开创了一些新的研究技术和研究理念，对人类的生存与发展有了更加深刻的理解。但是积极心理学还有着一些显而易见的缺点。第一就是研究的主题太大，以致要借助社会学、伦理学、人类学、经济学甚至政治学的研究力量；第二，只关注个体心理的积极面，而没有研究如何将人性中的积极性发挥出来，将潜能变成现实能力以达到幸福的目的；第三，积极心理学的研究成果是否具有跨文化的一致性还值得期待。

三、从积极心理学到积极认知行为治疗

自科学心理学时代以来，有关心理咨询与治疗的理论和方法已有成百上千种。早在1986年，卡拉苏（Karasu）就统计出有关心理咨询与治疗的模型达四百余种[2]。这还不包括此后的近三十年里这个领域所取得的成就。心理咨询与治疗领域产生的那些新的模型有着一种共同的趋势：走向整合，综合性的治疗方法更多。积极认知行为治疗便是一个明显例子。

积极认知行为治疗是继承和发展目前较为流行和经实践检验有着较好的治疗效果的理论模型而发展起来的，它试图将心理治疗产生效果的诸方面有机结合起来，形成一种具有普遍性和跨文化一致性的治疗方法。就积极认知行为治疗继承和发展的理论来看，首先是积极心理学。从理论的角度来看，我们至少在三个方面与积极心理学是一脉相承的。

首先，积极认知行为治疗与积极心理学在研究的内容、理论基础上是一致的。积极心理学研究的内容包括积极情绪、积极认知活动、积极的人格特质和积极的人际关系等。它的主要目的是增进人们关注并理解个体生活的积极因素，并帮助增强人们获得幸福的能力，所以积极心理学的最终目标是促进人们做出积极的改变。病理心理学研究个体（和群体）心理障碍，通过心理治疗要达到的目标就是心理障碍的解决。这种解决本身也是为着来访者朝着好的方向发展而做出的努力。积极认知行为治疗不仅是要解决那些心理障碍本身，更重要的是要寻求来访者改变的理由以及改变的机会，而这些机会就藏在个体的情绪、认知、行为以及人格中。

其次，积极认知行为治疗与积极心理学相比，有着更高的目标。积极心理学宣称关注个体心理的那些积极方面，提倡积极人性论，研究个体的积极力量，并提倡对个体或社会具有的问题要做出积极的解释，并使个体能从中获得积极的意义。积极心理学虽然没有回避消极，但是将消极存在的意义看得很轻，甚至达到了忽视的程度。我们的观点是有了积极的解释并不能解决这些业已存在的问题。就像你不能说饥饿的好处就是可以减肥一样去忽视饥饿本身给个体带来的伤害，这样的"好处"任何人都无法做出积极的解释。

---

[1] Myers．D. The Funds, Friends, and Faith of Happy People. American Psychologist, 2000, 55(3)：56-67.

[2] John McLeod．心理咨询导论.潘洁译．上海：上海社会科学院出版社，2006：10.

积极认知行为治疗不回避这些业已存在的问题,它试图在积极心理学与"消极心理学"中架起一座桥梁,既要像"消极心理学"那样要解决存在的各种障碍,也要关注积极心理学所研究的那些积极方面。罗杰斯提出了"来访者中心疗法"的治疗模型,就是看到了个体作为独特的经验世界而存在,个体的改变也只能是个体在理解了自身所发生的一切的意义之后的事。就像存在主义所宣称的那样,每个人都希望找到自己活着的意义,每个人都希望自身得到提高,能发挥出自己的潜力,通过自由做出决定并从中体会到尊严和价值。也就是说,个体的改变必须是个体自身所能意识到的,能根据经验做出改变并以行动实现。积极心理学是发现这些积极的方面,而积极认知行为治疗的模式是发现存在的问题,找出改变的可能,最后让来访者实现改变达到积极的状态。

第三,积极认知行为治疗是一种操作性强的治疗方法。目前,积极心理学更多的还只是一种理论上的研究成果,对于实际的心理咨询与治疗所产生的作用也仅限于提出了一种理论上的框架。也许再过若干年,在心理咨询领域会产生更多新的模型,这些模型本身可能就是积极心理学,也有可能是受到了积极心理学的影响。不可否认,积极认知行为治疗是一种整合了的治疗模型,它吸收了积极心理学、认知行为治疗模型的方法与技术,但它更加具有可操作性,更加有效。

所以,积极认知行为治疗本身就是心理咨询与治疗领域所做的一次积极改变,其目的就是将目前所能找到的有效的治疗手段有机结合起来,尽可能地让心理咨询与治疗产生疗效,这样心理学作为一门科学、作为一种技术才能有更多存在的理由。站在心理学发展的角度来看,积极认知行为治疗是对积极心理学的一次应用上的尝试,在理论基础、研究目标和治疗实践上,积极认知行为治疗都继承和发展了积极心理学。只有将理论运用到治疗实践中,这种理论才会有生命力和存在的价值。从某种角度来看,从积极心理学走向积极认知行为治疗是一种必然。

(李尚学)

第二节 关于认知与认知心理学

在开始话题之前,我们首先来看一个著名的认知研究实验,通过这个实验,你会深切地发现认知的奥妙和科学这面镜子带给你的思索。

首先请你回答:人是理性的吗?是运用逻辑思考的吗?记住你的答案,进入实验:

下面有四张卡片,卡面的一面是数字,另一面则为字母。要求你根据"如果卡片的一面为元音字母,另一面则为偶数"这个命题,翻看最少的卡片来证明这个命题的真假。现在你只能看到每张卡片的一面,分别是:

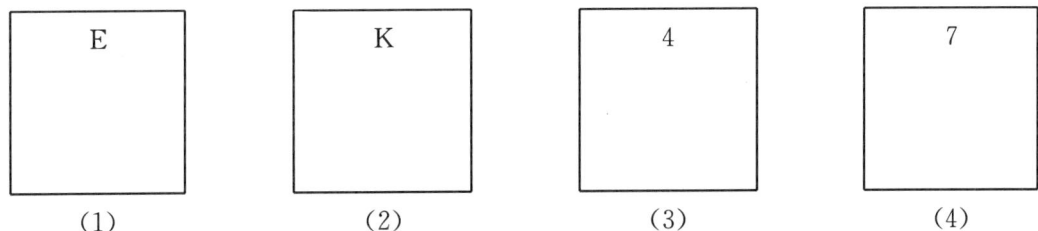

现在，请问聪明的你，必须最少要翻看哪几张卡片的另一面呢？

你回答对了吗？如果没有，请不要自责，因为你是正常人。这个经典的实验是1972年由华生（Wason）设计报告，称之为"华生选择任务实验（Wason selection task）"。实验的结果是惊人的：只有4%的人做出了正确选择。

原因是什么呢？我们抛开当时华生设计这个实验的目的，以及这个实验对探索人类的思维的意义，若我们只思考这个结果能告诉我们的事实，那么需要面对这样一个问题：我们并不是一直理性的，甚至很多时候都是不理性的。逻辑是一种理性的方法，而生活中我们并没有运用它或者常常错误地运用它。我们常常相信自己的判断（当然，我们的确需要相信自己），但是很多时候（甚至是大部分的时候）我们并不都是正确的。这就好像认知心理学家经常说到的一句话："即使是你看到的，实际上都可能不是真实的。"什么意思？如此危言耸听？

难道你不觉得很奇妙？是什么在影响我们的判断和感受呢？是的，这就是认知带给我们的魔力。认知，的确极具魅力。

追溯心理学的发展史，自其从哲学中独立出来后，研究的对象"人"似乎没有改变，但具体的内容一直都存在争议。冯特创立实验心理学也同时标志着心理学的诞生，在他的时代，主张研究人的意识，因而运用内省法来研究人内部的心理过程；但是20世纪初期行为主义在美国的盛行，使得"心理"被"行为"所取代，对人内部心理过程的研究遭到忽视。从某些角度而言是发展，但同时也是曲折中的发展。在行为主义理论风行的时期，有一部分心理学家发现了人的行为与心理并不仅仅是简单的"刺激"和"反应"的关系，而存在着重要的中间环节——认知。也就是这样一些具有开创精神的行为认知学家们，开启了认知的研究，又使得心理学的研究发生了从"非心"到"心"的变革，同时也开启了现代最为炙手可热、最有发展前景的认知科学的时代。

认知是一个中介，它让我们产生情绪、导致行为，很多时候它就是如此武断地决定和控制了我们的生活和人生。因此，我们需要了解它，需要知道在我们心理健康、心理异常的时候，我们的认知是怎样运作的？我们又可以怎样运用它起到积极的作用呢？

在ACBT中，认知是本治疗方法的核心，而20世纪中叶兴起并蓬勃发展的认知心理学则是对认知研究的重要科学。本节中，我们就来面对认知，并且需要横向和纵向地来剖析它。所谓横向就是比较认知与认识，从哲学的肥沃土壤中吸取对认知研究的精髓，以便更清晰地界定认知；所谓纵向就是从认知心理学这门学科发展的历史中，更全面地了解认知的发展之路。

一、认知

在探索一个问题之初，我们必须要弄清楚所探索的问题其标示的文字符号背后的所指是什么，它具有怎样的内涵和外延？否则我们就仅仅是说给自己知晓。人人都在自己给定的文字符号的定义中思考，毫无进展，也毫无意义。如同提出一个问题："你相不相信灵魂？"回答不外乎三种："信"、"不信"、"不知道"。难道我们能非常肯定地指出，回答"信"的人是唯心论者，"不信"的人是唯物论者？当然不能。因为，我们必须要弄清楚一个问题"什么是灵魂？"极有可能那些回答"信"的人所指的"灵魂"是人的心理（柏拉图时代所指称的"灵魂"也就是我们现在所说的心理），而"不信"的人所指的"灵魂"

是鬼神之说。显然，对立的回答间其实并没有对立的矛盾。那么"信"或"不信"的答案也就显得毫无用处。

因此，在掀起认知的面纱之前，我们首先要知道学者们是怎么定义认知的，在广袤的哲学土壤中，对认知的研究和深入是怎样一步一步走到今天的。

（一）认知界定

什么是认知？翻开国内外认知心理学书籍，很难找到相同的描述和定义。这与心理学的现状是一致的：几乎没有一个概念是统一的。而这也正是心理学的特殊性：人文性和自然性的交融。我们要给认知做一个统一的界定是不可能的。就如同所有的知识和概念都具有它自身的发展性一样，我们无法超越所生存的时代和环境去定义它。这就是认知研究到今天的一个初步发展的情况：充满朝气，有待成熟。也许，我们可以曲径通幽地从不同视角来认识认知。

1. 各家之言

首先追溯"认知"概念在国内的运用。认知在心理学领域中的应用历史虽然已有五十多年，但是这一概念早年仅仅用以表征记忆过程的再认环节，运用的范围极为狭窄。随着20世纪50年代末信息加工心理学的兴起和发展，并于80年代传入我国，"认知"概念开始广泛运用。特别是1986年荆其诚和张厚粲两位教授，翻译出版了美国信息加工心理学和人工智能的创始人之一司马贺的《人类认知：思维信息加工理论》一书。在此书中完全运用认知及与此相关的术语系统，表征与"cognition"相关的一切术语。此后，"认知"及与此相关的术语在心理学界，甚至在非心理学领域迅速传播[1]。

"认知"在我国心理学领域中的出现，实际上是由认知心理学的兴起和发展所带来的。过去我们把"cognition"翻译为"认识"，后来由于现代信息加工心理学的发展，国内学者们探索发现过去对"cognition"译为"认识"的概念及其研究内容，已经不能简单地运用到现在对"cognition"的研究中，因此就用"认知"这个心理学的专用词汇来替代了"认识"所不能准确标示的内容。从"认知"一词的使用，我们可以看出其代表的是信息加工心理学所研究的对象，也即是信息加工的过程。

另外，国内外的学者们根据各自在认知科学领域的不同研究视角，给认知做了不同的定义。格拉斯（A. L. Class）在《认知》一书中指出："我们所有的心理能力（知觉、记忆、推理及其他等）被组成一个复杂的系统，它的综合功能就叫认知"[2]。《辞海》对"认知"的解释是："认知即认识，在现代心理学中通常译为认知，指人类认识客观事物获得知识的活动。包括知觉记忆学习、言语和思维及问题解决等过程。按照现代认知心理学的观点，人的认识活动是对外界信息进行积极加工的过程"。认知心理学的领军人物奈瑟尔（Ulric·Neisser）在1967年把认知定义为："认知这个术语指的是对感觉输入加以转换、简化、细化、储存、恢复和利用所依赖的所有加工过程。显然，认知参与到人类可能做的每一件事情中，任何一种心理现象同时也是一种认知现象。"而像豪杰兰德等倡导并信奉"联结主义"范式的人们，则认为："把认知看做是类似于由大脑神经元构成的神经网络的某种整体性活动，认为'认知'是指通过神经网络实现的某种人的学习与再现的过

---

[1] 郭晓飞. 从语义角度看"认知"与"认识"的关系. 绍兴文理学院学报，2001：2.
[2] 蒋威. 论认知心理学及其兴起的背景. 湖南教育学院学报，2000（18）：13.

程，是一种大规模的并行分布处理过程，'认知'的结果是对应于全部网络联结权重的一次重新调整。"而建立在认知科学基础上的当代认知心理学中，"认知"概念的含义则更为广泛，人们把除了情感和人格等心理品质以外的几乎所有的人类心理活动，包括感知觉、注意、表象、学习、记忆以及思维等心理过程，都看做是某种认知活动，而且也认为所有这些认知活动都是某种"信息的加工与处理"过程。在我国的教科书中所定义的认知是[1]："指人们获得知识或应用知识的过程，是人最基本的心理过程。包括知觉、注意、记忆、概念、决策、解决问题、理解和产生语言等。"

2. 我们的观点

在诸多关于"认知"概念的定义中，我们能否确定出究竟哪一个才能更为全面、准确地反映"认知"或"认知活动"的本质，作为我们研究认知问题的合适出发点或切入点呢？

著名认知发展心理学家弗拉维尔（Flavel）给出的答案是：不能。弗拉维尔认为，这世界上像认知这样真正让人感兴趣的概念，似乎都秉承了一个令人哭笑不得的习惯，它们总是在逃避我们试图对其加以限定、使其所指明确，并信守这一意义的做法。它们的涵义总是固守其多重的、模棱两可的，从而显得不精确的性质，尤其是总显得不稳定和开放，可以有争议和异议，时而还会出现完全新异的阐述和重新界定，所引入的概念范例也总是新颖却又常常显得悬而未决。因此明智的做法是，我们不要在试图对其下正式定义方面耗费太多的时间和精力。

诚然正如弗拉维尔所言，认知的概念无需明确界定，也难于明确界定。这并不仅仅是由其本身的性质所决定的，就如同我们之前说到的，更重要的在于，我们无法超越所生存的时代和环境去定义未知的事物。但从科学发展的角度来说，我们可以在前人的研究和结论的基础上进行总结和归类。

在上面的不同界定中，"认知"包含了广义和狭义的两个层次。广义的认知是指：认识，它等同于人们对客观世界的认识过程和应用知识的过程；而狭义的认知是指：人类的信息加工过程。在普通心理学的教科书中，我们都能看到这样的划分：人的心理现象包括了心理过程和人格，其中，心理过程分为认知过程、情绪过程和意志过程。在这样的一个对个体的心理进行分类的框架中，我们很容易给认知做一个定位：认知就是人类共有的外在世界与内部心理的一个中介桥梁，它连接了内外的世界，是机体与环境之间的中介。我们平时所说的心智或者智能，都可以归属于认知的一个方面，我们可以把认知定义为我们认识世界和应用认识的一个内部的心理过程。

在我们对认知界定的基础之上，我们需要分析认知的性质。可以说认知是信息加工的过程，是符号的心理运算，是问题表征和问题解决，是思维的分析综合的过程。这些都是认知的研究内容，属于认知研究的范畴。那么认知在整个心理现象中处于怎样的位置呢？性质是什么？

根据对认知研究的历史发展，早在心理学诞生之前的哲学时期，智者们就在探寻关于人类最大的一个奥秘：意识。但始终停留在形而上的思辨状态。随着实验心理学的成立，心理学以独立的姿态探究人心理的时候，冯特就试图用严密的内省的方法来研究人的意

---

[1] 王甦，汪安圣. 认知心理学. 北京：北京大学出版社，2005.

识；随着弗洛伊德精神分析的兴起，引起了心理学界对意识甚至无意识的研究。到了 20 世纪初期，在美国盛行的行为主义的风靡甚至称霸了当时的心理学，造成了对人的内部的心理过程的忽略，使得人类对自我内部的心理的研究处于一个停滞状态。停滞是一种异常，因而促成了对内部心理过程研究的呼吁越来越强烈，认知心理学就此应运而生。在这样一种时代发展中，认知所研究的就是人类内部的心理过程，是人类的心智过程，它打破了对人类内部信息的忽视。同时也改变了过去单纯只用思辨的方法，以及单一的行为反射的研究方法，而运用了与计算机技术和神经脑科学结合的实验方法来科学地研究人的心理过程。因而认知研究的出现是心理学发展历史上的一个重要和关键的时期。

如内格尔（Thomas·Nagel）所感叹的：" 没有意识问题，心身问题就没有了意义；而有了意识问题，心身问题的解决又成了无望的[1]"。用这样的说法来形容心理学的研究，虽然有一点极端，但是也可以看出研究个体内部的意识过程有多么的困难。如果运用狭义的认知心理学也就是信息加工心理学的范式来研究认知，不得不说有点把认知研究孤立化，失去了对其他心理过程的联系。而如果用联想主义的范式来研究认知，也仅仅是在认知内部的一种联系，而依然缺乏对其他心理过程的关注。而我们期待的生态学效度的研究范式，在现在的认知发展研究中来说，是不可能实现的，因为认知只是人的心理过程的一个层面，它不可能超越整个心理学的研究现状去研究认知。在其他的心理过程的发展和研究未知的状态下，我们难以得到一种广泛的联系或者整合。因此，在现在认知的界定和研究的过程中，我们也仅仅是站在现在的视角。

（二）认知的哲学基础

在认知界定的问题中，我们曾追溯了认知概念在我国的发展历程。认知是在 20 世纪 80 年代认知心理学传入我国后才被赋予了现在的意义，因而所谓认知的哲学根源，实际上是从认知所代表的意义层面而言的哲学基础，如果比较笼统地说，认知的哲学根源实际上就是认识的哲学根源。

无论是信息加工心理学还是同时经历了 "心理学转向" 的早期认知语言学和认知人类学，都在追求一种普遍的理性形式，这就是当时的所谓 "时代精神"。就其哲学根源来说，它们都派生于英美的分析哲学的客观主义以及逻辑实证论；从历史渊源来说，则是严格继承了笛卡尔二元论和霍布斯的思维 "形式操作论"。

英美分析哲学对推理（理性、思维）的基本立场是：人类的推理能力独立于感知和身体运动，推理是一种 "自治的" 能力。所谓 "自治"，就是可以与身体相分离。语言的句法也是 "自治的"，因而语言符号具有任意性，且符号本身是无意义的，意义来自符号之间的关系或来自符号与外物的对应（意义为外部世界的内部表征）。而且不认为它们与主体的身体经验有什么关系，因而所有意义都是非隐喻性的——即没有任何意义是基于隐喻和主体想象的。

认知的哲学根源可追溯到柏拉图的 "理念论"、经院哲学的 "心理表征" 和奥卡姆的 "心理语言"。它的直接根源是 17 世纪的哲学家笛卡尔和霍布斯等关于思想和心智问题的探讨。他们就心身关系、语言和思想关系、思想和感知客体关系、观念是先天的还是后天

---

[1] 高新民. 现代西方心灵哲学. 武汉：武汉大学出版社，1996：535.

的以及心智的具体化等问题展开争论[1]。

霍布斯提出"所有推理只能是计算"的思想，其含义是思想可以被理解为一种计算，或许通常是无意识地对存储在心智中的符号进行形式操作，他将之简化为"一切推理都包含在心灵的两种活动——加和减里面"[2]。从功能角度看，心智被视为一种抽象的计算程序，思想就是对无意识存储于心智中的符号进行形式操作。这一思想是当代人工智能"思维是计算"思想的直接哲学根源。我们的心理状态和过程，不仅被看做一种自动表征系统而形成，而且在某种意义上被看做是形式化的数学和语言客体，至少在某些描述水平上，当我们思考时，我们的心智执行的操作是作为计算构成的。

笛卡尔则更早就提出了心智的表征理论：关于外部世界的所有知识都是通过表示外部事物的心理客体——表征——获得的，主张思想总是涉及这些表征的操作。这种心理客体既然可被操作，显然就具有表征的涵义，即它们是"表征外部客体的"。因此，所谓"思想"就是这些表征通过推理或心理过程的操作。笛卡尔的这种有关心智表征的观点显然是后来信息加工心理学的原型。

笛卡尔和霍布斯的观点无论正确与否，如同当代联结主义坚持的那样，可能的情形是：虽然我们表征世界，但我们的表征在任何适当的意义上都不是明确的客体本身。也正是受笛卡尔与霍布斯关于心智的"表征"和"计算"的思想的启示，以及稍后的控制论和信息论的直接激励，信息加工认知心理学便打出了"认知革命"的旗帜，把盛行一时的行为主义推向历史。因此，笛卡尔和霍布斯的哲学成果，蕴含着当代认知科学的萌芽。

认知哲学提供了哲学指导思想，不管认知科学的从业者们的自觉立场如何，无疑认知科学与哲学认识论问题的关系较之一般的心理学领域更为密切；认知心理学在认知科学群体中起到牵头和核心的作用，因为毕竟认知科学的主题是认知，所有相关学科都是为了一个共同的目标——揭示认知秘密而走到一起的[3]。

二、认知与认识

也许，你已经迫不及待地想知道什么是"认识"。在本节前一个问题"认知的界定"中，我们已经多次提及"认识"，我们平日所说的"这个人我认识"、"我对这个问题的认识是……"这样的一些问题是否和我们将要讲到的"认识"是同一个概念呢？那么现在请你合上书想想你自己所定义的"认识"是什么？你所认为的"认知"与"认识"存在怎样的联系？

（一）认识

按照一般较普遍的理论来看，"认识"作名词用时，指认识的结果，作动词用时指认识的过程。根据北京外国语学院吴景荣主编的《汉英辞典》中汉语中"认识"有两种英译法[4]：A. 作动词用相当于"cognition"，显然是认识过程；B. 作名词用相当于 under-

---

[1] 魏屹东. 认知科学与哲学关系的历史审视. 文哲史，2005（2）.
[2] 北京大学哲学系外国哲学史研究室编译. 十六至十八世纪西欧各国哲学. 北京：商务印书馆，1975：61.
[3] 李其维. "认知革命"与"第二代认知科学"刍议. 心理学报，2008（12）：40.
[4] 王小彦. 论认知与认识的分界. 社会心理科学，2002（1）.

standing、knowledge 等，是知识和理解的含义，指认识的结果。梅益主编《中国大百科全书·哲学（I）》对"认识"的界定是："在人的意识中反映或观念的再现现实的过程及其结果"[1]。在哲学中认识概念与上述通常的理解一致，有的是指动态的"认识过程"，有时指静态的"认识结果"。

前面一个问题中我们已经提到了"cognition"被翻译为"认识"、"认知"，同时，我们也知道"认识"一词的运用早于"认知"。其实，在哲学的渊源中，认识问题早已成为一个核心问题得到广泛的研究。关于对认识的研究，哲学中把其称之为认识论，是关于人类认识的起源以及认识发展过程的学说。认识论要回答的问题是多方面的：认识是什么（概念解说）；我们认识什么（认识的对象）；我们如何认识（认识的途径和方式）；认识达到多远（认识的范围及界限）；我们为什么恰好这样而且仅仅这样认识（对认识的说明）；我们的认识具有多大的确定性（认识的效力）；认识的确定性的根据何在（论证）等问题。

人类最大的谜之一乃是：在我们的认识的可靠性与经验印象的偶然破碎性之间存在着明显的矛盾。即：认识范畴与现实世界是怎样达到互相适合的？面对这个矛盾，人们会问：怎样才能填补其间的鸿沟呢？换言之，人与外部世界所发生的关系是短暂的、有限的和个别的，但是他对世界却能够有如此广博而可靠的知识，这究竟是如何达到的呢？要解释这个问题，就必须设定：人的大脑早就具备某种"前知识"了，它们不断地组织人的经验印象并加以说明。按照进化认识论，这些"前知识"是在人类漫长的进化过程中形成的，并经受住了自然选择的不断检验[2]。

冯契在其主编的《哲学大辞典》中运用马克思主义哲学，对认识的性质进行了明确的分析，把认识定义为："人脑在实践基础上对客观事物的能动反映，是意识的表现形式之一。认识不是离开实践在头脑中凭空产生的，它是在社会实践的客观需要和实践活动的基础上发生、发展起来的。"其认为认识具有以下一些属性和阶段："认识具有主观和客观两重属性。一方面，认识是作为主体的人以观念的形式反映或再现客体；另一方面，认识是以客观的社会实践为基础，其内容来自客观世界。""认识包含感性和理性两个认识阶段：感性认识是认识的低级阶段，理性认识是认识的高级阶段。""认识还具有社会性和历史性，社会历史条件达到什么程度，人的认识便达到什么程度，人的认识依赖于社会实践，依赖于人的历史发展。"[3]

从以上的诠释中，我们可以这样来看待认识：认识不是一种直接的、简单的、完全的对客观世界的反映，而是一系列的抽象过程，即概念、规律等的构成、形成过程。

（二）认知与认识的关系

也许在你翻开本节之前，你并没有细想过"认识"和"认知"的区别，你甚至会觉得它们所指代的是同一个心理现象或者过程；也有可能，你觉得认知与认识是不同的过程，但是你还无法清晰地进行构建。不管你带有何种观点，下面我们都将要面对最为激烈的讨论。

1. 各持己见

认知与认识的关系早在 20 世纪 90 年代初就掀起了激烈的论战。赵璧如和张积家等对

---

[1] 梅益. 中国大百科全书. 北京：人民出版社，1987：716.
[2] Gehard Vollmer. 进化认识论. 舒远招译. 武汉大学出版社，1994.
[3] 冯契. 哲学大辞典. 上海：上海辞书出版社，2001：238.

两者的关系做了长期而深入的分析,并各自持有不同的甚至对立的观点。虽然时至今日,认知与认识的关系仍难以了然,但是这样的学术探讨,却使得道理越辩越明,推动理论的进步和科学的发展。

在我国心理学界,"认识"概念及其派生的相关术语应用历史较为久远,运用范围也更为广泛,而且也得到了广泛的认同和认可。这与马克思主义认识论和辩证唯物观对心理科学形成和发展的重要指导意义息息相关。"认知"概念在心理学领域中的应用历史虽然也有五十多年了,但这一概念早年用于表征记忆过程的再认环节,所以运用范围极为狭窄。"认知"术语的广泛运用与西方信息加工心理学的引进密切相关。前面我们已经知道荆其诚和张厚粲在其翻译著作中首次把"cognition"译为"认知",从此"认知"及与此相关的术语在心理学界,甚至在非心理学领域迅速传播,并且呈现取代"认识"概念及相关术语的趋势[1]。

归纳而言,在我国心理学界,针对"认知"和"认识"两个术语的运用问题,大致可以概括出三种截然不同的基本观点[1]:

其一,主张心理学家在心理学术语的运用方面,应该注重历史继承性,不应喜新厌旧,随意更改多年使用已得到公认的术语系统。由于"认识"以及由此派生的认识过程、认识活动和认识系统等术语概念,是老一辈心理学家在长期心理学研究与发展过程中形成和设立的规范概念和术语系统,所以不宜更改或替换。持这一观点的心理学家反对在心理学领域使用"认知"及由此派生的认知活动、认知过程和认知系统等术语概念。

其二,认为哲学研究领域中的"认识"概念及由此派生的相关术语系统,与心理学研究领域中的"认识"概念及与此相关的术语系统已经发生了意义混淆,为了更加明确地区分哲学和心理学领域对于"认识"概念的认识差别,所以主张在心理学领域完全使用"认知"以及由此派生出来的相关术语系统,以替代"认识"概念以及由此派生的相关术语。

其三,认为"认识"与"认知"术语由于渊源相同,所以意义相容,没有必要严格区别这两个概念术语的差别,主张在心理学研究领域甚至在非心理学研究领域通用这两个概念,根本不必对这两个概念的差别进行区分。

2. 我们的观点

综上所述,对于"认识"和"认知"存在着一些对立的观点,这样的对立,让我们能够更客观地发现问题,理解两者的关系。人类的文字记载是为了能够更好地阐明观点,这样那样的符号是为了使得所要研究的问题更加透彻和清晰。因而,在我看来,"认识"和"认知"并不是完全等同的概念,必然存在差异,而这样的差异正是我们需要去了解的两者之间的联系。

可以这样来描述"认识"和"认知"。认识更多从属于哲学概念,而认知则是心理学的专业术语。两者所属的范畴不同,研究的内容也有各自的侧重。

我们都知道,哲学是人们对于整个世界(自然界与人类社会)的根本观点的体系,是自然知识和社会知识的概括与总结。哲学中含有认识论,它是关于人类认识的起源以及认识发展过程的学说。心理学是研究心理现象及其规律的科学。很早以前,心理学是包含在哲学中的,正如社会学、美学等都曾包含在哲学中一样。随着科学的进步,学科分化日益

---

[1] 郭晓飞. 从语义角度看"认知"与"认识"的关系. 绍兴文理学院学报,2001 (2).

精细。1879年德国冯特建立了第一个心理实验室，由此，心理学正式建立起来，心理学正式从哲学中分离出来。而且，他们的研究对象也日愈不同。哲学研究有关自然社会、思维的一般规律，而心理学则是研究心理活动的具体规律的。认识是心理学与哲学都普遍关心的问题。哲学中包含有认识论，而心理学中研究人的知、情、意、行，认识的成分也很大，但两者的侧重点不同。哲学中的"认识"是一个较为广泛的概念，并不仅仅指心理学所要致力研究的认识的心理过程。

虽然在历史上，心理学根源于哲学，但每一门学科的独立除了有独立的研究领域和独立的研究人员以外，还有其专业词汇的产生和运用。"认知"是心理学中的专业词汇，是在心理学研究的不断发展和深入中产生的，与哲学中的"认识"存在密切联系甚至某些重叠，但必然也存在差异和侧重。这也印证了，人类操纵符号是一种伟大的进步，是为了更好地表征事物和个体内部的联系。而继"认识"之后"认知"的出现和运用，也是为了更好地表征事物、研究问题。

有人曾这样解释："心理学也研究'认识'，但心理学并不关心认识的内容，也不关心认识的真理性，而是关心认识的心理过程。即使是错误的认识，其产生也要经历一系列与正确认识相类似的心理过程"。"'认识'是一个哲学概念，它有时是指动态的'认识过程'。有时是指静态的认识结果。"而"认知"一词才是"专指认识的心理过程。"在心理学中，用"认知"取代"认识"，这反映了人们对心理学研究对象理解的深入，是概念精确化和规范化的标志，因此是一种历史的进步。

从以上分析中可看出，"认知"是一个较为具体的概念，主要指认识的心理过程，这一点与心理学的研究对象和研究特点是分不开的。心理学研究认知，就是研究作为认识活动对象的事物反映在脑中的映象（认识活动的结果）的形成过程，而不是在此"形成过程"之外，去研究作为"心理形式"的"认识的心理过程"[1]。

我国的心理学历史较短，在心理学的引进过程中一些心理学概念的中文表述往往有一个从不准确到准确的过程。这也体现了我国在这门学科的发展上的进步。现在我们区分"认识"与"认知"，实际上是要在我国的哲学和心理学中去寻找这两个概念的定位和研究的取舍。有很多学者把"认知"在心理学中的运用表述为"取代认识"，我们认为是不正确的。因为"认知"的出现是由于国际心理学的发展，由于信息加工心理学的兴起，而过去的"认识"是一个更广阔的词汇，并且已经在哲学领域中有了重要的指代。而现代科学的发展，需要有新的词汇来指代新兴的研究领域和事物。所以，在现代心理学中"认知"并不是取代了"认识"，而是发展了过去我们对这个领域的科学看法，是一种进步，也是一种开始。

在ACBT中，我们所运用的认知概念，归纳而言就是我们怎么对外在事物进行内部加工的心理过程，以及我们怎样运用已有的认知模式去反作用于客观世界的心理过程。通过这样的两个过程，前者产生情绪，后者导致行为。这三个核心要素就构成了个体心理的主要部分。ACBT中，通过对来访者非理性认知信念的认识和批判，达到对客体"我"的认识，减少消极情绪；并通过寻找新的适应的认知模式来改变行为和环境之间的作用，达到

---

[1] 张积家等. 论"认知"与"认识"的分野——兼与赵璧如先生商榷. 中国社会科学，1995（2）.

认知重建和积极体验。因而，ACBT 认为认知是我们产生心理问题和障碍的核心因素。也只有通过对认知的认识和重建达到对心理问题和障碍的改善和治疗。

三、关于认知心理学

前面我们已经探讨了认知的概念及与认识的比较理解，从多个角度了解了认知的所指和内涵，还从 ACBT 体系中认识了认知在治疗中的重要作用，并提出了我们对认知的界定。这些都是从横向的视角来了解认知，下面我们就从纵向的发展视角，把认知放入认知心理学这门学科中来探求其科学性和真实性。

（一）认知心理学及发展简史

1. 认知心理学界定

现代认知心理学起始于 20 世纪 50 年代中期，60 年代之后迅速发展，成为西方心理学一股势头颇大的潮流。1967 年奈瑟尔的《认知心理学》一书的出版，是现代认知心理学发展过程中的一个重要事件，它标志着现代认知心理学已自成体系，作为一个流派而立足于心理学界。此后，各种认知心理学杂志及专著相继问世，影响不断扩展，以至于目前西方的实验心理学已几乎被它所取代，心理学中的许多研究领域，都已变成认知心理学的范围，如发展心理学、心理语言学、睡眠与梦、心理药物学、社会心理学、个性心理学、临床心理学等等这些传统的不属于实验心理学研究的领域，现代认知心理学几乎都有所涉猎[1]。

美国认知心理学家西蒙说："认知心理学是用信息解释人的复杂行为的"，"认知研究高级层次的思维策略和初级关系"。美国心理学家安德森（R. Amderson）简练地指出[2]：认知心理学的任务就是"试图了解人类智慧的实质和人们怎样思考"，"认知心理学是研究人类智能本质及其工作原理的科学"。美国的《百科全书》里写道：认知心理学研究人类的高级心理过程，即接收、编码、操作、提取、利用知识的过程，包括知觉、语言、记忆、智力、推理、问题解决、创造性等。另一些认知心理学家认为，认知心理学是研究知识是如何被人类取得、存储、变换、使用、表征的。

索尔索（R. L. Solso）在《认知心理学》（1979 年）一书中，阐述了这门学科的任务[3]："认知心理学是研究我们怎样得到世界的信息，这些信息怎样表征和转化为知识，研究知识怎样被存储起来，并用来指导我们的注意和行为。认知心理学包括了心理过程的整个领域，从感觉到知觉、模式再认、注意、学习、记忆、概念形成、思维、表象、语言、情绪的发展过程等等。"因而他认为，认知心理学的目的是："解释人在完成认知活动时是如何进行的，是如何知觉到物体的哪些特征；物体间的什么关系；外界信息是怎样在头脑中保存的；他在解决问题时利用了、采取了什么样的思维策略等"。

认知心理学有广义和狭义两种。广义的认知心理学包括结构主义心理学、心理主义和信息加工心理学。它们的共同特点是强调研究意识，研究认知等高级的心理过程。结构主义心理学的主要代表人物是瑞士著名的心理学家让·皮亚杰（Jean Piaget）。他认为任何

---

[1] 乐国安. 现代认识心理学的产生. 心理学探新，1983（3）：45-48.

[2] U. Neisser. Cognitive Psychology. NewYork：Newbury House，1967.

[3] 蒋威. 论认知心理学及其兴起的背景. 湖南教育学院学报，2000（18）：13.

人类行为模式都是有结构的，它的本性是以逻辑的或者数学的思想为基础，把研究心理学的科学方法应用到认识论，建立了儿童智力发展学论，是一种发生学的认识论。皮亚杰认为，支配智慧行为的心理结构，可以用高度抽象的、形式化的逻辑语言来描述。所谓心理主义心理学是指在行为主义盛行之际，仍然坚持研究意识现象，用心理的东西解释心理东西的心理学。其阵营比较松散，根本没有完整的理论体系。

狭义的认知心理学就是信息加工心理学，它用信息加工的观点研究人的复杂认知过程，其代表人物是人工智能的创始人西蒙（Herbent Simon），他主要是把人和计算机相类比，进行模拟研究。这是美国认知心理学的主流。现在，一般所称的认知心理学也就是信息加工心理学，我们可以把认知心理学的基本理论观点概述如下：

其一，认知心理学承认人的意识和其他内部活动，但它把意识和行为并重，并保留行为主义心理学的一些基本理论观点；

其二，认知心理学强调人已有的知识和知识结构对于他的心理活动和行为的决定作用。它通过与计算机进行类比，认为人也是一种信息加工系统，应当用信息加工的观点和术语证明人的心理活动；

其三，认知心理在具体研究中强调实验室实验。而在具体做法上多采用自我观察法，实验中要求被试者在执行认知任务、表现实际操作的同时报告他们的心理活动情况。

认知心理学的兴起和发展带来并开拓了认知科学时代。这是认知心理学为当代科学所作出的重大贡献。那么什么是认知科学呢？1978年10月1日，"认知科学现状委员会"在其递交给"斯隆基金会"的报告中，将"认知科学"定义为"关于智能实体与它们的环境相互作用的原理的研究"。其共同的研究目标是"发现心智的表征和计算能力以及它们在人脑中的结构和功能表示"。其力求实现的一些具体目标还包括以心智能力的结构、功能和内容来抽象地描述此种能力；探索由物质系统完成认知功能的各种途径或办法；寻找生命系统中出现的心智过程的可能表征；研究认知所涉及的神经机制等。

虽然自"认知科学"被正式提出以来，人们对"认知科学"的内涵与外延的认识发生了不少的变化，但其基本定义大同小异。即认知科学被一般地认为是"连接哲学、心理学、人类学、语言学、脑神经学与计算机科学的新学科，它试图建立人脑是如何运作的理论"，其"主要任务是解释如感知、记忆、学习和智能行为这样的认知过程在计算机和人脑中是怎样可能和怎样实现的"（表1-1）。

表1-1 关于认知研究的假设[1]

假设	认知心理学课题
检测和解释感觉（例如视觉和听觉）刺激的能力	感觉
集中于某种感觉刺激而忽略其他刺激的倾向	注意
关于环境的物理特性的具体知识	知识
抽取时间的某些部分，将这些部分整合到一个结构良好的图示中，并给出整个情境的意义的能力	知识的表征

[1] 罗伯特. L. 索尔索. 认知心理学. 7版. 邵志芳译. 上海：上海人民出版社，2008：4.

假设	认知心理学课题
从字母和单词中抽取意义的能力	知觉，阅读，信息加工
保持当前事件，并将其整合进一个正在进行中的序列的能力	短时记忆
产生"认知地图"图像的能力	心理表象
理解他人的角色	社会认知
利用"记忆术"提高回忆信息的能力	记忆术和记忆
以概括的形式储存语言信息的倾向	语言概念的抽象
解决问题的能力	问题解决
做出有意义行为的一般能力	人类智力
指导语可以精确地转译为复杂的动作反应（如开汽车）的推论	语言/动作行为
从长时记忆中迅速回忆出特定信息以即时运用于当前情境的能力	长时记忆
将视觉事件转译为口头语言的能力	语言加工
关于客体的具体名称的知识	语义记忆
认知功能无法十全十美	遗忘与干扰

认知科学的最早参与者和创建人之一约翰·塞尔这样来评述认知科学[1]："我认为在认知科学和对人类的一般研究中所发生的最重要的事情就是，从前被认为应该被排斥在科学研究领域之外的那些因素，如意识、意向性、特别是内在意向性，又已经成为科学研究的主要问题。"

认知科学的创立者之一米勒（G. A. Miller）2003年在其回忆文章《认知革命：一种历史的视角》（*The cognitive revolution: A historical perspective*）中指出[2]，认知科学作为一个跨学科的学科群发端于20世纪50年代，它是随着"心理学、人类学和语言学对自己重新界定"以及计算机科学和神经科学的介入而发展起来的，是近代科学发展史上最重要的事件之一。它是一种时代精神的产物。

2. 认知心理学发展简史

我们已经知道，认知心理学是心理学中年轻的领域和学科，其产生以及发展都有诸多力量的作用。从哲学中的萌芽到科学心理学成立之后的继承和发展；从理性主义的思考到经验主义的指引；从人机类比到人工智能；从格式塔、发生发展心理学到信息加工心理学……认知心理学在发展中逐渐清晰，在不同的力量作用下茁壮成长。

无论是人类还是动物，要生存下去，就必须认知环境中的重要特征。没有认知，我们就无法存在。纵观心理学发展史，便可发现，对人的认知活动的研究，首先是从哲学的角度进行的。探索现代认知心理学产生的历史过程，我们不妨追溯到两千年前的古希腊时

---

[1] 蔡曙山. 关于哲学、心理学和认知科学的12个问题：与约翰·塞尔教授的对话. 学术界，2007（3）.

[2] Miller G A. The cognitive revolution: a historical perspective. Trends in Cognitive, 1990（3）：141-144.

代。在那个时代，柏拉图（Plato）和亚里士多德（Aristotle）等人在讨论认识的本质和起源时，就现实的本质有不同的看法，并对记忆和思维等主要认知过程做过研究。柏拉图的二元论认为，现实并不存在于我们感官所觉知到的具体物质中，而存在于表征这些物体的抽象形式中。因此，现实并不是我们触摸到或看到的特定物体的内在，而是我们头脑中关于这些物体的外在抽象。相反，亚里士多德认为现实只存在于我们感官觉知到的具体物体世界。由于他们的不同观点以及由此产生的不同研究方法，因而产生了理性主义与经验主义两种方法。17~18世纪的以洛克、休谟为代表的感觉经验论同以笛卡尔、康德为代表的天赋观念论之间的斗争，也是经验主义与理性主义围绕着认知问题展开的。

在哲学思辨的基础上，19世纪下半叶，从冯特建立科学心理学（实验心理学）开始，认知问题的研究才从哲学的角度转向心理学角度。但是冯特从心理化学的观点出发，用元素方式研究认知及其他心理现象，把心理现象分为知、情、意三个方面，又把认知过程分为感觉、知觉、记忆、思维等；把人的实在的复杂的心理活动分割成孤立的、简单的过程；另外，采取构造主义立场探讨各种心理元素构成各种心理复合体的方式和规律，并以统觉概念加以概括，统觉竟成了一种包罗万象和总括一切的神秘力量。这种建立在分化和化合概念上的元素主义或构造主义，并不能揭示心理活动的实质和规律，被格式塔心理学家讥讽为"砖块加灰泥的"心理学。

到了20世纪初期，出现了"格式塔"学派，其对现代认知心理学的产生也有很大影响。格式塔心理学研究知觉和高级心理过程，认为知觉、经验中的事物具有整体性。它强调格式塔的组织、结构等原则，反对行为主义把人看成被动的刺激反应器。这些观点都被吸收到了现代认知心理学中。由此，认知心理学认为知觉是对感觉信息的组织和解释，强调信息加工的主动性；格式塔心理学把思维看成情境的改组，认为思维不是通过"尝试错误"在刺激和反应间建立联结而是对整个问题情境的"顿悟"，由于"顿悟"，情境中原来无关的事物，现在成为达到目的的手段，这就是思维和问题解决。由此，现代认知心理学认为问题解决就是人们采用一系列操作在问题空间进行搜索，从而找到由起始状态到目标状态的通路[1]。但是格式塔心理学的研究，片面强调综合，主要局限于知觉领域，其组织原则，也无法解决复杂的人的意向活动和认知活动[2]。

与此同时，在美国出现了行为主义学派，声势特别浩大，一度统治了美国的心理学界。而由此导致了在19世纪末所建立的关于心智过程的心理学研究的概念体系，在行为主义时期变得落伍。行为主义从实用主义观点出发，只研究人的外显行为，完全把"认知"排除在心理学之外，提出了简单的"S—R"活动公式，试图解释人的一切活动过程。这根本不可能解决人的高级的、复杂的认知活动的问题。而就在这个时期，如托尔曼（Edward Tolman）和巴特利特（Frederick Bartlett）等一些心理学家所发现和提出的"认知地图"和"图式"等富有生命力的观念和理论，都对认知心理学的产生起到了重要作用。

行为主义对认知心理学的影响，可以一分为二来看待。一方面，认知心理学是站在行为主义的对立面。行为主义所倡导的逻辑实证主义认为，凡不能在经验中证实其为真假的命题就是无意义的命题（例如思维与存在、精神与物质的关系），因此要放弃对人的心理

---

[1] 徐芒迪等. 现代认知心理学的产生及其研究方法. 上海教育科研，1990（3）.
[2] 蒋威. 论认知心理学及其兴起的背景. 湖南教育学院学报，2000（18）：13.

过程的研究，采取一种反心理主义的做法；而认知心理学研究的就是人的内部的心理过程，认为这是人心理最为重要的组成部分。同时，行为主义的环境决定论，把人看做一种被动的机体，认为行为完全是由环境决定的；而认知心理学认为，人是主动的信息探求者，不是消极地等待环境刺激以产生消极的反应，所以人之所以能做每一件事，不仅是学习的结果，也是先天能力所造成的。其次，行为主义把人和动物等同，把动物实验的结果和结论推论到人；而认知心理学反对这种人兽不分的研究方法。

另一方面，认知心理学也有对行为主义的继承。在把人也看做机器这一点上，行为主义的代表人物之一 K. S. 拉什利曾设想构成一种"有意识的机器"，用来表明他怎样可以用机械的概念来理解人的活动。现代认知心理学的核心概念也是把人设想为机器，即把人看成信息处理机或计算机，这种机器是有意识的。

除了心理学内部的影响因素外，认知心理学的产生还受到一些新兴学科产生和发展的影响。首先，信息论和控制论的出现对人们有很大的启示，它促使人们思考能否用信息的输入、储存、提取等来说明人的复杂的认知过程，这为认知心理学在思想方法上提供了基础。其次，计算机科学的兴起，对于现代认知心理学的产生起着决定性的作用。虽然，计算机的结构和人脑的结构完全不同，但它们的功能有粗略的类似，它们的工作原则，即信息加工原则，却是一致的。正因为如此，促进了心理学和计算机科学的结合，产生了狭义的认知心理学（信息加工理论）。

（二）认知心理学的发展

认知心理学的产生是西方主流心理学发展中的一场革命，其推翻了行为主义长达半个世纪的统治。相对于行为主义而言，认知革命的到来是缓慢而静默的。它不仅仅是一场心理学的变革，同时也带来了对整个人类科学的全新诠释。短短的三四十年间，认知心理学取得了令人瞩目的进步，在其研究中发生了三次重要的转变，这三次转变是对认知研究的深化和发展；在认知心理学发展的未来，还面临着许多挑战，现今对其范式的研究依然存在诸多争论，但不论是主流的信息加工符号操作范式，还是网络联结主义范式，抑或生态效度的研究范式，都是在不断的矛盾中发展的。

1. 研究转变

认知心理学在发展中经历了三次重要转变[1]。首先，认知心理学的研究题材从人为性向自然性转变。早期的认知心理学研究中，继承了艾宾浩斯（Ebbinghaus）的无意义音节研究的方法，强调在严格控制的条件下，运用人为的无意义或孤立的实验材料研究人的认知结构和过程，如布莱德本特（Broadbent）所提出的过滤器模型就是在无意义材料的实验基础上产生的。而随着认知心理学的发展，越来越多的认知心理学家发现，现实生活中人们接触的大多都是有意义材料，因此对以前的研究结果提出了质疑。在此基础上，更多的认知心理学家开始应用有意义材料来研究人的心理活动。在认知心理学研究题材由人为性到自然性转变的同时，认知心理学家们也越来越重视它的应用研究，研究领域从狭小的实验室转到了广阔的生活天地里。

其次，认知心理学研究中心从实验室到现实应用的转变。奈瑟尔（1978）在一篇有关记忆的文章中明确提出除了保持研究材料的真实性外，还应继续保持研究条件的真实性。

---

[1] 郭文斌，陈秋珠. 认知心理学研究中的三次转变. 渭南师范学院学报，2004（19）：6.

近年来，认知心理学在教学应用、阅读研究、工效研究等领域都取得了较大成功。认知心理学家提供了概念地图、过程分析、流程图等方法，了解学生思维发展和智力发展，以提高教学教育水平；在阅读研究中，认知心理学家研究发现了词的使用频率、词的意义以及其所处的语境等都对认知有重要影响，并且阅读者的加工水平对阅读效果影响极为明显，因此提出了有效的阅读方法以提高阅读质量（如 SQ4R 学习法）；认知心理学是以计算机为模拟基础的科学，因此在人机操作等问题上的研究尤为突出，出现了"认知工效学"（cognitive ergonomics）来研究人与机器、设备等人机界面设计等问题的学科，从简单的如何开关机等问题到硬件设备的有效设计等问题。这些主张在促使认知心理学家将研究重心从实验室研究转移日常生活研究，应用认知心理学专业知识解决现实问题方面，起到了巨大的推动作用。

最后，认知心理学研究层次从外显到内隐转变。认知心理学在发展初期，因为研究材料和研究条件以及研究设计的问题，它的研究大多数针对人的外显心理活动。随着研究的深入，认知心理学家开始关注内在意识的研究。Flavel 和 Wellman（1971 年）将元记忆纳入到认知心理学研究范畴，说明心理学家从仅仅关注外部输入信息记忆过程，开始注意到人类在对信息的接收加工、储存和提取过程中所伴随的自我意识、自我体验和策略组织等一系列与记忆过程有关的认知活动。此后不久，Jacoby、Dallas（1981）、Eich（1984）和 Schacter（1987）等展开了对内隐记忆的研究，这一研究使人们把以前研究的外显记忆转向了更加深入的研究层次——内隐。对于内隐的研究已然成为现代认知心理学研究中的热点和重要领域，近一个世纪以来所隔绝的人潜在的心理主题再一次以科学的视角踏上了实验研究的领域，这是对人心理认识的深化和扩展。

心理学家 Viney 说过："从认识论的观点来看，多样化、多元化，甚至某些混乱都是生命之血，是科学的活力，而太多的统一则导致停滞和倦怠，甚至学术的死亡"。认知心理学研究的不断变化，则是在多元的发展中，寻求更多的活力和科学事实，其为心理学带来了繁荣和盎然生机。

2. 范式转变

一些学者认为认知心理学的今天正处于第一代认知科学向第二代认知科学转变的时期[1]。何谓第一代、第二代认知科学？第一代认知科学更倾向于指在指导思想上的"硬件无关说"和"离身心智论"的认知科学研究的时代，及单纯的计算机模拟的符号操作。而第二代认知科学的基本立场则是主张"要理解心智，必须回归大脑"。我们必须回到生物学去为心智寻找约束，特别是大脑本身（包括身）的约束，对心智的活动规律要从脑的方面去探源而非强作计算机的类比。

这个转变就是把极端的认为人的认知等同于计算机这样的机械的信息加工范式转变为联结主义（联结主义并不是回归大脑本身的研究：类似大脑而不是大脑。它改变的只是模拟对象：从计算机模拟改变为大脑模拟，出发点仍是模拟），最终达到生态学效度的认知研究范式。把人的认知过程与情绪、动机以及人格等多因素结合起来进行研究，特别是认知神经科学的发展，提供了更多的认知与大脑的生理联系，使得更多的"机械说"得以不攻自破。

---

[1] 李其维. "认知革命"与"第二代认知科学"刍议. 心理学报，2008（12）：40.

不论是否存在第一代和第二代认知科学,至少我们可以清晰地知道,认知研究的范式在不断地转变,也要求转变。最初到现今都处于统治地位的信息加工符号范式,更偏重于人工的智能,是以计算机作为理论喻示,通过符号的串行加工方式建立的智能模型,它采纳的是功能的或软件的描述水平,把心智看做是信息加工系统,信息加工系统也即符号的操纵系统,是对符号的接收、编码、储存、提取、变换和传递;而一直与之相对的网络联结主义,则更偏重于自然的智能,是以神经系统作为理论喻示,通过神经网络的并行分布加工建立的智能模型,联结主义赋予网络以核心性的地位,采纳分布表征和并行加工的理论,强调的是网络的并行分布加工,注重的是网络加工的数学基础[1]。

符号范式和联结主义范式都有其各自的优点和异同,在认知心理学发展的短短几十年间,两者的论战不断,是串行还是并行?是符号加工还是网络联结?当这些问题还没有在认知心理学中得到统一的回答时,出现了认知心理学的另一个新兴范式——生态学效度范式,也叫做生成观范式。符号加工范式的指导性隐喻是计算机,联结主义的指导性隐喻是神经系统,而生成观点的指导性隐喻是人的生活经验(lived experience)或人的生活历史(lived history)。生态效度范式强调,认知并不是先定的心灵对先定的世界的表征,而是在人所从事的各种活动历史的基础之上,心灵和世界的共同生成。

生态效度范式的出现,是认知心理学理论基础的重大发展,认知心理学研究范式的演化,正式从一开始立足于抽象的、认为的心智系统,转向立足于生动的、具体的人的心灵活动。杰肯道夫(R. Jackendoff)曾指出,认知心理学的研究在心身关系之外,又引出了一个心心关系问题,即计算的心灵(computational mind)与现象的心灵(phenomenological mind)之间的关系。而认知心理学正处在试图解决这样的分离的关键时期,其力图揭示刺激的输入与反应的输出之间的内在心理机制,而这种揭示不单单是刺激-反应之间的,而是必须与经验和人格相关的组成,是具有进化性和社会性的机制。

(宋　杨,唐　平)

第三节　行为、行动与行为主义

一、行为与行动的区别

人类行为是多学科研究的课题。按照生理学家的观点,行为是生物体器官对外界刺激所产生的反应,是受到内分泌系统和神经系统控制的。哲学家认为,行为是人们日常生活中所表现的一切活动。心理学家对行为有各种不同的看法:行为主义心理学把人与动物对刺激所做的一切反应都称之为行为,包括外显的行为和内隐的行为,行为是可以塑造的;格式塔心理学认为人的行为由人与环境的相互关系决定,行为指受心理支配的外部活动;精神分析心理学认为每一个行为背后都是有原因,自由意志是不存在的。要确定行为的概念范畴,得先确定行动的概念并与之区别。

---

[1] 葛鲁嘉. 认知心理学研究范式的演变. 国外社会科学,1995 (10).

（一）哈贝马斯（Habermas，Jürgen）的观点

根据德国著名哲学家、社会学家、心理学家哈贝马斯（Habermas）的观点，"行为"（Verhalten 或 behavior）的含义宽于"行动"（Handeln 或 action），因而也包括"行动"。行动与行为之间的关键性区别在于前者一定是意向性的，而后者可以是非意向性的——事实上他常常用这个词表示非意向性的行为。简单地说，行动区别于行为之处在于行动是意向性的，行为则不是意向性的，而行动之所以是意向性的，是因为行动是受规则支配的。哈贝马斯写道[1]：

"行为如果是由规范支配的或者说是取向于规则的话，我就会把它称为意向性的，即称为了行动。规则或规范不像事件那样发生，而是根据一种主体间承认的意义而有效的。一旦进行意义理解的主体遵守了这些规范，这个'规范'就成为他的行为的理由或动机。在这种情况下，这就是我们所谓的行动。行动取向于规则的行动者的意向，并与该规则的普遍意义相符合。只有这种取向于规则的行为，我们才称为行动；只有行动我们才称作意向性的"。

行为的意向性取决于"意义的同一性"，而意义的同一性则依赖于规则的主体间有效性，行为作为一种意象表达所具有的意义是无法仅仅依靠客观的观察来把握的，因为从观察者的视角出发，我们只看到持续发生的片段行为和自己主观所赋予的意义。重要的不是仅仅知道在哪些情况下出现了哪些同样的行为，而是知道哪些行为被当做是同样的行为——也就是具有相同意义的行为。行为符号的意义，绝不仅仅是现成地给予的，而是要能够为符号使用者自己所知道的。而能确保意义的这种同一性的，只能是约定地确定一符号之意义的一条规则的有效性。

说得具体些，当我们从客观的观察者的角度谈论某种特定类型的意向性行为或具有某个特定意义的行动的出现频率的时候，我们假定已经理解了这种行动的意义是什么，而这种意义不能仅仅是客观观察者所强加的，还应该是为行动者自己所理解的，但问题是，某种类型的行动总是发生于不同的具体情境的，我们有什么依据来确定在这些不同情境中发生的行为是具有相同意义的行动呢？哈贝马斯强调，为了回答这个问题，我们固然不能仅仅依据客观的观察，但也不能仅仅依据行动者自己的理解；在这里，哈贝马斯引用维特根斯坦在《哲学研究》中的一条著名论证，即关于人们不可能独自地遵守规则的论证："一个人以为在遵守一条规则，并不就是在遵守一条规则。因此，规则是不可能'私下地'遵守的；否则的话，以为自己在遵守一条规则，就会与遵守规则是同一回事了"[2]。对此哈贝马斯解释说：

"这个考虑的要点，是说如果不存在（甲）的行为可以受到（乙）的批判——一种原则上有可能达成共识的批判——的情况的话，甲是无法确信他到底是不是在遵守一条规则的。维特根斯坦想要表明的是，规则的同一性和规则的有效性是从头到尾相互联系在一起的。遵守一条规则，意味着在每一个场合遵守同一条规则。规则在其多样的实现之中的同

---

[1] 黄陵东. 人类行为解读：伟伯与哈贝马斯的社会行动理论. 福建论坛（人文社会科学版），2003（4）.

[2] 童世骏. 没有"主体间性"就没有规则——论哈贝马斯的规则观. 复旦大学学报（哲学社会科学版），2002（5）.

一性,并不依赖于可观察的不变性,而依赖于它的有效性的主体间性。规则之成立是虚拟的,所以就有可能对规则支配的行为进行批评,并评价它是成功的还是不正确的。这样,对于甲和乙来说,就预设了两种不同的角色。甲具有遵守规则的能力,因为他避免系统的错误。而乙则具有判断甲的规则支配行为的能力。乙的判断能力又进一步预设了规则能力,因为乙要能够进行所要求的检验的话,他就必须能够向甲指出他的错误,或者,如果必要的话,形成一种有关该规则之正确运用的一致意见。这样,乙就接过了甲的角色,向他表明他做错在哪儿。在这种情况下甲接过了裁判者角色,并进一步又可能通过向乙显示用错规则的是他(乙)而对自己起初的行为加以辩护。没有这种相互批评和导致一致意见的相互指教的可能性,规则的同一性是不可能确保的。一个主体如果要能够遵守一条规则——也就是说,遵守同一条规则——的话,这条规则就必须对于至少两个主体而言主体间地具有有效性"。

按照哈贝马斯的解释,维特根斯坦在"以为自己在遵守一条规则"和"确实在遵守一条规则"之间做出的区别,关键在于对一个主体(甲)来说,如果他的行为无法受到另一个主体(乙)的批评的话,他是无法确切地知道他是不是在遵守一条规则的。规则的同一性取决于规则的主体间的有效性,而规则间的主体间的有效性,是指只有通过一个主体甲在另一个主体乙的批评面前成功地捍卫了说自己是遵守了一条规则的立场之后,才能说他不仅仅是认为他在遵守规则,而确实也有理由说他在遵守规则,只有在这样的情况下,才存在着一条适用于甲和乙的行为的规则。

总之,根据哈贝马斯的观点,行动是意向性的,而行为是非意向性的。行动的意向性取决于"意义的同一性",而意义的同一性,依赖于规则的主体间有效性,而规则主体间的有效性取决于主体在面对客体的批判时捍卫了自己确实遵守规则的立场。

(二)早期行为主义心理学家眼中的行为与行动

心灵主义者认为"心理"实质上是"内心活动"的长流。人类进行"内观"(look within)就能观察到"内心活动"。他还认为,低于人类的有机体,尽管不会"内观",或者至少不会报道它们内观的结果,但是它们也有"内心活动"。心灵主义者认为,动物心理学家的任务是从动物的外显行为来推测动物的内心活动;心灵主义者把动物心理学降格为根据类推而来的一系列论点。

华生反对这种主观的研究方法,他认为心理学的研究对象应该是外显的行为而不是主观的意识。他用简单的刺激-反应的联接来描述行为。而且,他似乎是用比较直接的物理学和生理学的术语来设想这些刺激和这些反应,也就是说用感受器、传导器过程及效应器过程本身给行为下定义。心理学家们把这种下定义的方式称作行为的分子定义。他认识到,也许只是模糊地认识到,行为之所以作为行为,不是它的生理零件的总和,而是其他组合之上的一种新的东西。行为之所以作为行为,是一种"突破"现象。这种现象有它自己的可描述的和规定的特性。在这里华生似乎没有去搞明白什么是行为而什么是行动。在某种意义上,行为主义者似乎倾向于认为行动等同于行为,行为是一种整体性的东西[1]。在华生观点的基础上,托尔曼着重提出并加以强调行为的整体定义。托尔曼认为"行为-

---

[1] 黄陵东. 人类行为解读:伟伯与哈贝马斯的社会行动理论. 福建论坛(人文社会科学版),2003(4).

行动"虽然和它所根据的物理和生理的分子事实完全一一对应，但是作为"整体的"全体，行为-行动有它们自己的某些"突破"特性[1]。而正是这些行为-行动的整体特性才是我们这些心理学家的主要兴趣所在。此外，在我们目前的知识情况下。也就是说，在找出行为及生理相关物之间的许多可验证的相互关系之前，若是根据仅有的物理学和生理学的基本的分子事实，即便想要推知这些行为-行动的整体特性也办不到。这就正如一大杯水的特性，在验证之前，无法从个别水分子特性中想象出来一样，我们也无法从组成"行为-行动"的物理的和生理的基本特性直接推导出"行为-行动"的特性。行为作为行为，在目前无论如何都不能以列举肌肉抽搐，列举组成行为的仅仅作为运动推论出来。行为首先必须作为第一手的研究对象，并以其本身作为研究的对象。在行为主义的相关作品中我们并未发现对行为与行动做过更深层次的探讨。但我们可以肯定的是行为主义者一致认为作为"行为"的行动具有它自身的可资区别的特性。对于这些特性的识别和描述，可以不考虑其中含有什么肌肉的、腺体的和神经的过程。这些为整体行为所特有的新特性，可以假设是与生理的运动密切相关，如果你愿意，也可以说依赖于这些运动。但是在描述上这些特性在本质上却不同于生理运动。

一只猫走出一个迷宫，一个男人开车回家吃饭，一个孩子躲开陌生人，一个女人洗衣服或者在电话上闲谈，一个小学生做智力测验，一个心理学家背诵一张无意义音节表，你的朋友和你说出各自的思想感情——这些全是行为（作为整体的行为）。必须注意到，在谈到以上任何一件行为时，我们从来没有提到所涉及的有哪些确切的肌肉、腺体、感觉神经和运动神经。说来也难为情，关于这些生理过程的任何一种或其大部分我们甚至是不知道的。可是这些反应多少都各有一些其他足资辨认的特性。

二、行为的分类

通常情况下，我们可以把行为定义为人在主客观因素影响下而产生的外部活动，是一个整体的行动过程。行为则是行动的意向性的表达。行为的分类比较混乱。

（一）由遗传和发育的角度进行的分类

过去习惯将行为分为本能行为和学习行为两大类，前者主要来自遗传，或生而有之或随发育成熟而出现。但现在认识到，本能行为和学习行为不是毫无关联的，动物的许多行为都是先天的本能行为加上后天的学习行为共同作用的结果。

本能行为是通过遗传固定下来的，学习行为是否与遗传有关呢？动物学家做了一组大白鼠走迷宫的实验。他们根据大白鼠走出迷宫的时间快慢将其分为两组，走出时间快的称为"伶俐"组，时间慢的称为"迟钝"组，然后让两组大白鼠在本组内繁殖。繁殖的后代也进行相同的实验方法，只选择走出迷宫最快和最慢的大白鼠作为进一步繁殖的种鼠。按照这个程序，经过几代之后所得到的"伶俐"鼠和"迟钝"鼠就表现出明显的差异。由于能走出迷宫并不是大白鼠的本能行为，所以再"伶俐"的大白鼠也要通过学习才能找到迷宫的出路。如果让这两组大白鼠再走另一种曲折情况不同的迷宫时，两组老鼠并没有表现出明显的差异。这种现象可以用于人工选择的方法来提高动物在某一方面的能力并遗传固定下来，如犬就有兴奋型和抑制型两种先天性神经表型，前者适合训练成追踪型警犬，后

---

[1] 曾向阳. 行为主义的哲学困境透视. 自然辩证法通讯, 1999, 4 (21).

者适合训练成守卫型保安犬[1]。

动物原本就有许多神经通路，或有改变联系的途径，学习使之进行选择或发生变化，从而能对有不同生物学意义的环境做出相应的反应。学习行为显然是自然选择的结果。在进化过程中，当环境变得更复杂时，具有较高学习能力的动物被保留下来的机会就多。动物在自然竞争中学习行为的能力得到了选择，并得以不断发展、进化。

（二）普通心理学中对行为的研究分类

普通心理学对行为的研究主要集中在行为动机的产生机制、动机的作用及特点、动机维持等方面。就行为目标和动机的关系来看，行为可分为以下几种。

1. 意志行为

意志行为是指人们有明确动机目标的行为，按照个人行为动机与整体长远目标是否统一，又可分为有积极主动动机的士气性行为和无积极主动动机的非士气性行为。所谓积极主动性就产生过程来讲是指个体动机与行为的整体长远目标的统一程度，它包括个体目标与群体目标的统一程度、战术目标与战略目标的统一程度、短期目标与长远目标的统一程度等等。举例如下：

父亲是一个冷酷无情的人，嗜酒如命且毒瘾甚深，有好几次差点把命都给送了，就因为在酒吧里看不顺眼一位酒保而犯下杀人罪，被判终身监禁。他有两个儿子，年龄相差才一岁，其中一个跟他老爸一样有很重的毒瘾，靠偷窃和勒索为生，也因犯了杀人罪而坐监。另外一个儿子可不一样了，他担任一家大企业的分公司经理，有美满的婚姻，养了三个可爱的孩子，既不喝酒更未吸毒。为什么同出于一个父亲，在完全相同的环境下长大，两个人却会有不同的命运？在一次个别的私下访问中，问起造成他们现况的原因，二人竟然是相同的答案："有这样的老子，我还能有什么办法？"

在以上例子中同样的环境下不同的人生结局，之所以会这样显然是因为一个兄弟能把自己的求生欲望与自己远大的人生目标联系起来，而另一个则是得过且过，甚至是自暴自弃。

我们有时可能会将一些具有不愉快、消沉性质的情绪认识等心理活动，都归之为相应的这些人都具有消极被动的动机，有时有些外表现象的结果好像也确实表现出这种状况。但实际上，这里所说的动机的积极主动性或消极被动性，不在于人们的认识和情绪等心理活动是否愉快或消沉，而是在于人们的认识和情绪等等是否能与群体的行动目标相符合。很多看起来消极被动性的心理活动，只要与积极主动的目标联系起来，往往就会有积极主动的性质。例如"保存生命"这在战争中看似只具有消极被动性动机的恐惧情绪，虽然与"逃跑"这种消极被动目标联系起来往往确实对军事行动具有消极被动的作用，但若与"消灭敌人，从而保存自己"这一积极主动的目标联系起来时，则就使这一恐惧情绪转变为对军事行动具有了积极主动的性质。西汉开国大将韩信的"背水一战"就是利用这一恐惧情绪，从而将汉军"置之死地而后生"的。

2. 潜意识行为

潜意识行为是指人们具有明确目标但无明确动机的行为，即人们老想做但又不知道为什么要这样做的那些行为。潜意识的概念是由弗洛伊德隆重提出且发展完善的，是精神分

---

[1] 吕汇慧. 试论人类行为的生物学本质. 云南大学学报（自然科学版），2003（25）.

析理论的核心基石。弗洛伊德认为，人们的所有行为都是有原因的，而这些原因绝大部分并不是我们所认知的那些原因，而是我们潜意识的想法或欲望的表达，不存在所谓的自由意志，人是时代和文明的牺牲品。弗洛伊德对人性的看法是悲观的，认为人的行为的大部分是受潜意识控制的，潜意识想法或欲望的外在表达就是潜意识行为，是人们平常被压抑的或者当时知觉不到的本能欲望的表达或经验。

潜意识中的内容由于不被人们的道德价值意识和理智所接受，所以只有通过各种各样伪装的形式表现出来，梦境就是个人在清醒时不能由意识表达的压抑的欲望和冲动的表现，但做梦不是行为，只是大脑这个身体机体的动作。潜意识行为在行为中表现为两个方面：一是口语流露与不经心的笔误等行动；我们所有人都难免会发生口误，丈夫用婚前姓名称呼妻子，或者说妻子的心真像她的乳房一样。这些口误尴尬而可笑，但对弗洛伊德而言，它们很有启发性。用婚前姓名称呼妻子的丈夫或许无意中希望自己从未和这个女人结过婚。尽管这种称呼听起来清白无邪，不过是一次偶然的口误，但它也许带着潜藏的情感，这种行为背后是潜意识里最真实的动机；二是神经性症状，即过分强烈的潜意识形成的变异行为，它包括压抑、反应形式、投射、文饰作用、升华等等。弗洛伊德案例中有一个名叫小汉斯的五岁男孩，他对马感到神经质的恐惧，以致不敢上街，在其父母的协助下，弗洛伊德发现小汉斯的俄狄浦斯情结和阉割恐惧。小汉斯恋母妒父，希望完全占有母亲，但又害怕父亲把自己阉割了。有一次，汉斯在和母亲一起上街的途中看见一匹马倒下，并听见那匹马用腿发出响亮的声音，他以为这匹马死了，并注意到这匹马唇周围的黑色和眼罩，这给他留下很深的印象，黑色的唇围和眼罩让他联想到了有着黑色胡子和戴着眼镜的父亲，他害怕父亲发现自己占有母亲的欲望时会阉割自己。通过相关的咨询治疗，父母尽可能开诚布公地解释生殖问题，萦绕在小汉斯心里的疑惑、恐惧被打消，最后治好了恐惧症。

3. 娱乐消遣行为

娱乐消遣行为是指人们有明确动机但却无明确目标的行为，即是指那些总是想去做但却不在乎甚至不知道怎么做以及会做到什么程度的行为。比如一个人具有娱乐休闲动机时，如果他自己觉得看电影、看电视、跳舞等目标都能满足这个动机，那么他对娱乐消遣目标的选择只有随意性，而没有必须性。娱乐消遣行为按照其不同的娱乐消遣性质，可分为寻求美感的欣赏行为和寻求刺激的消遣行为两种。娱乐消遣心态表现为情趣、情调和爱好三个方面统一协调性，例如集邮就是人们对邮票知识内容的情趣、观赏邮票的情调以及对精美邮票的爱好相互统一一致组成的。

娱乐消遣行为简单地说也就是所谓"玩"的过程，是一种对自身乃至外界各种事物发展变化进行研习与欣赏的过程。它包括各种非职业性的主动参与的体育竞赛活动、绘画、唱歌以及看电影、看演唱会、看表演、对大自然的漫游等等。"玩"对动物生物的学习进化具有积极推动的意义，在动物进化生长过程中动物靠玩乐来锻炼、学习与显示自己，动物在玩乐中不断地试验、发现进而发掘、发展自己的潜能，辅助实现着动物的成长进化乃至最后的分化。就如猫科动物之所以会分化为猫、狮子、老虎、豹子等不仅是自然选择的结果，而且也是各种猫科动物通过自然选择与玩乐感觉到自己能力的成长与局限性，并将这种经验遗传下来的结果。所以说：娱乐消遣行为又可以说是人们的一种本能的学习与试验行为。"玩"本身也是消耗精力体力的，但自远古以来大自然为了有利于生物的进化发展，所以各种动物的娱乐消遣行为就个体感觉上来说反倒具有松弛神经、娱乐休养精神体力的作用，这也就使娱乐消遣反倒又成为动机的来源所在。

"玩"由于是生物学习进化需要，所以求奇、求新、求变是其主要的特点。现代人类的学习和体育锻炼，是自古生物进化过程中由人类从娱乐消遣行为中分化出来的特有的东西。自古以来动物通过玩乐熟而生巧，这些玩乐就会转化为技能（即所谓大的运动）、甚至是身体功能（即所谓小的运动）的遗传转变。所以，娱乐消遣行为由远古传下，对动物可说是一种生物性的锻炼和学习的过程。可以说，娱乐消遣行为是人类原发的最根本的行为。

4. 运动动作的无意识

习和锻炼从进化过程来说也可归之于娱乐消遣行为，这些娱乐消遣行为在进化过程中本来是一个有意识但目标并不明确的行为。但是，当其转化为吃饭、穿衣、骑自行车、电脑打字等等生存生活技能以后往往就会成为一种自然反应，这时，这些行为不必要用意识去专门控制，但它明确的生活、生存乃至工作的目标动机却又是十分显著的。所以所谓"运动"的过程也可说是一种无意识但目标动机明确的行动，这样的行动形成一种固有的模式存在，又与周围环境、个体发生交互作用，表现出个体特有的性格或人格特征。正如那句俗话所说："一种思想导致一种行为，一种行为导致一种习惯，而一种习惯则导致一种性格"。

运动动作的无意识也可以转化为运动动作的有意识，当个体的这种行为模式不再适应周围环境或者因为个体某种心理需要产生注意力的集中，这种无意识的运动动作可以通过个体反省被注意到，并进一步进行调整和改善。

我们同样也注意到，这样的无意识的运动动作往往形成于最初的有意识的练习，在最早的明确的动机和明确的目标情况下，经过反复的有意识的学习和以后不断的重复到最后的运动动作的无意识。

意志行为、潜意识行为、娱乐消遣行为和运动动作的无意识或叫做程序性记忆行为互相间具有制约牵制的作用，一个人的意志行为则往往是一个克服潜意识和娱乐消遣意识的过程。例如个体在工作中，如果明确的工作意识是搞好工作，就不得不压抑着受领导批评后想找出气筒的盲目投射心理和急于去看球赛的娱乐消遣心理。士气性行为的任务就在于：除了要抑制非士气性的意志行为产生外，还要着力于对潜意识心理和娱乐消遣心理的克服。现实生活中，意志行为、潜意识行为、娱乐消遣行为和运动动作无意识是随时存在并相互可以转化的，正是因为这样，人的行为和心理和人类现象才变得丰富或复杂起来。一个人应该倾向于意志行为而少被潜意识行为控制，维持良好的娱乐消遣行为，通过意志行为将有利于个体生存发展的行为转变为良好的习惯或行为模式。

（三）根据行为同异把行为集合成类的行为分类

根据行为同异把行为集合成类的行为分类，人类行为大体可分为以下几类：个人行为、集体行为、政治行为、社会行为等。

1. 个人行为

个人行为是指与集体行为相区别的一种个体活动。它是个体与环境交互过程中的必然结果。个人行为的所有表现始终不可能是脱离社会而孤立进行的。因为社会必然会规定出具体的个人行为准则，个人行为在一定的社会文化中有不同的含义。个人行为是个体思想、道德在实践中的具体化，因而有正当和不正当、先进和落后之分。在表现方式上，个人行为又有外表和内在之分。

2. 集体行为

集体行为是个体行为的聚集，是指为了实现某个特定的目标，由两个或更多的相互影响、相互作用、相互依赖的个体组成的人群集合体。组织、群体和个体是不可分割的整体。群体介于组织和个人之间。群体成员通常具有共同的需要、目标、规范、行为模式和归属感等。集体行为也只有在特定的文化背景中才有意义。

3. 政治行为

政治行为是人类行为的一部分，当人们与政治环境发生关系，介入社会的政治生活时，他们的所作所为便是政治行为。抽象地说，政治行为就是政治人与政治环境相互作用的结果。一切政治现象都是人为的政治行为的结果，都是个人参加各种各样实际政治活动的产物，都是个人在政治方面的行动、目的、愿望和要求的反映。政治行为是人类文明的产物。

4. 社会行为

社会行为是社会心理学家和社会学家的基本术语，许多学者把它看做是社会科学中的基本考察单位。一个人行为的结果引起另外人的行动。人的一切行为是对刺激的反应；刺激可来自社会的和非社会的（如生理的）。人的行为如果直接或间接地和另外一个人的行为发生关系，便具有社会性。社会行为表现在社会控制、社会需要、社会变迁、社会问题等各方面。

个体行为、集体行为、政治行为、社会行为可以指同一种行为，只是站在不同的角度看罢了。首先是个体发出的行为，当这个行为与集体的目标方向一致时就成为了集体行为，在一定的社会背景下被赋予了特定的意义，即被称作政治行为；当它符合一定的政治方向和指标时就成为了社会行为。

行为是多学科研究的共同课题，也是人类的一个永恒课题，我们仅仅从某一些角度对行为进行了初步的分类，在行为的本质处于不定的情况下，行为的分类也将是一个无限丰富的话题。

三、人类行为与动物行为的区别

我们所生活的世界是个异彩纷呈、光怪陆离的复杂世界。在这样一个世界里，生活现象犹如一个变化万端的万花筒，使人如入迷宫，眩然不解。然而，通过现象的迷雾，拨开情感的纱帘，我们就会发现把握这个复杂世界最本质的东西——行为。

人类行为和动物行为是行为的两大方面，在这里我们暂且把人类理解为脱离动物的另一种高级的独特的生物体。动物为了生存繁衍进行着行为，人类除了为了生存繁衍外，还拥有梦想和希冀，有着思维，有着七情六欲等更复杂有趣的东西，当然也为了这些东西而行为着。我们可以说，行为的最基本的概念是作为生物体的生命本身[1]。

不论是人类行为还是动物行为，都有来源于遗传的部分。遗传是生物学的发展主线，在人类生命的前几个月，生物因素起着主导作用，可以用它来解释知觉、简单的记忆和不

---

[1] 程焉平. 关于人类行为遗传的讨论. 松辽学刊（自然科学版），1992（3）.

随意注意。这些初级心理功能或行为的出现也可以看做是自然的、原始的发展。动物和人类生物遗传的那部分就是"生物学符号表示"的过程，它们是在环境中对共存刺激的识别。比如，小羚羊知道狮子的出现就意味着危险的来临。同样，幼儿将手放在火炉上的时候就会感到灼痛。再次接近火炉时，他就会想起以前的疼痛而十分小心。

人类起源于动物，不论其进化到何等高级阶段，仍不能完全摆脱其生物学的本质。人类行为与动物行为的形成，生理基础都是遗传基础的作用，影响形成的外部因素是所处环境。

（一）人类行为和动物行为形成的基础

自然选择决定进化的方向，同样决定行为的形成和发展。自然选择的决定力量通过两方面表现出来，一个是生物行为形成的内因，及生理基础——遗传基因；另一个是行为形成的外因——环境的压力。

1. 遗传基因

遗传差异，即基因的化学组成和结构不同时行为的决定因素。许多行为有其遗传基础。例如使"清洁型"和"不清洁型"蜜蜂杂交，发现其子代中出现4种行为类型的个体，其个体数相近，这说明行为是由多基因控制的。本能行为比较定型。但环境是多变的，仅靠定型的本能行为无法应付种种"意外"，因而在绝大多数动物中都可见到程度不等的学习能力。在高等动物，适应环境的本领还可以通过行为学习传给下一代，这常称为文化传递以区别于遗传传递。正是依赖这种文化传递，才出现了种种有"智慧"的动物，才出现了人类及现代文明。还有一种特殊学习方式称为印刻。例如幼鸭在孵出后的某个时期内对于它接触到的活动物体可以产生一种"依恋"现象，总尾随其后。在自然情况下，这通常是其亲鸟，所以又称为亲子印刻。但如在幼鸭时使它对另一种亲鸟发生印刻，则幼鸭成熟后竟企图与另一种鸟类交配，这称为两性印刻。这种学习只发生在某一个敏感期内，而其后果持久且不可逆转。敏感时期是由遗传决定的，而各种动物的学习能力不同也是由遗传决定的，因而有的学者提出"凭借本能来学习"的观点。蜜蜂会筑巢采蜜，飞蛾会扑火，这些行为是有遗传基础的。人的行为差异很大部分原因是由于个体间具有的遗传差异。已经确认有三十多种基因的化学组成或染色体的结构和排列的变化会影响人的行为，比如会导致神经紊乱。社会生物学家 E. O. 威尔逊曾说过，"欲使任何一种行为模式得到进化，在基因库里操纵这种行为的基因都必须占优势……"也就是说，人的许多行为是先天就已经决定了的，可以被称之为人的天性，它是人类行为形成的内在的必要条件[1]。

遗传基因控制生物，特别是人类的行为不是无限制的，局限性就在于这种控制是一次性的。所谓一次性，就是在出生之前通过一定的基因表达做出"部署"和"安排"，而之后的发展就要交给外部的决定因素——环境——来控制了。

2. 环境

人和动物的行为都会受到环境的影响，大部分情况下，动物行为受环境的牵制和影响更先于、更重于人类。达尔文的进化论中，是环境选择了物种，或者说选择和固化了某种行为模式，当然这样的选择也会对一种生物的生物基础产生作用。世界万千，不同地域的人拥有不同于其他地域的特有的行为模式，北方辽阔环境养育北方人的豪爽，南方的青山

---

[1] 吕汇慧. 试论人类行为的生物学本质. 云南大学学报（自然科学版），2003（25）.

绿水养育了南方人的细腻柔情。

（二）人的行为的生物学意义

动物的行为复杂多样，我们通常说的研究动物的行为更多地是指动物的社会行为，可分为觅食行为、贮食行为、攻击性行为、防御行为、繁殖行为、节律行为、社群行为等。各种行为都是动物对复杂环境的适应性表现。是物种生存繁衍所必需的行为。

通过动物社会行为来反观人类行为，会发现人类行为中也同样具有这些具有生物学意义的行为。

1. 觅食行为

觅食行为是通过自身独特的方式获取生存所需食物的行为。与之密切相连的是贮食行为，各种动物都有贮食行为，如蚂蚁。这对于维持正常的生命活动是十分有利的。显然的，人同样具有这样的行为，只是由于社会的发展，人们物质水平的提高，这样的行为显得不那么突出或产生了变异，比如不是贮食而是贮钱或贮物能力，其实本质上也是一种为了生存而做的具有生物学意义的行为。

2. 攻击性行为

攻击性行为是同种动物个体之间的相互争斗，比如一顿美餐、迷人的配偶和底盘。不过，虽然每次争斗都很激烈，但都遵循一条有趣的规律，就是很少受到致命伤害。不知道是动物们之间约好的，还是不忍看到血腥的场面，毕竟都是同类。在人类中永远不能消除的杀戮、战争行为其实也是一种本能的生物学意义的行为。

3. 繁殖行为

繁殖行为是与动物繁殖后代有关的行为。主要包括识别雌雄动物、占有繁殖空间、求偶、交配、孵卵、哺育等。现代的进化心理学在解释人类选择配偶标准的问题上就提出，男性喜欢身材苗条性感、浓密秀发的女性是因为有着这些外形特征的女性预示有良好的生殖能力；而女性选择身体健壮或经济实力雄厚的男性也是基于是否能有效帮助她们抚养孩子的考虑。

4. 社群行为

社群行为是同种动物之间维持群体共同生存的行为。并不是指一群动物聚集在一起，而是群体成员之间分工合作，共同维持群体生活。典型的如一支庞大的蚁群。人是社会性的动物，只有生活在社会中，与周围环境产生作用，才能是真正意义上的人，若是丛林中长大的狼孩，虽然具有人的外貌却不具备人的正常思维和行为模式。

（三）人类行为的文化性

人类不仅具有生物学的特性，更是超越了遗传和生物学的发展。人不仅能适应环境，更能积极主动改造环境、创造社会。人的行为在表现时就受到别人行为的限定和反馈，有了意义的取舍。人的行为与行为之间，行为与心理之间、与环境之间都发生着复杂微妙的交互关系，而使得这一交互关系产生的是传递的行为的意义，而行为的意义在于社会文化的意义，社会文化制定影响着行为，行为也创造着社会或者文化[1]。

心理学家已经达成了一个共识：要真正理解人类行为，就必须把人类行为放在社会文

---

[1] 师海玲，范燕宁. 社会生态系统理论阐释下的人类行为与社会环境. 首都师范大学学报，2005(4).

化的背景中考察。

1. 人类随时随地都处于一个文化环境之中

在我们的环境中非文化社会刺激是比较少的,比如我们此时所住的房子,它是由别人设计和建造的。我们穿着由别人设计制作的衣服,这种衣服是在文化社会的某种压力下选择的,穿起来并不舒服。这里面包含的社会性刺激是显而易见的。如果选择一个适合阅读的光源,灯光本身并不是一个社会刺激,但是选择它就包含了人对颜色特性的认知。换句话说,要理解它的意义并给它命名,意义并不包含在物理刺激里。事实上对刺激意义的理解是对其他人行为的反应,"其他人"是指那些对可见光谱分裂、命名的人。红色、紫色、黄色等的划分已经成为社会刺激了,不同文化对色光的感觉与命名是有差别的。

2. 人类并不是被动地受到社会和文化的控制

人类在适应社会文化的过程中也在积极创造着文化。人类与其他动物的最本质的区别可以说在于他们具有语言能力、制造与使用工具的能力和学习能力。从跨文化心理学的观点来看,文化既被看做是过去人类行为的结果,也被看做是未来人类行为的塑造者,人类创造了社会文化环境,社会文化环境又引起人类生活方式超越时间的持续和变化,超越空间的一致性和多样性。

3. 人类是文化的有机体

从生物学的角度看,人类的进化是在一个基本的达尔文式之中。但是人类的进化又不仅仅是遗传的传递,同时还存在着文化的传递。生物传递和文化传递的方式是不同的,我们可以把它们看做两个既相互独立又密切相关的过程。

文化传递是人类独有的传递方式,它是通过每代人之间的学习来进行的。文化传递方式与生物传递方式有显著的不同,比如在文化传递中,个体受许多人的影响,而不仅仅受生物学上父母的影响,所有只有人类才有"文化的父母"(包括家庭成员、教师、同伴等其他人)。文化传递也不仅仅局限于代际之间的影响,思想的交流也存在于同辈人之间,甚至会出现老年人学习年轻人行为的可能。

生物遗传本身只能解释极少部分的人类行为,我们强调所有的人类行为都是学习或经验造成的,是遗传、经验复杂的相互作用的结果。20 世纪 80 年代以来,心理学家、社会学家、人类学家逐渐形成了一个共识,要真正理解人类行为,就必须建立一个包括生态学、文化、遗传、经验与人类行为关系的知识网络,在自然科学、社会科学的最新成就之上综合研究人类行为[1]。

理解人类行为本质的关键在于,把人类看做是整个动物界最优秀的学习者,人类绝大部分需要学习的东西都包含在文化中,因而只有在社会文化背景中考察行为,才能科学理解行为,而文化性也正是人类行为和动物行为的最本质的区别。

四、行为主义派系及观点

潘菽曾说心理学其实就两个学派:意识主义学派和行为主义学派。意识的本质从人类诞生起就困扰着人类中的冥思者。陷入意识难题中的心理学似乎一直裹足不前,很难有大

---

[1] 万明钢. 论人类行为的社会文化基础——跨文化研究的新视野. 西北师范大学学报(社会科学版),1996,1 (1).

的突破。自从华生提出了行为主义，认为人和动物的行为没有本质差别，人的一切活动都是行为。在这激进的观点下，心理学确实是找到了研究的突破点。在暂时把意识放一边的情况下，心理学研究柳暗花明，前途看好；行为主义也风光无限，占据心理学界统治地位长达三十多年，对心理学的研究产生了广泛的影响。

（一）行为主义的基本观点

从哲学上看，一个人在拒绝心灵主义而选择行为主义时，他必须在下述两个方面作一选择：方法论的行为主义和形而上学的行为主义。方法论的行为主义者承认心理事件或过程是真实的，但坚持认为这些事件或过程无法科学地研究。在他们看来，科学的资料必须是所有研究人员能够观察到的公开事件。意识经验是私下的，内省可以描述它，但无法使所有人都观察到它。因此，就科学而言，心理学应该研究外显的行为，并拒绝内省。意识这个东西不管多么真实而迷人，也无法成为科学心理学的主题。形而上学的行为主义者提出更为彻底的主张，认为我们能够描述人们运用"观念"或其他心理概念的条件，说出他们为什么相信自己具有心理，但我们仍然认为"观念"或其他心理概念并不涉及存在的任何东西；就好比我们能够描述上帝，说出人们相信他的原因，但我们仍然认为上帝这一名称并不涉及存在的任何东西。行为主义的基本观点属华生的具有代表性。

华生本人在这一问题上的立场是含糊的。他曾典型地捍卫以方法论为基础的行为主义，但在其晚期的著述中，却提出形而上学的要求。然而，有一点非常清楚，在华生看来，心理学必须是行为主义的心理学。

在《一个行为主义者眼中的心理学》一文中，华生清楚地阐释了行为主义者的基本信念："就行为主义者的观点来说，心理学是自然科学的一个纯客观的实验分支。它的理论目标在于预见和控制行为。内省形式既不是它的方法的主要部分，它的资料的科学的价值也不依赖于这些资料是否容易运用意识的术语来解释。行为主义者力图获得动物反应的一个统一的图式，认为人兽之间并无分界线。人的行为虽然具有精细而复杂的性质，但也仅仅是行为主义者的总研究计划的一部分。"华生揭示了行为主义与心灵主义的根本区别：心理学的主题是行为，而不是心理或意识；行为主义的方法是客观的，它拒绝内省；行为不是通过心理过程来解释和说明的。

1. 在研究的性质上

作为一名动物心理学家，华生对把心理学定义为"意识现象的科学"的传统心理学的评价是：由于动物无法被内省，因此动物研究的地盘将会越来越小，结果迫使心理学家去"构建"意识内容，并将这些构建出来的意识内容与心理学家自身的心理进行类比。尊重动物心理学的发现仅仅是为了支持人类心理学的问题。华生的目的是想把传统的优势颠倒过来。为此，华生从经验的、哲学的和实用的三个方面批判了内省。

从经验上看，内省无法界定它试图回答的问题，甚至未能回答意识心理学中最基本的问题，例如，究竟有多少感觉？它们的属性有哪些？华生指出："我坚信，除非抛弃内省的方法，否则心理学仍将在听觉是否有广延性……以及像性格那样的几百个其他问题上有分歧。"

从哲学上看，内省不喜欢自然科学的方法，因此，不管怎么说，它不是一种科学的方法。在自然科学里，良好的技术能够提供可以验证的结果，如果做不到这一点，实验条件就会遭到抨击。然而，在心理主义的心理学中，研究是一个观察者的意识世界。这意味着,当结果不清楚时,心理学家抨击的是内省的观察者,而不是实验条件。华生的观点是:内省心理学的结果将是自然发现不了的个人主观要素。这一争论构成方法论行为主义的基础。

从实用角度看,内省无法满足实用的检验。在实验室里,内省要求动物心理学家找出意识的行为标准。事实上,"人们可以假定,在种系发生的等级上,不论意识出现还是不出现,丝毫也不会影响行为问题。人们设计实验,是为了发现一个动物在某种特定的环境里将做什么,然后观察它们的行为。在社会领域,内省心理学无助于解决人们在现实生活中面临的问题"。所以华生推崇的心理学领域是应用心理学,这是他最感兴趣的领域,因为它们很少依赖内省。

2. 在研究的对象上

行为主义研究的行为是有机体用以适应环境变化的各种身体反应的组合,这些行为的细目就是肌肉运动或腺体分泌,它们证明了有机体具有以不同的方式对其周围环境作出反应的能力。在华生看来,肌肉运动或腺体分泌可以归结为物理或化学变化。这样一来,全部行为,包括通常所说的心理活动,都可以用物理或化学的概念来说明。

华生认为,心理学作为一门行为的科学,必须研究那些能够用刺激和反应的术语客观地加以描述的动作、习惯的形成、习惯的集合等。所有的人类行为和动物行为都能用这些术语来描述。通过行为的客观研究,行为主义者既能预测已知刺激引发的反应,也能预测引起这种反应的先前刺激。有鉴于此,心理学必须抛弃一切关于意识的考虑,并被界定为行为的科学,不再使用意识、心理陈述、心灵、内省证实、表象等术语,可以根据刺激和反应,根据习惯形成和习惯整合等来进行表述。

3. 在研究的方法上

行为主义者的研究方法是摒弃内省,采用客观观察法、测验法、条件反射法和言语报告法。

行为主义者不能容忍在其实验室中有任何不能客观观察的东西,希望研究有形的东西。在华生看来,客观的观察和测验是行为研究的必要基础。观察和测验的结果应作为行为的样本,而不是对心理品质的度量。一个观察和测验并非度量智力和人格,而是度量被试对测验的刺激情境所作的反应,此外什么也不是。

条件反射法是在行为主义正式创始两年后才被采纳的。华生在其后来的著述中,曾因为条件作用的方法感激巴甫洛夫。华生掌握了这一方法,获得了一种完全客观的分析行为的方法。他主张可以把所有的行为分解为刺激-反应的联结,这就为在实验室内研究人的复杂行为提供了一种方法。

在华生的行为主义研究方法中,言语报告法是最具争议的一种方法。华生一方面反对内省,但另一方面又不能不利用只有内省才能提供的一些素材。虽然华生认为他不能排除也使用内省的心理物理学的所有工作,主张言语反应终究是能被客观地加以观察的,但他毕竟把言语的两种作用混淆了。言语固然和动作一样是对客观刺激的反应,但言语也可用来陈述自己的心理,这种陈述其实就是内省。华生也注意到这一点,于是他希望把言语报告的使用限制在一些能完全准确和能够加以证实的情境中,例如,观察音调的差异。至于不能证实的言语报告,例如无意向的思维或有关情感状态的描述是要排除的。

这种把注意力全部集中于客观方法的使用,意味着改变了心理学实验室中人类被试的性质和作用。在冯特和铁钦纳的构造主义方法中，被试既是观察者，又是被观察者——他观察他自己的意识经验。而在华生的行为主义方法中，被试不再进行观察，而是实验者观察的对象；真正的观察者（实验者）设置实验的条件，并观察被试如何对这些条件作出反应。这样，人类被试的地位下降了，他不再观察，而仅仅去行动，因而变成了纯粹的观察对象。

（二）行为主义派系

1. 华生的行为主义

1913年，华生发表了著名的学术论文《一个行为主义者眼中的心理学》，正式提出并阐释了行为主义的观点。华生论述到，内省法——人们对感觉、表象和情感的言语报告——不是研究行为的好方法，因为它太主观了。如果一个人的内省就是拙劣的，那么即便他自认为他的一种情感好像是相当清楚的，但是这样的内省也是错误的，情感从来就不是清楚的。心理学必须放弃所有意识作为研究对象。我们所需要做的是在心理学中从头工作，把行为而不是意识当做我们研究的客观对象。在行为的控制方面，的确已经有了足够的问题，而没有时间让我们去想到意识本身。只要一旦投入这种事业，我们不久就会发现，我们自己脱离一种内省心理学，就好像目前的心理学脱离了官能心理学一样。

华生最初提出行为主义时，一直努力寻找一种可以为其主张提供支撑的理论或研究方法，华生花了几年时间力求证明思维仅仅是一种内隐的言语但他未能成功。于是，他转向卡尔·拉什利（Karl Lashley）的研究。拉什利是华生实验室的一名学生，那时他正在复制和扩展巴甫洛夫（Pavlov）的条件反射技术。华生把条件反射研究视作行为主义的本质：条件反射理论为预测和控制动物和人的行为提供了基础。1915年，华生在任美国心理学会主席的就职演说中试图详尽阐述条件反射方法怎样才能用于人类和动物，以便为取代内省提供一种客观的替代物。

2. 斯金纳的激进行为主义立场

斯金纳（B. F. Skinner，1904—1990）继承了华生的事业并扩展了他的理论，形成了一种被人们称为激进行为主义的立场。斯金纳认为，进化为每一种物种都提供了一个行为库。他在著名的畅销书《超越自由和尊严》（*Beyond Freedom and Dignity*，1972）中指出，所有超出行为库的行为都可以被理解为简单的学习形式之产物，即条件反射作用的结果。在读过华生1924年的《行为主义》（*Behaviorism*）一书后，斯金纳开始了导致他后来形成自己立场的研究工作，那时他刚刚开始哈佛大学心理学研究生的学习。斯金纳信奉华生对内部状态和心理事件的抱怨。但是，斯金纳的兴趣主要不在它们作为数据的合理性上，而是更多地放在了它们作为行为之原因的合理性上。按照斯金纳的观点，心理活动（比如思维和想象）并不能产生行为。相反，它们都是环境刺激引起的行为样本。假设我们对一只鸽子进行食物剥夺24小时，然后把它放进一个可以通过啄食一个小圆盘而获得食物的设备里，我们发现鸽子很快就这么做了。斯金纳认为，动物的行为可以完全通过环境事件得到解释——食物剥夺和运用食物进行强化。不能被直接观察和测量的主观饥饿感，并不是产生行为的原因，而是食物剥夺的结果。说鸽子因饥饿或想得到食物而啄食圆盘，这并未给我们的说明增加任何东西。要解释鸟儿所做的事情，你不必理解任何有关内部心理状态的东西，你只需要理解能让鸟儿在行为和奖赏之间形成联结的简单学习原则就可以了。这就是斯金纳式的行为主义的精髓。

3. 巴甫洛夫的经典条件反射

巴甫洛夫的经典条件作用，第一个严格的经典条件作用研究，源于心理学中最著名的一次意外。俄国生理学家伊万·巴甫洛夫（Ivan Pavlov，1849—1936）并未打算研究经典条件作用或任何其他心理现象。他在进行使他获得1904年诺贝尔奖的消化功能的研究时，偶然触及了经典条件作用。

巴甫洛夫设计了一种研究狗的消化过程的技术，他在狗的腺体和消化器官中植入管子，将其中的分泌液导入体外的容器里，这样就可以对分泌液进行测量和分析了。为了产生分泌液，巴甫洛夫的助手要把肉末放到狗的嘴里。

这种程序重复几次以后，巴甫洛夫观察到狗表现出一个他未曾料到的行为——它们在肉末放进嘴里之前就开始分泌唾液了！它们仅仅是看见食物，后来是看到拿着食物的助手，甚至听见助手走过来的脚步声，就开始分泌唾液了。十分偶然地，巴甫洛夫观察到了学习可以来自两个相互联结在一起的刺激。

他放弃了自己对消化功能的研究，而一直在努力寻找影响经典条件作用的各种变量，他的贡献永久性地改变了心理学的进程。

经典条件反射的核心是反射性反应。反射（reflex）是一种无须学习的反应——如唾液分泌、瞳孔收缩、膝盖痉挛或眨眼——它是由与有机体生物学相关的特定刺激自然诱发的。任何能够诱发反射性行为的刺激，如巴甫洛夫实验中使用的食物，都叫无条件刺激（unconditioned stimulus，UCS），而由无条件刺激诱发的行为叫无条件反应（unconditioned response，UCR）。中性刺激是在UCS-UCR反射中无任何意义的刺激，这种中性刺激经过反复与无条件刺激相匹配，直到在只出现该中性刺激时也有之前的无条件反应出现时，则这种中性刺激就成为了该反应中的条件刺激（conditioned stimulus，CS），与此对应的反应就是条件反应（conditioned response，CR）。如巴甫洛夫实验中的声音，本称为条件刺激，因为它诱发UCR行为的力量是以它与UCS的联系为条件的。经过几次匹配之后，CS所引发出的反应，称为条件反应。

如果条件刺激之后总是能得到奖励，比如巴甫洛夫实验里狗在铃声之后总能得到食物，那么这个条件刺激（铃声）和条件反应（分泌唾液）之间的联结就会巩固下来甚至进一步泛化。反之，如果条件刺激后没有奖励或者是惩罚，则这个条件刺激和条件反应的联结就会消退。

4. 桑代克的试误学习

几乎在巴甫洛夫运用经典条件作用让俄国的狗对铃声分泌唾液的同时，桑代克正在观察美国的猫是如何尝试从迷笼中逃脱的。桑代克报告了他的观察，并推论出了试误学习。最初，猫仅仅是挣扎着想逃离禁闭，而一旦某些"冲动"的动作使它们得以打开笼门，所有其他未成功的冲动的行为就消失了，而导向成功的特定冲动则因愉快的结果而保留下来了。桑代克认为，联结学习是随着动物通过盲目的尝试错误体验到动作的结果之后，以一种机械的方式逐渐自动产生的。导致满意结果的行为出现的频率逐渐增加，它们最终成为动物被放入迷笼后的重要反应。这种行为与结果之间的关系成为效果律：跟随着满意结果的反应，以后出现的频率会越来越大，而跟着不满意结果的反应，以后出现的概率会越来越小。

（康　燕，唐　平）

第四节　心身关系与多元交互理论

心与身的关系问题是深入探讨人类自身存在的一个古老的命题。它是一个科学问题，但同时也是一个重要的哲学问题。对此问题的不同回答，区别出不同学者的哲学倾向。古今中外，几乎每一位给后世以巨大影响的哲学家在自己的体系中都提出了自己的心身关系理论。尤其在17~18世纪，心身关系成为了被争论得最为激烈的重大哲学问题之一。每一位自成体系的哲学家和理论家都试图以自己特有的方式来研究心与身及其关系问题，并以此作为对人类心灵活动解释的一个重要前提。但时至今日，这个问题仍然没有一个让所有人都支持的答案，它仿佛是一对理不清的矛与盾，逐渐演化成了心灵活动研究者心中的一个情结，也成为现当代心理咨询与治疗理论基石的争论核心。

一、心与身：历史上的观点转变

（一）心身关系问题的研究内容和历史源起

所谓心身关系的问题，即研究被称之为心理的东西或心灵（精神）的本质是什么，各种心理语词的所指中有没有共同的本质，如果有，它们与物理的本质有何关系，心理现象与物理现象是什么关系，人的心理和生理两种功能的相互关系是怎样的，是心理决定生理的功能还是生理决定心理的功能或者两者之间相互决定。具体地说，它包括下述子问题：①世界上有没有心理语言所说的那些现象？人有没有心灵？②如果有，它们的结构、存在的样式与本质是什么？是独立存在的现象、实体，还是可还原为物理实在的东西？还是不能还原为物理但又没有因果地位的副现象？③心与身是什么关系？能否相互作用？如果能，是怎样相互作用的？④心灵在肉体死亡后能否续存？⑤心理学理论与生理学理论、大众心理学与科学的认知心理学是什么关系？前者有无自主性，最终会不会被还原、归并为后者？会不会像大众物理学、大众化学那样被淘汰或取消？如能还原，其根据是什么[1]？由此可见，心身关系问题通常被认为是心灵哲学的核心问题，因为正如海尔所说，它触及到了世界以及人身上除了物质的东西之外还存在什么这一根本问题[2]。

心身关系在中国古代哲学中被称为"形神关系"，它是世界观的一个重要方面或直接体现。身与心的关系，在道家那里，是天与人的关系，所谓天人之际的问题，集中体现为人对天的顺化过程，人生于天，活于天，归于天，顺着天这个本体而感受、表达、验证。而在佛家那里，万法唯心，按照唯识学派的观点，世界万象包括人自身都不过是阿赖耶识之缘起所致。佛教讲心、意、识，心即类同于现在所谓的意识，而意指末那识，识指阿赖耶识，后两者均在潜意识层次，末那识、阿赖耶识相似于荣格的个体潜意识和集体潜意识。在西方，心身关系的探讨源远流长，并且在此基础上形成了一个专门的研究领域。对心身关系问题的源起可以追溯到两千五百年前的古希腊。柏拉图试图以二元论的观点来解决这个问题，他认为心与身是两个独立存在的实体，其间并不存在相互作用。亚里士多德认为解剖动物可以找到有关人的线索，进而得以进一步研究心与身，灵魂与肉体的关

---

[1] 高新民. 西方心灵哲学的问题、前沿争论和历史发展. 哲学研究, 2000（4）：49-54.
[2] Heil J. Philosophy of mind. London Routeledge, 1998：4-7.

系。从那以后，人们渴望了解自身的初衷，对人的灵魂与肉体究竟是怎样活动和运作的探索就一直未停止过。当我们回顾各主要哲学流派对身心关系问题研究的发展历程时，可以清晰地概括出这一思想演变的轨迹和重要的里程碑。

（二）心身关系理论的主要代表流派

对心身关系问题的探讨在西方出现了一元论和二元论两种观点，而一元论心身关系理论的最简单形式是"唯物论"和"唯心论"。唯物主义一元论认为：先有身而后有心理活动，心理活动是由身体而产生的；唯心主义一元论则认为先有人的心灵而后有人的肉体，身体是由心灵而产生的[1]。二元论的观点则认为心与身是两个独立存在的实体，心理也是一种独立存在的实体，只不过是一种相对比较特殊的实体而已。在这两种哲学范畴内，西方出现了几种具有代表性的关于心身关系理论的流派。

1. 笛卡尔——"心身交感论"

心身交感论的主要代表是近代西方哲学的开山鼻祖、法国哲学家笛卡尔。笛卡尔主张用理性来审视一切，他将一种强烈的质疑方法作为他的哲学研究方法。他发现他甚至可以怀疑上帝的存在，怀疑他自己感觉的可靠性，怀疑他自己身体的存在等，他循此继续怀疑下去，直到他发现不能再怀疑的一个事物为止，那就是确定自己作为一种自我意识、正在思想、正在怀疑的存在。由此，他提出了他的第一条不容置疑的真理："我思故我在（Cogitoergo Sum）。"我是一个会思考，有思想的物体，那就是一切[2]。笛卡尔的"思"是普遍意义上的"思"或"意识"。也可以说，笛卡尔的"思"是各种"意识"活动的总称。在笛卡尔那里，"我思"的真正含义是"自我意识"。用笛卡尔自己的话说，就是"在我们之内，以致我们直接意识到的一切东西"[3]。在笛卡尔的心灵哲学中，"自我意识"被置于首要和核心的地位，成为各种心智概念以及包括存在论在内的其他一切讨论的基础和前提。笛卡尔关于"我思"（cogito）的论点，是通过把自我从意识经验中分离出来，从而创造性地把意识视作可以详加研究的一种客体。甚至心灵（灵魂）的"存在"也是由"思"决定的，"思"的停止意味着"灵魂"的消灭。笛卡尔的结论是，存在着两个世界：一个是客观的、科学上可知的、机械-物质的世界，也即实际存在那个世界。物质世界是由原子构成的，原子只具有空间广延和物理定位等特性；另一个是主观世界，也即通过内省可以了解的人类意识的非物质的、精神的、主观的心灵世界——一个拥有思维的人的世界。

笛卡尔对两个世界的划分为他对身-心关系理论的陈述奠定了基础，他提出了一种激进的新二元论，他认为心灵和身体全不相似，是完全有别的两种实体，既不具有共同的物质，也不具有共同的形式，任何一个都可以不依赖另一个而存在。为了说明其心与身的观点，笛卡尔在柏拉图心身二元论的观点之上做了进一步的修正和阐述。首先，他肯定了柏拉图的心身二元论观点，但同时又在此基础上建立了一种特殊类型的二元论，他认为心与身虽然是分离的，但却是交互影响、交互作用的。心控制着身体的运动，而身体则通过感

---

[1] 姚大志. 西方近代心身关系理论. 吉林大学社会科学学报，1991 (5)：55-60.

[2] 托马斯·H·黎黑. 心理学史. 李维译. 杭州：浙江教育出版社，1998：201-202.

[3] Descartes. Meditations on First Philosophy, In The Philosophical Works of Descartes (2Volumes) translated by E. S. Haldaneand, G. T. Ross. Cambridge University Press, 1931, 52 (2).

觉器官向心提供环境变化的信息。在笛卡尔看来，灵魂或心灵、精神、自我是一种实体，其本质是能思而无广延，物质实体包括人的躯体，其本质是有广延而不能思[1]。可见笛卡尔激进的"心身二元论"突出表现为两个层面：一是实体层面，即心灵实体与物质实体（身体）的对立；二是性质或属性层面，即心灵的属性"思"与物质的属性"广延"相对立。这种二元论思想在近代心灵探讨中占据主导地位。并且在他那里，由于心物根本不同，其对立具有绝对性而不具有还原性，因此分别以它们为对象的心理学和生理学之间的关系也就成了一个与心身问题有关的问题。

笛卡尔的灵魂和躯体概念是与科学革命相适应的。科学革命对知觉的可靠性提出疑问，并认为世界犹如一架机器。而笛卡尔的心理学也从物理学和机械原理出发，把动物和人体看做是一架复杂的机器（后来他自己又否定了这一观点），这种机器的运作可用物理过程来充分解释，无须求助于任何类型的活力。然而，问题也随之出现，一个突出的亟待解决的问题便是：心灵和躯体究竟是如何相互作用的？如果从笛卡尔的二元论形而上学原则出发，那么非常明显，心灵不能作用于身体而引起身体的变化，身体也不能作用于心灵以及引起心灵的变化。但是，笛卡尔注意到一些表明心灵与身体密切相关的事实，比如碰伤身体（身）会有明显的痛感（心）；想移动身体的某一部分（心），行动（身）就会听从意识的指挥；饿了（身）就有想吃东西的欲望（心）等等。所有这些人人都有的经验事实迫使笛卡尔在坚持二元实体对立的同时，又主张在心灵和身体之间有一种因果性的相互作用。他试图确立一种生理机制，以便使相互作用通过这一机制而发生。他提出，在脑干的顶端，大脑的基部有一小的腺体，称作松果体（pineal gland），"心灵"在其中推动身体的运动。在笛卡尔看来，感觉神经向松果体投射，在其平滑表面展现关于世界的一个印象，以供灵魂观看。他注意到脑内有充满液体的空腔（脑室），并推测这种液体是受到压力的。他的理论是当心灵决定要完成一个动作时，就使松果体像操纵杆一样指出特定方向，引起液体从脑流到相应的神经，使相关肌肉胀大和活动。

然而，"心身交感论"包含的困难既巨大又显而易见。第一，"交感论"与笛卡尔的哲学体系相矛盾。笛卡尔整个哲学的形而上学基础是二元论，认为精神和物质（心灵和身体）是性质完全不同的实体，两者之间不可能发生任何关系。因此，主张心身之间存在因果关系的"交感论"与作为其基础的二元论在本质上是不相容的，两者在逻辑上不能共存。第二，笛卡尔认为动物只是机器，而人则还具有非物质的、且不占有空间的内部心灵。但是，比较心理学研究证明，动物也有心理，而且与人类的心理在进化上有一定的连续性，不能截然分开。第三，"交感论"会不可避免地导致一个更难解决的问题。笛卡尔在他的心身交感论中指出，一方面有机体对心灵有积极的作用，有机体的变化会影响心灵；另一方面也指出心灵对有机体有某种牵动和影响作用。这些观点在当时是具有进步意义的。但正如波希米亚的伊丽莎白公主在1643年6月写给笛卡尔的信当中所提到的那样[2]，"我无法理解灵魂（非广延和非物质的）如何能够启动躯体"，"躯体又怎样为某种非物质的东西所推动，况且这种非物质的东西又无法与躯体有任何交往。"可见，笛卡尔

---

[1] 周晓亮. 自我意识、心身关系、人与机器——试论笛卡尔的心灵哲学思想. 自然辩证法通讯，2005（4）：46-52.

[2] 托马斯·H·黎黑. 心理学史. 李维译. 杭州：浙江教育出版社，1998：206.

的理论很难为作为非物质存在的、非展延性的灵魂（心灵）是怎样对作为具有展延性的、物质存在的身体产生因果作用这一现象提供合理的解释。

2. 笛卡尔学派——"交感论"和"偶因论"

"心身交感论"存在着如此多的严重问题，立即招致了大量的反对。即使在笛卡尔学派的内部，也很少有人赞同。在这种情况下，笛卡尔学派内部提出了意在从逻辑上和理论上纠正、修饰"交感论"和"偶因论"（occasionalism）。为了避免二元论从本体论上把心灵与身体完全彻底地隔离开来从而使得精神和物质之间不能发生任何关系的尴尬，他们抬出了一个全知全能的上帝，将心身关系的所有困难都推给了上帝。"交感论"从逻辑角度分析的确没有多大的困难，然而问题只是被掩藏起来而没有从根本上得到解决。不仅如此，抬出上帝的直接后果是妨害了对心身关系的有益探讨，导向了神秘主义。

"交感论"和"偶因论"都属于二元论的心身关系理论。二元论主张心灵和身体平行一致，两者地位平等，比较符合心身相关的经验事实，具有较强的解释力。但是，二元论的心身关系理论有一个致命的缺点，即它坚持心灵和身体分属于精神和物质这两种性质完全不同的实体，而且精神和物质之间不能发生任何关系，这就意味着心灵和身体在本质上无法相关。二元论从本体论上把心灵和身体完全彻底地隔离开来。从二元论的观点解释不了心身相关的这个无法排除的事实，甚至这一事实本身在它看来都是难以理解的，所以，它最终必然求助于上帝。从笛卡尔的"交感论"演变为笛卡尔学派的"偶因论"和"平行论"有其内在的逻辑必然性[1]。求助于上帝表明二元论的心身关系理论走到了绝路，已经不能理性地和经验地解释问题，同时也意味着心身关系理论的形而上学基础必须变换，一元论必须取代二元论。

3. 一元论心身关系理论——"副象论"和"心身平行论"

一元论心身关系理论包括"唯物论"和"唯心论"两种截然不同的取向，两者互为镜像。前者否定心灵的实在性，主张物质是唯一的实体，世界统一于物质；后者否定物质的实在性，主张精神是唯一的实体，不存在非精神的物质。前者认为，心灵是物质运动的产物，是某种组合起来的物质所具有的功能，它并不独立存在；后者认为，身体是心灵观念的集合，它的存在就是被感知，没有心外之物[2]。举例来说，一个人眼睛里进了东西以及感到眼睛痛：在"唯物论"看来，只有"眼睛里进了东西"是一个实在的事件，"感到眼睛痛"只是眼睛里的物质组织变化的结果，不具有实在的意义；在"唯心论"看来，"眼睛里进了东西"和"感到眼睛痛"是一回事，都是人的心灵所有的一组观念。"唯心论"的心身关系理论认为，心身关系是为人所虚构出来的，实际上并不存在，因为身体不是心灵之外的存在，身体是由"头"、"胳膊"、"躯干"、"腿"等观念构成的，所谓"身体"，只是心灵所具有的观念集合而已。比较有影响的一元论心身关系理论是"副现象论"（epiphenomenalism）和"心身平行论"（parallelism）。

"副现象论"从逻辑上看是对"唯物论"的矫正。如果说"唯物论"否定了心灵的真实存在，把精神现象与物质现象直接同一起来，那么"副现象论"则从机械唯物主义出发，承认精神现象有不同于物质现象的特征，可以从与物质现象不同的角度来理解。这种

---

[1] 舒尔茨. 现代心理学史. 杨立能等译. 北京：人民教育出版社，1981：324-325.
[2] 姚大志. 西方近代心身关系理论. 吉林大学社会科学学报，1991 (5)：55-60.

理论的最著名代表是17世纪英国哲学家霍布斯。"副现象论"的基本观点是：心灵与身体确有关系，但两者之间不存在相互作用。心身关系是单向的。身体的生理过程是独立的物质运动系列，思想、情感和意志等心灵现象从不作为原因介入人体活动过程，从而不作用于身体的任何部分。相反，心灵诸现象是身体内部运动的结果，是生理过程的副产品，是随附物质运动之后所出现的次级现象。"副现象论"一方面认为心灵或精神现象确与身体或物质现象不同，不能用同一的标准去理解，它们各有自己的独特性质；另一方面又主张心灵精神现象产生于身体的生理过程，可以用物质运动的机械论原则加以解释。心灵虽然不是身体运动本身，但却是身体运动的产物。心灵所感觉到的眼睛痛只是眼睛里进了东西这种身体的生理过程所附带的现象，而且它完全是多余的。

"副现象论"看起来比"唯物论"更有道理，实际上两者所面临的困难是一样的。尽管"副现象论"承认心灵或精神现象有其存在的权利，但是，因为它把心灵或精神现象看作物质运动的副产品，所以，第一，它面对着精神如何从物质机械运动中产生出来的难题，而这是它根本无法解决的；第二，它只能说明心灵的被动现象（感觉、知觉和记忆等），却不能解释心灵的主动现象（认知和意志等）。显而易见的是，机械唯物论和唯心论在心身关系问题上具有同等程度的困难，但性质相反。认为心灵或精神能产生身体活动或物质的观点会遇到多少困难，那么相应的，认为身体活动或物质运动能产生心灵或精神的观点也会遇到同样多的困难。

4. 莱布尼茨——"预定和谐"的"心身平行论"

从理论类型的结构方面考察，"心身平行论"与"副现象论"是对应的，它们分别是作为心身关系理论的"唯心论"和"唯物论"的弱式。从历史发生的方面考察，德国哲学家提出"心身平行论"是为了反对笛卡尔的"心身交互作用论"和笛卡尔学派的"偶因论"。上帝要忙于保持心与身的协调，这似乎太累了。于是，莱布尼茨明确提出了"预定和谐"的"心身平行论"。他主张是上帝创造了世界，而世界是由无限的单子构成的，单子是不可分割的、不受外界影响的、具有能动特性的实体，单子与单子之间存在着一种预定的和谐（preestablished harmony）[1]。各种由单子构成的灵魂和身体都是按照自己的规律与对方协调一致地运行着，就像两座同时开动却又平行发展，彼此准时的钟表一样。所以，莱布尼茨认为，心灵和身体之间所存在的那种和谐一致的现象既不是由于心灵作用于身体，也不是由于身体作用于心灵，更不产生于"偶因论"中的上帝对心与身无时无刻的关切与协调，而是上帝在创造世界时就预先规定好的。心灵与身体是不同的现象，心身分别服从于不同的规律，它们之间的协调一致是由于一切实体之间存在的"预定和谐"。上帝从一开始就以极其完善、规整和准确的方式设计好了宇宙中的万物及其关系，不仅心灵与身体的关系是和谐的，宇宙万物之间的关系也是和谐的，心身和谐只不过是宇宙"预定和谐"的突出表现。这种心身关系的观点得到了很多心理学家的赞同，像实验心理学的创始人冯特、格式塔心理学的代表人物柯勒都持有这种心身平行论的观点。

莱布尼茨的单子论导致的心身关系问题的这种"心身平行论"的解答，使得身心问题在继后的两个世纪逐渐流行起来。但是，"心身平行论"依然存在着它无法回避的两个尴尬的问题。第一，它从唯心主义原则出发，用精神实体来说明物质运动和身体活动，这是

---

[1] 托马斯·H·黎黑. 心理学史. 李维译. 杭州：浙江教育出版社，1998：220.

使人难以接受的。第二，它假设了一个全能的上帝作为宇宙万物和谐一致的依据，这对心身关系理论来说显得过于神秘主义。虽然"心身平行论"的形而上学基础后来衰落了，但是这一学说本身却赶上了有关身体的生理学认识，而物理学的发展使得"心身交互作用论"和"偶因论"彻底失去了说服力。

以上考察、分析和评述了六种类型的心身关系理论的代表流派，可以看出，二元论主张心灵和身体在本质上的对立是不合理的，但坚持心身关系和谐一致而又不相互产生的平行主义又是可取的；一元论主张世界以及心身的统一性是合理的，但坚持心身关系的相互产生的非平行主义又是不可取的。它们在不同的时代出现，对于身心关系研究都有不同程度的推动和影响。但是，对于后世的研究影响最为深刻的身心关系理论当属伟大的荷兰哲学家斯宾诺莎所提出的身心同一论。

5. 斯宾诺莎——"身心同一论"

斯宾诺莎（Baruch Spinoza）是一位超越了他那个时代的思想家。他的哲学始于形而上学，终于激进的人性重建。斯宾诺莎主张，世界是统一的，只有一种实体，它就是上帝或自然。他明确地阐述了一种哲学，把上帝等同于自然，认为上帝就其本质而言是自然。此外，自然（上帝）完全是受决定论的支配。他坚持认为，了解事物就要致力于去阐明它的动力因（efficient causes），而不是花时间去探寻它的终极因（final causes）[1]。斯宾诺莎否认终极因的存在，认为它只能用于我们无法用动力因进行解释的事件上。斯宾诺莎把他的决定论分析扩展至人性，提出了他的"身心同一论"（"一体两面论"）。他明确指出，心理不是脱离身体的某种东西，而是由大脑过程产生。从这里，我们能够非常清晰地看出"心理是大脑的功能"这一科学心理学所持观点的雏形。斯宾诺莎主张心与身并非两个不同的实体，而是唯一实体的两种属性。心和身是同一的，但可以从两个方面来看，既可以把它看做是大脑的生理过程，也可以把它看做是心理的事件——思想。身体和心灵虽然不直接发生关系，但却是同时发生的，故而观念可以和它的对象相一致。

斯宾诺莎反对笛卡尔的二元论，在他看来并不存在身心互动的问题。身体不能决定心灵使其思想，心灵也不能决定身体使其动静。身体与心灵虽然它们同属于一个实体，但它们不相互作用，也不能相互制约。

可以看出，对于斯宾诺莎而言，心灵和身体之间是完全没有因果关系的，心灵不能引起身体活动，身体也不能使心灵思想，但是心身又是完全和谐一致的。那么为什么会这样呢？这是因为心灵和身体本来就是一个东西（作为个体的人），并属于唯一的实体（上帝或自然）。当我们说到心灵时，是用思想这一属性来解释自然事物的次序和因果关系；当我们说到身体时，是用广延这一属性来解释自然事物的次序和因果关系。牙齿掉了和感到牙痛是同一自然事件的两个方面，当我们从身体的生理过程（广延）来解释就说"牙齿掉了"，当我们从心灵的心理过程（思想）来解释就说"感到牙痛"。笔者认为，斯宾诺莎的心身关系理论虽然存在属性二元论的争议和嫌疑，但是仍有一定意义的合理性，即使在心理学、生理学、脑神经科学等与意识现象有关的科学已经十分发达的今天，他的理论仍值得我们加以仔细研究，认真对待。

20世纪50年代以来，随着时代的发展，科学的进步，心身同一论的观点又演化出了

---

[1] 赵林，邓晓芒. 西方哲学史. 北京：高等教育出版社，2005.

消失形式的同一论、费格尔的物理主义、心脑同一论、功能统一论等不同的形式。这些理论各执一词，各有理据，但是都未对心理的本质、心与身究竟如何发生相互作用这一核心问题提供合理的解释。

（三）心身关系理论的突出困难

在科学技术高度发达的今天，谁都不能否认心与身之间的相互作用。但这二者之间究竟有着怎样的作用机制和规律呢？以往的无数研究，或者是由于哲学立场，或者是由于研究手段，或者是由于二者不统一、不兼容，致使这些研究往往在不经意之间就陷入了心与身的矛盾之中，而无法对心身关系问题给出一个正确的回答。

20世纪的帷幕已经落下，20世纪是一个人类经历转折的世纪，是人类所经历的诸世纪中最激动人心的一幕。在这个世纪中，可以说科学把人类送上了天堂。那么，科学的进步将把怎样的一个新世纪带给人类呢？人类自身的身心问题将在什么程度上得到解决？现代认知科学将对心身关系形成怎样的推动与冲击呢？我们试对此进行简单的梳理和综述。

二、现代认知科学对心身关系的推动与冲击

现代社会科学技术迅猛发展，人们的生活发生了巨大的变化，人类对身心问题的研究也进入了一个崭新的时代。21世纪的到来意味着新变化、新观念的层出不穷。近几年的生物、生理技术的进步，特别是脑化学、电生理等先进技术的运用，为人类对自身认识的长足进步提供了丰厚的技术基础，给心身关系的研究、心灵与肉体的探讨创造了一个更为广阔的研究空间。

粗略概括起来，现代认知科学就是对心灵的跨学科的科学研究，这些学科包括哲学、心理学、人工智能、脑神经科学、医学和人类学等。尽管认知科学是这些具体学科在研究关于心灵的许多具体课题时工作的交汇，但是和具体的学科不同的是，认知科学本身并不是一个自成一体的领域，它只是来自各个学科的研究者的合作成果。现代认知科学主要采用科学心理学方法、脑神经科学方法、进化论方法、语言学方法、人工智能方法、量子力学方法来对心理的实质、意识的本质、心与身的关系加以研究和探讨，并在相关研究领域已涌现出一大批值得加以重视的研究成果。

1. 心身关系问题的实质与核心

就广义的心身问题而言，就是对人的心理与人的身体的物质性（material nature）如何相关联做出解释和说明的问题。而心身关系问题发展到今天，已经转化为如下两个问题：①物理实体如何对我们的心灵产生影响？②心灵事件又是如何影响物理世界的？

1）心理的本质——心理的神经生理机制

要想明确这两个问题，首先须对心理的本质——心理的神经生理机制加以探讨。一个被学界所普遍认可的重要事实是没有神经系统和大脑就没有意识活动。心理的生物学基础在于大脑，大脑是意识活动的重要器官，当然其他如周围神经、肌肉、腺体、甚至内脏也都是心理器官或者和心理活动有所联系，而笛卡尔所认为的心灵的住所、心身交感的器官松果体只是大脑整体的一个部分，其功能还未研究到精细化和工具化的程度。但脑又是如何产生精神，如何影响心理的呢？从历史的发展沿革来看，法国哲学家笛卡尔率先在"心身交感论"中推测人的心灵和身体可以通过松果体发生交互影响，同时又提出了"反射"的概念，他认为反射是神经系统的基本活动。直至在普法战争期间，德国医生福瑞施等用

刺激法试验过一个被打破脑袋的士兵的大脑，发现了运动区。19世纪60年代，俄罗斯生理学家谢切诺夫从动物神经活动的结果发现了中枢性抑制过程，这些都为人类对脑的研究建立了一个个新的里程碑。

神经系统是心理活动的主要物质基础，人的一切心理活动都是通过神经系统的活动来实现的。近三十年来，由于神经科学、认知科学、电生理学和生物化学等学科的飞速发展，各种现代技术的突飞猛进，人们对神经系统的结构和功能有了许多崭新的认识，这对现代心理学的发展产生了深刻的影响，也为进一步明确心身交互作用的规律和机制提供了依据。

神经系统最基本的结构和功能单位叫做神经元，神经元具有接受刺激、传递信息和整合信息的功能并以神经的冲动和传导这两种复杂的生物电和生物化学反应为其主要功能。神经系统由周围神经系统和中枢神经系统共同构成，周围神经系统分为躯体神经系统和自主性神经系统。躯体神经系统由12对脑神经与31对脊神经组成，它把从各个感受器接受到的刺激信息传递至中枢神经系统，又把中枢神经系统产生的分析整合后的神经冲动传递到运动器官和效应器。自主神经系统控制身体内的不随意运动，由交感神经系统和副交感神经系统构成。交感神经系统用于激活内部器官的活动，提高有机体的唤醒水平，便于应激以及适应周围环境的各种变化；副交感神经系统用于使有机体消除兴奋、恢复或维持安静状态。交感神经系统和副交感神经系统的功能是相辅相成、协调统一的。

中枢神经系统包括脑和脊髓，用于对所输入的信息进行分析和整合。它既调节身体器官的生理平衡，维持人的基本动力与行为反应；又协调人与社会关系复杂信息的加工与处理。脊髓是中枢神经系统最低级的中枢，它是脑神经传入和传出的中转站以及简单的反射控制中心。脑是中枢系统中最重要的部分，它包含人体全部神经细胞的90%，脑分为后脑、前脑和中脑。后脑调节身体的生理功能，负责基本的情绪反应和部分反射动作；中脑负责视觉的皮质下加工以及控制意识状态；前脑的主体是大脑，是高级心理活动的控制和调节中心。在中枢神经系统的参与下，有机体会以"反射"的方式对内外部环境刺激做出规律性的反应，它是神经系统最基本的活动方式。反射分为无条件反射和条件反射。条件反射是在无条件反射的基础上建立起来的，是个体在生活过程中为适应环境而建立起来的反射，是后天习得的，以巴甫洛夫的经典条件反射和斯金纳的操作性条件反射为代表。此外，两种信号系统的研究和发现也为进一步揭示心理的实质和意识的本质做出了贡献。研究发现，第一信号系统为人类和动物所共有的，它只能对具体的客观事物做出直接的反应，而第二信号系统是人类所独有的，它能够反映事物的本质和规律，从而能更好地调节与控制行为。

研究人类高级的思维和认知活动则须涉及脑的最高级部位——大脑皮质，大脑两半球皮质的功能活动是人类高级思维活动的物质载体。表面积约为2200平方厘米。由感觉区、运动区、语言区和联合区共同构成。大脑皮质的感觉区包括躯体、视、听、嗅、味五种感觉中枢，主要接受来自各种感觉器官的神经冲动，并对信息进行整合和加工；大脑皮质的运动区位于中央前回，主要功能是支配、调节身体的姿势、位置以及躯体各部位的运动，实现对侧交叉调节与控制；大脑皮质的语言区位于大脑左半球，负责人的言语行为。它可分为运动性语言中枢、听觉性语言中枢、视觉性语言中枢和书写中枢；大脑皮质的感觉区和运动区只占大脑皮质的1/4，其余的广大区域都是大脑皮质的联合区域。联合区域能够将不同投射区的信息以某种方式加以连接、整合和加工，高级心理活动一般都与之有关。大脑两半球在功能上是不对称的，这使得左、右半球在某些方面成为优势半球。左半球偏重于言语、阅读、书写、数字运算和逻辑推理等；右半球侧重于形状和空间知觉、情绪、音乐、节奏感和艺术等。除了神经系统是心理活动的主要物质基础以外，内分泌系统也对个体的心理和行为产生影响，它通过某些特殊的生物化学物质来实现对有机体的控制和调节。相比神经系统而言，内分泌系统对身体的作用范围更为广泛，比较缓慢，但是效果更为持久。总的来说，神经系统和内分泌系统共同作用于个体的心理和行为，共同构成其生物学基础。神经系统能通过脑垂体的活动对内分泌系统进行调节，而内分泌系统也会影响神经系统的活动与功能[1]。由以上的研究可见，心身交感作用主要是通过人体神经内分泌系统实现的，而不是通过松果体实现。

2）心-身相互作用的机制和规律

现代医学、生理学和神经科学已经证明了一些心身相互作用的机制和规律。心灵（意识）不可能独立存在，虽然心与身的发展都有其自身的规律性，但心与身又是经常交互影响、交互作用的。现代物理主义表明心身交感作用不是纯机械的反射作用，在心身交感作用的过程中，一方面身体异常可以导致心理异常，如无器质性病变的身体功能损害可能会发展为比较严重的疑病症；另一方面，心理异常肯定也会引起身体包括大脑的某些变化，如重症抑郁患者大脑内的5-羟色胺水平显著异于正常值，又如长期的泛化性的焦虑会导致食欲不振，是因为焦虑通过神经内分泌机制导致胃肠蠕动降低从而导致食欲下降的结果[2]。因此，心理问题、心理障碍或者心理疾病绝不会孤立存在，它必定有其发生、发展的生物学因素如大脑功能损害、环境因素、遗传易感因素和其他社会文化病因学因素。这就为ACBT通过身体的有规律的活动和行为的积极改变入手，辅以情绪疏导和认知治疗，来达到治愈心理疾病的目标这一切入点和突破口提供了理论科学依据。

2. 对心身问题的认知科学研究与当代心灵哲学研究关系的界定

心身关系问题的认知科学需要与当代心灵哲学研究互动发展。一方面，对心身关系基本哲学范畴的澄清将有助于认知科学在其他领域对身心关系的研究更好地进行和展开。前面已经提到，心身关系问题是一个哲学问题的同时也是一个科学问题。例如，在神经生物学的研究中，就把"身心问题"转化为神经生物学问题——大脑中的神经生物过程如何导致意识状态和过程——从而使"身心问题"转化为一个科学问题。另一方面，从认知科学的实际发生来看，认知科学其他领域的发展将为心身关系问题的研究开辟更为广阔的视域。我们对大脑的运行方式了解得越多，就越能促进心身关系的研究。例如，对大脑的深入理解会在很大程度上迫使我们改变原有的描述心灵问题的日常词汇。这样，我们在概念的设置中就需要充分吸收认知科学其他领域的研究成果。这些成果，有时可能会导致我们的观点产生概念性的转换，进而导致哲学观念的转化，从而引发一系列新的哲学问题。就像爱因斯坦的相对论打破了原来的时空划分，一系列的新的哲学问题蜂拥而至一样[3]。总之，当代心灵哲学和认知科学对心身关系的研究有值得注意的这样两个事实：①现代心

---

[1] 孟昭兰. 普通心理学. 北京：北京大学出版社，2002：35-72.
[2] 唐平. 异常心理的哲学研究. 武汉：武汉大学博士论文，2005.
[3] 丁俊. 当代认知科学中的哲学问题. 宁夏社会科学，2001（6）：24-29.

身关系的研究不再是纯粹的思辨式研究，而是在吸收现当代科学技术成果的基础上对心身关系问题进行的一种思辨和实证的综合性哲学研究；②即使我们已经拥有一门成熟的、复杂的认知神经科学，我们依然需要解决一系列新的、不可回避的哲学问题。

总之，心身关系问题是一个异常复杂的问题，也是现代科学和心灵哲学不能回避的问题。对它进行进一步的研究和探讨是现代心理咨询和治疗能否取得重大突破和创新的核心和关键。

三、多元交互理论

多学科的研究表明，行为、认知、情绪、躯体、环境等因素是交互作用、相互影响的。任何一个层面的改变都会影响其他层面，而且彼此交互作用。例如，我们的行为变化会影响我们的想法和感受（身体和情感），行为改变也可能会造成环境改变。同样的，思维改变也会影响我们的行为、情绪及生理反应，而导致我们的社会环境发生改变。情绪的突然变化会不可避免地导致出现某种生理反应进而表现出某种相应的行为，而由情绪变化导致的连锁反应又会更进一步地巩固和强化某种已有的思维方式[1]。了解生活中这五个层面间如何互相影响，可以帮助我们澄清和理解自己的问题。

1. 多元交互理论的基本思想

丹尼斯·格林贝格（Dennis Greenberger）、阿诺德·拉扎勒斯（Arnold Lazarus）、贝克等人构建了多因素的交互作用模型。格林贝格认为我们的生活经验具有五个层面，即思维（信念、形象、知觉、记忆）、情绪、行为、生理反应和环境情况（过去和现在）。这五个层面是彼此相关、互相影响的，任何一个层面的改变都会影响其他层面、而且彼此互动。任何一个层面的小小改进都可能会带来其他四个方面正向积极的改变（图1-2）。

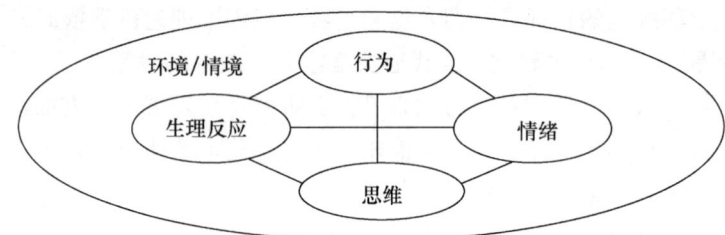

图1-2 Dnnis Greenberger 多因素交互作用模型

拉扎勒斯将多种因素交互作用概括为 BASIC-ID 模型，分别指行为（Behavior）、情感（Affect）、感觉（Sensation）、意象（Imagery）、认知（Cognition）、人际关系（Interpersonal Relationships）、药物或生物学（Drugs）共七个因素，它们相互联系、交互作用[2]。

---

[1] Dennis Greenberger, Christine A, Padesky. 理智胜过情感. 张忆家译. 北京：中国轻工业出版社，2000：4-15.

[2] Sherry Cormier, Paula S. Nurius. 心理咨询师的问诊策略. 5版. 张建新等译. 北京：中国轻工业出版社，2004：198.

贝克的认知概念化图表也是多元交互理论的一种表现形式。贝克认为个人的早年经历、核心信念、中间信念（规则、态度、假设）、情境、自动思维以及来自于情感、行为、生理方面的反应是彼此交互作用、互相影响的[1]。

ACBT吸收了多因素交互作用模型的合理内核，在社会文化因素的大背景下，从时间、事件、心境、自动性思维、应对方法（自我探索，最好为一个躯体行为或动作）、效果几个维度评估和分析心理问题或心理障碍。

2. 以抑郁和焦虑为例阐述多元交互理论的发生机制

抑郁和焦虑是在日常生活中最为常见，也是人们所体会的最让人烦恼的两种情绪状态。对于各种心理障碍或者心理疾病而言，抑郁和焦虑都绝非两种完全独立和隔离的情绪状态，它们不是作为一种心理障碍或心理疾病的核心症状，就是作为其伴发症状，而且相互交错，彼此渗透，存在着一个连续性的问题。虽然抑郁和焦虑之间的关系错综复杂，但是我们会发现，当个人处于抑郁的核心情绪状态下和当个人处于焦虑的核心情绪状态下，行为、认知、情绪、躯体、环境这五个层面的运作模式是不尽相同的。为了让大家更好地理解多元交互理论，下面我们就以抑郁和焦虑这两种典型的情绪状态为例来说明这五个方面是如何相互作用，相互影响的。

抑郁是一种持续存在的心境低落，与其处境不相称。可以从闷闷不乐到悲痛欲绝，甚至发生木僵。严重者可以出现幻觉、妄想等精神病性症状，甚至发生自伤、自杀性行为。而焦虑是一种不愉快的情绪状态，集中体现为对未来毫无缘由的担心、忧虑和害怕，并且这是一种个体无法回避的倾向性，也是一种常见的功能性症状。

在情绪特征及感受上，抑郁突出表现为无价值感、无意义感、无愉快感，缺乏生存的意志及存在的价值；而焦虑集中体现为一种难以忍受又无法解脱的对未来的持续担心、害怕和恐惧。

伴随抑郁而来的生理改变包括：食欲下降、精力减退、体重降低、感觉疲惫、显著的运动减缓或运动迟滞；睡眠走向两极，表现为失眠或睡眠过多；注意力和/或记忆力降低、自觉思考能力下降、性欲减退。而大多数感到焦虑的人们通常非常清楚自己的躯体症状，这些症状包括显著的自主神经症状：心率加快、脉搏加速、掌心冒汗、面红耳赤、头晕眼花、肌肉紧张及运动性不安。根据多元交互理论，这样一些生理改变又会反过来进一步加重抑郁和焦虑的症状。

在认知层面上，伴随焦虑的思维方式与有抑郁特征的思维方式是截然不同的。阿伦·贝克医生（Aaron T. Beck）是当代研究抑郁和抑郁症的先驱。早在20年纪60年代，贝克就已经证明抑郁的典型特征是消极思维模式导致抑郁情绪，加重抑郁症状。例如，贝克注意到当我们觉得抑郁时，我们对自己（自我批评）、世界（普遍的消极感）和未来（无望感）都有明显的消极思维。对自己的消极思维突出表现为自我诋毁、自我曲解、对自己的批评过度（图1-3）。

---

[1] Judith S. Beck. 认知疗法：基础与应用. 翟书涛译. 北京：中国轻工业出版社，2001：79.

生理反应	思维
掌心冒汗	高估危险
肌肉紧张	低估自己的应付能力
心跳加速	低估可能有的帮助
双颊发红	忧虑或灾难临头的思维
头晕眼花	
行为	情绪
避免可能产生焦虑的情境	紧张
当焦虑开始出现时，离开那种情境	暴躁
想办法把事情做得完美，或想办法控制局面以防危险	焦虑
	惊恐

图1-3 焦虑剖析图

例如，她想：

"因为这些可怕的事都发生在我身上，我一定是一文不值，一无是处"；"我不是个好妈妈，不是个好妻子，我不是个好人"；"如果我是好人的话，那我就不会遭受性虐待"；"就某方面来说，我大概是该被我丈夫打的"。这些思维的核心信念是"我一无是处"或"我不好"。几乎每个抑郁的人都有这类自我批评的思维。这些思维是伤害性的，因为它们会带来自我感觉低落、自信不足和人际关系等问题，而且还会影响其想使自己感觉良好的那部分意愿。

抑郁思维的另一特征是对世界持普遍的、泛化的消极感，从消极的角度来看待你目前的处境。消极看待世界是一种对消极体验比对积极或中性体验更为专注、记忆更深刻的思维模式。例如，当个体陷入抑郁时，常常会从负面、狭隘或批判的角度来看待他人，在与朋友、同事或者亲戚谈话时，常偏向于想听出他们的"弦外之音"，因此经常都会有他人"话中有话"的感觉，自觉被他人看轻甚至践踏，在内心感觉绝望痛苦的同时，更进一步加重对自我以及对周围世界的消极思维；又比如，抑郁时，我们会读或记住报纸上的灾难性报道，而不理会对好人好事的表扬。还有一类例子是，抑郁患者可能会对一次考试没有进入年级前50名而耿耿于怀，而对相比于上次考试进步了100名的事实视而不见。这种态度也是对世界消极思维的表现。抑郁患者认知层面的另一类消极思维是指向未来的。他们通常具有一种极为僵化的思维模式——非黑即白、非此即彼。并且总是更多地偏向负性。因此，对抑郁患者而言，未来是完全灰色的。这种认为未来的事情会变得消极的预测或期望，称为绝望感（无望感）[1]。这类思维的例子包括："我肯定会搞砸的"，"没人会喜欢我"，"我没法完成好一件事"。那时，头脑中充满了对未来的消极态度，像这类的说法挥之不去："我永远无法摆脱抑郁"，"去试一试又有什么用呢？反正我永远也弄不好的，我永远都是最没用的那个"。个体只会预期谈话将变得更糟、新的人际关系无法继续、问题无法解决或摆脱不掉抑郁。

---

[1] Dennis Greenberger, Christine A, Padesky. 理智胜过情感. 张忆家译. 北京：中国轻工业出版社，2000：155.

在最极端的情况下，绝望感可能会导致自杀。而当人们感受到焦虑时，思维突出表现为过分关注未来，常预感到大祸临头且无法逃脱。焦虑一般始于"如果……不知道会怎样"的思维并以灾难式的设想结局收场。焦虑思维中还常包括危险情形的图像。例如，一个害怕演讲的男人，在演讲之前可能会这样想："如果我结结巴巴，不知道会怎样？如果我忘了讲稿，不知道会怎样？如果人们觉得我是个笨蛋，不知道我在说些什么，又会怎么样呢？我该怎么办啊？"他可能会想象自己站在群众前吓呆了，僵住了的场面。又比如，有些人害怕乘飞机或坐火车，他们可能有这样的想法："如果飞机失事，不知会怎样？如果我在飞机上有惊恐反应，不知会怎样？如果飞机上没有足够的氧气来呼吸，不知会怎样？"这些都是过度关注将来未发生事件的思维，且预测的都是危险的处境和灾难性的结局。这些思维显示出一个主题："可怕的事即将发生"——这是焦虑认知层面的核心特征。

在行为层面上，抑郁的主要表现是消极避世，焦虑的主要表现常常是逃避和退缩。当人们患上抑郁症时，他们会发觉自己难以参加一些活动甚至难以完成工作和学习任务，而且更愿意独自一人，刻意地和他人保持一定的距离。这种消极避世具有普遍性和泛化性。而不同类别的焦虑患者却有可能仍对生活充满期待、对人生抱有激情，他们愿意与人交流，也热爱自己的工作，但会刻意回避一些特殊的、可能会使他们感到焦虑不安的事情。

我们生活里的重要事件（环境）能增加抑郁或焦虑感。重要事件的例子包括：创伤（例如，受到身体或性方面的虐待，发生车祸、战争、地震）、疾病或死亡，这些通常会使人们在一段时间内陷入抑郁；一些约定俗成的生活常识（例如，"蛇会咬你"，"如果你长期吃不干净的东西，就会生病"），我们观察到的事情（例如，报纸和媒体经常报道飞机失事），以及看起来难以处理的场面（例如，公开发表演讲，与富有吸引力的异性谈话，孩子降生），这些通常会让人们感到焦虑，有大祸临头的预感却无法应付。

通过对抑郁和焦虑这两种情绪状态在认知、行为、生理、环境等方面的描述和说明，可以看到，虽然抑郁和焦虑在这几个方面的表现不尽相同，但是它们之间都存在着典型的多元交互，相互影响，相互作用。对焦虑而言，自主神经系统的生理反应会带来退缩性或回避性行为，会进一步强化负性认知，从而会加重焦虑情绪，而过重的情绪负担使自己在生活、工作和学习的方方面面遭遇应激性事件的易感性显著增高，从而使得认知、行为、生理等方面的相应表现再次凸显。对抑郁也是同样的道理，在认知层面对自己、对他人、对世界、对未来的过分消极思维使个体消极避世，回避一切正常而有必要的社交工作和活动，而失去了必要的社会刺激会使得个人后天的社会化过程缺失而带来相应的生理退化，而这一切都使得个体的无价值感、无意义感越发明显，更进一步加重了抑郁情绪。

3. 认知与情绪、行为、生理、环境的关联

在阐述了多元交互理论的基本思想以及抑郁和焦虑在认知、行为、生理、环境等方面的交互作用和交互影响之后，我们将焦点转到对认知治疗和积极认知行为治疗（ACBT）的核心理念的关联、区分和把握上来。

我们已经知道，传统的认知治疗的核心理念在于：我们对一件事或经验的知觉，能强有力地影响我们的情绪、行为和躯体反应。因此，从事认知治疗的咨询者着重在于检查与情绪、行为、躯体经验及生活事件有关联的思维和信念。而这恰恰也是ACBT所部分认同的观点。为什么说是部分呢？这主要表现为ACBT在治疗理念和治疗途径上另辟蹊径。ACBT在治疗的初期，并没有将着力点放在深层次的认知重建上，而是以"应对性行为"

的探寻、实施和强化为突破口，待到患者情绪好转之后才将治疗的重点转移到认知的重建上去。从它的治疗思路和治疗途径可以看出，ACBT也认可这样的理念，即"应对性行为"的增加和实施只是咨询和治疗的手段和方法，认知的重建才是治疗的根本之所在。如果你希望生活中出现持久的、积极的变化的话，认知的重建和思维的改变是最为重要和关键的。"认知"的意思是"思维过程"、"认识"和"知觉"。那么，进一步澄清思维或认知与情绪、行为、生理反应和环境状况的关联将会更加有助于对多元交互理论的理解和对ACBT治疗精髓的把握。

认知和情绪间的关联是我们首先要考察的。通常情况下，当我们感受到某种情绪时，会伴随与之相应的思维，帮助我们确定这种情绪。例如，假设你参加一个宴会，别人把你介绍给李先生。当你们交谈时，李先生从不看你，事实上，在你们整个简短的交流过程中，他的目光越过你的肩膀，往屋里的另一方向看。在这样一种情境中，如果你的思维方式是：李先生真没礼貌，他故意不正眼瞧我，来侮辱我，那么你可能有的情绪是激怒；如果你的思维方式是：李先生觉得我没什么意思，我让别人觉得厌烦，那么你可能有的情绪是悲哀；如果你的思维方式是：李先生很害羞，他可能觉得看着我说话，会令他感到很不自在，那么你可能有的情绪就应当是关注。这个例子说明，在同一个情境中对一件事情不同的思维或认知方式可导致不同的情绪，思维会帮助我们明确所体验到的情绪。因为情绪常常令人苦恼，会导致某种行为的发生，所以要先明确你在想什么，并客观地检查你思维的正确性（虽然这并不太容易），然后再采取行动。这个过程很重要，例如，如果李先生是个很害羞的人，那么你认为他没礼貌就是不正确的，而且以激怒或愤怒的方式来回应他的行为就是不适宜的。前面已经提到，当情绪产生的时候，通常会伴随着思维。事实上不仅如此，思维还会进一步支持并加强那种情绪。举例来说，愤怒的人会想到他们受到伤害，抑郁的人会想到他们生活得多么不幸，而焦虑的人会觉得危机四伏。事实上，我们的情绪越强烈，思维就可能越极端。但这并不意味着当我们体验到一种很强烈的情绪时，思维一定就是错误的。只能说，在这样的情况下，我们很可能扭曲、低估或不理会那些与情绪或信念相冲突的信息。但众多的经验事实表明，个体能认识到自己存在谬误的思维是成功地迈向思维与情绪平衡状态的第一步。

思维（认知）和行为在很多时候，好像完全没有任何关联。就如同我们把冰箱打开，拿出牛奶和面包，放在餐桌上，然后拉开椅子坐下准备喝牛奶和吃面包。我们整天重复做一些熟得不能再熟的事情。也许当别人与自己意见不一致时，我们总是让步。因为我们的行为变成了例行公事，所以我们没察觉到思维（认知）在引导行为。然而当我们决定要改变或学习新的行为时，思维将决定是否有改变，且如何产生改变。

思维与行为的关联突出表现在三个方面。第一，我们对事情的期望和信念会影响我们的行为，而行为的执行和实施又会反过来更加强化我们已有的信念。如果我们相信可能做成某件事，我们就很有可能会去尝试，并且有更大的成功的可能性。当事情成功之后，我们就更加有理由相信自己有足够的能力去完成这件事。第二，不自主的、自动的思维会直接影响我们的行为。例如，一个社交焦虑症的患者在商场里试衣服，碰巧遇到了同班的两个男同学，她就会不自主地想到：糟了，被他们看到我居然在试衣服又该嘲笑我了，我多丢脸啊！那么，她很可能会选择一个回避性的行为方式——冲进更衣室躲起来。第三，除了不自主思维之外，我们深层次的核心信念也会潜移默化地影响我们的行为模式。这些潜在的信念涉及我们自己("我聪明"、"我一无是处")、他人("任何人都不值得信任"、"女性是柔弱的")。比如,一个持有"任何人都不值得信任"这种深层核心信念的个体在人际交往中就会表现出回避性、退缩性甚至是敌对性的交往模式。

思维(认知)也会影响我们的生理反应。想想你上次看的一部恐怖电影可能会导致你心跳加快,脉搏加速;想想你幸运地抽中头彩的情境,你可能立即会异常地兴奋。事实上,思维(认知)和生理反应是彼此互动,交互作用的。以一个惊恐发作的患者为例,当她心跳加快时,她认为自己心脏病要发作了。这种惊恐的思维引发一连串的身体变化,包括呼吸急促、大汗淋漓。当她的呼吸深度更浅时,运输到她心脏的氧气就更少了,造成她的心跳更快。如果输送到头部的氧气较少,就会导致昏眩与头晕(图1-4)。

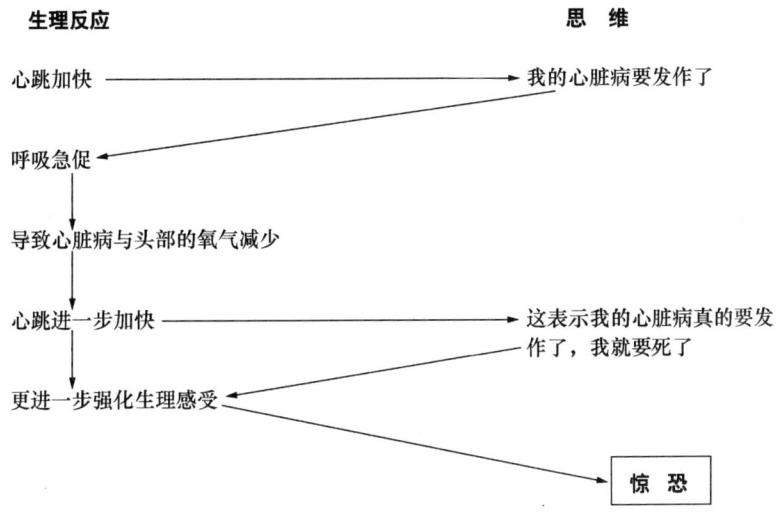

图1-4 生理反应与思维之间的关系

前面提到了思维如何影响情绪、行为和生理反应。可能在日常生活中,你有这样的经验:每个人对每种思维方式和情绪状态的易感性是不尽相同的。一些人比另一些人更容易受到某些思维及情绪的影响。造成这些差异的部分原因可能是生理或遗传的缘故。但我们也知道,环境同样会影响信念和情绪,而信念和情绪也会影响生活。例如一个从小到大一直遭受性骚扰及虐待的女性,这些早年经历毫无疑问地会形成她歪曲的个人信念,使她认为她自己一文不值,不为人接纳,不可爱,并且认为男人总是危险的、虐待人的、不关心人的。这个女性在成年后的社会交往中,面对别人的负面反应会表现得极为小心翼翼。在婚姻生活中,即使遭受了不公平待遇,也很有可能会忍气吞声,并且认为:从某种程度上来说,我可能是该被我丈夫打的;因为,我本身就不是个好女人,不可爱,没有吸引力。

其实,并不是只有重大创伤才会影响思维和信念,文化、种族背景、性别、居住的环境、家庭信念与传统、宗教信仰及媒体都会影响一个人的信念。而且对自己的看法、个人前途及生活的经历,都受到早年与现在的环境事件的影响并将持续、广泛和深刻地影响着个人现在和未来的社会生活。

4. ACBT治疗理念的创新和突破

从以上的陈述和分析中可以看出,认知对情绪、行为、生理、环境等各方面的影响是广泛、深刻而持久的,那么积极的思维是不是解决问题的唯一方法呢?情绪、行为、生理、环境的改变是否具有同等的作用和效果呢？基于多元交互理论，在对认知、情绪、行为、生理、环境等几方面的交互影响进行了缜密分析和深刻思考之后，ACBT在治疗上又有怎样的创新和突破呢？

在下面的章节中，我们将会看到，积极认知行为治疗的操作程序中有六个核心环节，依次为：临床访谈、躯体和心理检查、对来访者关于ACBT表格记录和表中关系要素说明、对抗负性情绪行为模式的自我探索、非理性信念的批判及理性信念的建立、有效对抗负性情绪行为模式的确定和强化巩固。可以看出，积极认知行为治疗既不仅仅秉持认知治疗的核心理念——认清及改变非理性思维及建立理性思维，也不单单如同行为疗法那样单刀直入地直接治疗患者的症状——不适宜行为，更不试图找出引起症状的原因及进行必要的认知重建，而是吸收了认知治疗、行为治疗、积极心理学的合理内核并加以创造性的发挥，其核心和关键在于要引导来访者从问题行为或倾向出发，统合所有可能的积极性力量和资源，以主动探索对负性情绪的应对行为为突破口，进而评价、质疑自动思维，进行思维替换和认知重建，最终达到转变非理性的核心信念，理性回归社会的目标。可见，在行为、认知、情绪、躯体、环境这个五个要素中，行为尤其是针对负性情绪的"应对性行为"是突破口，情绪的好转和躯体症状的改善是催化剂，环境的改变是保证，认知的重建是根本和核心。

针对"行为"这个咨询和治疗的突破口和切入点，我们有必要做进一步的阐释。为什么要从"应对性行为"入手并逐渐巩固和强化，而不是从探索负性情绪的深层诱因或者缓解负性情绪入手呢？积极的身体运动和富于创造性的应对行为的实施和强化真的能够有效地缓解负性情绪进而达到认知重建和思维替换的目标吗？在心理治疗、心理学和教育学的有关文献中，人们关注的焦点常常是症状的功能和冲突的动力。我们更为重视且系统考察的，则是教育和教养的内容、人们内心的冲突及人际冲突。人们总是会这样问："某件事为什么会发生？"（问题强调的是产生冲突的原因、冲突的实质），然而也可以这样问："究竟发生了什么事？"（问题强调的是冲突的内容）用后一种方式提问就意味着，成为冲突产生深层动因的内容常常被忽略，或者，最多是被当做主观挑选的事例来看待。而我们对引起冲突和失调内容的探索，则会引导人们将其实际能力明确地表达出来，分散掉一些固有的心理能量。

当然，一些经典的案例向我们表明，利用精神分析为主的治疗方式对负性情绪的深层次诱因进行探索和挖掘的确有助于整个治疗进程取得突破性的进展，但这种治疗方式往往耗时较长，而且对咨询师个人的专业水平、专业素养要求极高，不仅需要受过系统的、严格的精神分析训练，而且还要有丰富的咨询和治疗经验作为保障。事实上，在治疗初期，患者在内心感觉痛苦的同时，常常都有不同程度的生理反应（如失眠多梦、注意力涣散、记忆力下降、思维混乱甚至僵化），而在这样的情况下，进行深层动因的探索和认知重建无疑困难重重。在治疗过程中，患者经常有的感觉就是："我也不想那样想啊，我也不想不开心啊，但是就是控制不住。"在这样的情况下，如果咨询师再一意孤行地强行进行认知重组和精神分析，势必将会使整个咨询陷入恶性循环。已有的研究表明，就治疗抑郁的第一步来说，增加活动，尤其是带来快乐的活动，或是那些让人有成就感的活动，通常会很有帮助。当从事那些让我们愉快或有成就感的活动时，我们常常会感觉良好[1]。这就为 ACBT 从"应对性行为"入手展开心理咨询和治疗提供了理论和实践基础。当通过"应对性行为"的实施和强化使患者的情绪出现一定程度的好转时，再利用认知疗法的相关技术和积极心理学的治疗理念，启发患者利用生活中的中性和积极性的力量去对抗、削弱负性情绪和消极思维，用理性信念去替换非理性信念，从而进行深层次的认知重组的难度就要小得多了。

5. ACBT 治疗突破口的实践依据

由澳大利亚人马蒂亚斯·亚历山大发明的"亚历山大法"和佩塞思基安的"平衡模型"为从"应对性行为"入手成功缓解问题情绪，获得认知的重建和思维的改变提供了强有力的实践依据。

亚历山大法是一种使身体功能和心理功能得以协调和康复的身体训练方法。它是一种在欧洲相当流行的心理健身方法，对于高压力人群及受负性情绪困扰的人群具有较好的治疗效果，同时还对矫正人的身体姿势起到很好的作用。具体方法就是找一个门框，将自己的双脚后跟紧紧顶上门框，挺胸站直抬头，将后脑勺靠上门框，也像后脚跟一样，紧紧的顶上。同时两肩向后背一背，紧贴门框。保持住这种姿势，然后进行超静思维，同时辅以腹式呼吸。一天进行一次，一次 20 分钟左右，3 个月内会取得比较明显的效果。从原理上看其实很简单，只是设法通过身体运动，改变颈部的基本姿态，不仅能够消除某些身体不适的症状，同时也能对相当多的心理不适加以治疗。它实际上是将传统的脊椎学和超静思维或冥想法结合在一起，从身体的调节入手，加上意念的调控，呼吸的配合，进而达到身心的统一。

平衡模型是由诺斯拉特·佩塞思基安（Nossrat Peseschkian）博士以积极心理治疗为背景依据所提出来的一种以冲突为中心、以能力为导向的心理评估和治疗模型。从评估模型这个角度来看，当我们面临难题、感到忧虑不安、压力沉重或被人误解，生活在持续的紧张之中，或者感到生活没有意义，都可以通过以下四种方式表达出来。这四种方式分别是：第一，身体和生活。包括身体是否健康、是否具有良好的生活规律、是否进行了有规律的身体活动（运动）等；第二，兴趣和成就。包括是否具有独特或者广泛的兴趣，是否在学习和工作中体会成就感，达到自我实现等。第三，社交和亲密。每个人都具有自然人和社会人双重身份，因此，融入社会进行社会化过程以及与他人进行必要的社会交往、建立亲密关系是身心健康的重要保证；第四，思虑和理性。人区别于动物的重要标志就在于人具有理性的思维，能够对自我、他人、社会、自然进行理性的探寻和思考。也正是因为后天不断的自省和反思才能使人性逐渐趋于完满。个人只有在这四个方面达成了基本的平衡与和谐才能感到身心健康、愉悦，任何一个方面的投入不足或者过度都有可能导致各种心理疾病甚至是身体疾病。这四种反应方式也是现实生活情境中典型的冲突与概念的原型。面对产生的问题，每个人都会以自己偏好的方式去处理，这些方式可以归纳为四种冲突解决的模式，比如，借疾病来逃避、借工作来逃避、借人际关系来逃避、借幻想来逃避。典型的例子是父亲的应对是逃避到工作之中（成就）；母亲的应对是退缩，接着是避

---

[1] Dennis Greenberger, Christine A, Padesky. 理智胜过情感. 张忆家译. 北京：中国轻工业出版社，2000：160.

免社交卷入（社交）；孩子的应对是主诉躯体不适（躯体）。而大多数心理问题的产生都是因为个体由于受社会环境应激性事件的影响，而无法在身体和生活、兴趣和成就、社交和亲密、思虑和理性这四个方面达成合理而有效的平衡，往往表现为在前三个维度的卷入显著下降，为了勉强达成四者的平衡，个体不得不把大量的心理能量都耗费在思虑和理性这一个维度，思虑过度而理性不足导致一系列非理性信念的产生。

从治疗模型这个角度来看，诺斯拉特·佩塞思基安主要是主张从身体和生活这个角度入手进行积极的调整和改变来达到整个身心状态的调和。美国科学家最近的一项研究指出，仅有健康的体魄并不一定意味着你具有健康的大脑功能。伊利诺伊大学的科学研究小组发现，体育锻炼不仅仅可以使心肺功能提高5%～7%，而且可以使睡眠时间提高15%。大脑的某些部位老化的速度比其他部位要快，因此供应这些区域的血液也有所减少。受血液供应影响最严重的部位是大脑的额叶部位，这部分主要负责思维的执行功能，如策划、运用记忆、做决定以及从不相关的事物中挑出相关的信息等。由此可见，通过身体的有规律的活动首先可以使大脑功能得到恢复、提高和加强，为个人进行理性思维提供物质基础保障。在此基础上，再敦促患者在兴趣和成就、社交和亲密这两个维度也进行适当的卷入，相应的，用于思虑和理性这个维度的心理能量自然就降低了。大量实践表明，平衡模型是一种科学而卓有成效的心理治疗技术。

可见，亚历山大法和平衡模型这两种心理咨询和治疗的方法技术都是以身-心交互关系理论和行为、认知、情绪、躯体、环境等因素的多元交互理论为背景依据，从患者的身体运动和行为改变入手，让患者从对情绪体验的过度关注转而对具有广延性的实际的物质存在——身体的直接关注，不断贯彻加强其执行力，让患者积极地行动起来，在行动中去释放压力，放松身心；在行动中去探索自我，顺应环境；在行动中去不断挑战、评价和质疑自动思维，以达到认知重建的目的。通过行为、认知、情绪、躯体、环境等因素的交互作用和正性循环，最终达到身心缓释、理性复归的境界。它们均为ACBT取得咨询和治疗实践上的成功提供了强有力的实践依据。

（石　惠，唐　平）

第二章 ACBT 操作程序

第一节 ACBT 的四个阶段

积极认知行为治疗（ACBT）的操作程序一般分为四个阶段和六个核心环节，其中四个阶段是：首次会谈与诊断评估阶段；自我探索阶段，一般是1～3个月时间；强化巩固阶段，一般3～6个月时间；效果评估和回归社会阶段。其六个核心环节依次是：临床访谈、躯体和心理检查、对来访者关于 ACBT 表格记录和表中关系要素说明、对抗负性情绪行为模式的自我探索、非理性信念的批判及理性信念的建立、有效对抗负性情绪行为模式的确定和强化巩固。

一、首次会谈与诊断评估阶段

1. 建立彼此信任和情感协调的职业咨访关系

在第一次会谈中，咨询师首先应使来访者感到放松、解除对咨询的紧张或恐惧，通过在咨询过程中的关注、积极倾听和共情反应，与来访者建立彼此信任和情感协调的职业咨访关系，并体现出心理咨询师适当的专家性和权威性以及 ACBT 疗法的专业性和有效性。

会谈的开始主要是收集信息、呈现问题，大约需要 20 分钟让来访者叙述自己的主要症状和突出问题，了解其主诉、现病史、既往史、家族史、对当前治疗的期望以及其他可能的关联事件等。咨询师应持续通过他的言语、语气、眼神、面部表情和肢体语言来表示对来访者的关注、尊重和理解，适当的提问、复述、概括总结和自我揭露传达出对来访者所述信息的关心和重视。当咨询师对来访者的问题进行深度的理解和解释而表现出共情时，来访者感到有价值并初步体会到了心理咨询与治疗的意义。

进一步，咨询师应唤起并增强来访者对咨询师、对心理治疗和对自身康复能力的信心。来访者可以在咨询师的帮助和指导下充分调动自身的积极性力量和资源学会自助；咨询师应适当地传达他（她）已成功地帮助了一些同样的来访者，从而使来访者相信 ACBT 对自己是合适的、有效的，将会逐渐好转。直至建立起彼此信任和情感协调，形成牢固的治疗关系。但是，良好的咨访关系应保持在职业范围之内，咨询师需要对来访者表现出理解、互动、坦诚和共情，而同时不违反专业关系的限制。

2. 初步的临床心理评估以及必要的躯体检查和危机干预

对心理医生来说，面对心理障碍来访者，首先要排除由于各种躯体疾病所导致心理症状和各种类型的精神分裂症，因此，适当心脏功能检查以排除心脏疾病和CT检查以排除大脑内的器质性病变是必须高度重视的。同时，还应排查来访者绝望和想自杀等危险因素，当来访者存在自我伤害、被他人伤害或伤害他人的危险时，危机干预应优先进行，要与来访者家属取得密切配合，防止意外事件的发生。

首次会谈中，来访者的主观陈述、咨询师对信息的收集为心理评估提供了第一手的资料。同时，应通过临床心理测评问卷（如症状自评量表SCL-90、贝克抑郁问卷BDI等）对来访者进行情绪或心境检查，以便掌握来访者当前状况的客观指标，并有助于发现来访者在面谈中所未能提及的问题。临床心理门诊中，心理医生可以综合上述情况，根据医学心理学的分类诊断系统（DSM-4、ICD-10、CCMD-3）对来访者进行初步临床心理评估和诊断，当然，随着咨询过程的深入可以进行调整和修正。

3. 来访者问题的概念化、设定目标和作出决定

来访者在起初描述自己的问题和症状时，往往宽泛笼统、杂乱无章、甚至喋喋不休，纠缠于细节和自身的痛苦而无法概括出其主要的问题。因此，在前20分钟了解来访者的基本情况并进行初步评估后，咨询师需要引导来访者将自身问题概括化、具体化和概念化，学会用简明扼要的几句话概括自己的核心问题；同时，不能只是停留在言语的层面，咨询师还应鼓励来访者主动积极地写出来，形成具体的问题清单。

来访者问题的概念化使咨询过程聚焦于来访者的问题和烦恼，面谈也很可能变成来访者对自身痛苦或失败的悲观倾诉和说明。因此，ACBT咨询师特别强调从"积极性"的角度出发，不仅仅是聚焦来访者问题，还要主动寻找来访者所忽视的或潜在的正面优点和积极性力量，鼓励来访者说出其拥有的力量、资源和社会支持，协助来访者从积极正性的角度来看待自身的问题和困境。通过强调来访者的正面优点和积极性资源，可以给来访者带来一种安全感和个人力量感并提升其自信心和自我效能感，形成来访者积极的价值观和能作（can do）的态度[1]。

对ACBT治疗而言，完整的来访者问题的概念化就包括问题事实出现的具体情境、所感受到的负性情绪、当时的想法、相关的问题行为或倾向以及可能的积极性力量和资源。如对一个社交焦虑障碍的来访者来说，其中之一的问题概念化可表述为"今天上午在教室，当老师让我当众发言的时候，我认为自己发言会很糟糕、肯定被其他同学嘲笑，这让我非常地焦虑和紧张，于是我脸红心跳、恨不得马上从这个教室消失掉。"这样，来访者的问题就被具体、概括地表述出来；同时，咨询师协助来访者发现其可能的积极性力量和资源，如来访者可以通过深呼吸缓解紧张、可以紧握着同学的手获得支持感，而且从积极正性的角度看此情境下的焦虑其实是一种羞耻感，它表明自己有勇气，"知耻近乎勇"。其结构分析如表2-1，而"问题的概念化"将成为ACBT自我探索阶段"积极认知行为治疗记录（ACBTR）"的基础（表2-1）。

---

[1] Allen E. Ivey, Mary Bradford Ivey. Intentional Interviewing and Counseling. fifth edition. Stamford: Thomson Learning, 2003: 26-27, 185.

表 2-1 问题概念化结构分析表

情境	负性情绪	当时的想法	问题行为或倾向	可能的积极性力量和资源
今天上午在教室，当老师让我当众发言的时候	我非常地焦虑和紧张	我认为自己发言会很糟糕、肯定被其他同学嘲笑	于是我脸红心跳，恨不得马上从这个教室消失掉	深呼吸可以缓解焦虑其实表明自己有勇气，知耻近乎勇

通过这种方法，来访者可以用简明概括的语句列出自己的问题清单并发现自身具有的积极性力量。但来访者的问题清单往往有较多的问题，这个时候需要咨询师与来访者共同探讨，明确来访者对治疗的期望，最终达成共识，确定解决棘手和主要的问题为目标。咨询师进一步引导来访者将目标清晰地表述出来并书面记录。针对上例来访者其目标就可以为：减少当众发言的紧张和焦虑、培养自信心、更多与人接触等。

目标设定后需要作出决定，从来访者的角度，问题的概念化表明"我忧虑的是什么"，期望的结果表明"我希望发生什么"，可能的积极性力量表明"我能够做什么"。于是，咨询师可指导来访者针对目标作出决定，其基本的表述为"一方面我的问题可总结为……，另一方面我期望的结果是……，我拥有以下的积极性力量可以帮助我达到目标……"[1]。

4. 教授来访者了解 ACBT 治疗模式和必要的说明

首先，要向来访者简要说明 ACBT 治疗的目的、意义、效果及其几个阶段和时间要求等，重点要教授来访者 ACBT 中的几个关键要素，即"积极（兼有 positive 和 active 的意思）——正性思考与积极主动的行为"、"认知——自动思维和非理性信念的识别、评价及认知重建"、"行为——对抗负性情绪行为模式的自我探索和强化"。其中，"积极性"是基础，贯穿于行为、认知和情绪当中。其次，在对一部分比较复杂的焦虑障碍和心境障碍来访者，应告知在治疗初期除了 ACBT 治疗外，还需辅助药物治疗和仪器治疗（脑波治疗和生物反馈治疗等），药物的选用可咨询专业的精神科医师。最后，还应就相应的职业和伦理因素向来访者做必要的说明，如时间界限的处理、保密、隐私和知情同意等问题。

5. 总结、反馈和布置家庭作业

这一步骤标志着首次会谈的结束，同时也是前期面谈必不可少的组成环节。面谈结束时，咨询师应通过总结面谈要点强化来访者对治疗的理解和把握，随着会谈的进行，总结的工作应交给来访者完成，使来访者积极主动参与到治疗当中，增强自我责任感，而不是简单被动地接受心理医生的指导。

ACBT 强调面谈结束时应布置适当的家庭作业，以激发来访者的积极主动性。首次面谈的家庭作业侧重于来访者学会对自身问题概念化，列出问题清单；复习首次面谈要点和阅读 ACBT 介绍资料；同时，应安排来访者增加一定的身体和人际活动（如跑步、游泳、和人交流等）。

反馈也通常在会谈结束阶段进行，以便了解来访者对咨询师和本次面谈的感受和看法，来访者是否愿意接受 ACBT 的治疗方法、有没有产生消极反应或有其他的疑虑。反馈一般以问题报告的方式给出，咨询师可以直接问一些问题，也可以在咨询结束时由来访者

---

[1] Allen E. Ivey, Mary Bradford Ivey. Intentional Interviewing and Counseling. fifth edition. Stamford: Thomson Learning, 2003: 191-196.

填表完成，见表2-2所示。

表 2-2　来访者面谈反馈报告表

反馈问题
1. 今天的面谈有什么让你感到不舒服的地方吗？
2. 这位心理医生让你感到非常信任吗？
3. 今天面谈的重点和要点你理解了吗？
4. 下一次面谈，你认为还有没有需要进一步说明或明确的问题？

二、自我探索阶段

自我探索阶段是整个治疗过程中的核心阶段，主要通过建立在来访者问题概念化基础之上的"积极认知行为治疗记录（ACBTR）"来分步完成。整个记录过程是在咨询师的引导和辅助下由来访者自我来完成，需要充分调动来访者的主动积极性和责任感，对自身问题（负性情绪或困难心境）始终保持一种积极思考与探索状态。首先要求来访者买一个笔记本用作积极认知行为治疗记录，原则上每天记录3~4次，这种记录可以是在事件情境当中进行，也可以在一天结束之后进行，具体情况根据来访者自己的时间和工作状况而定，但要特别注意在情绪明显变化时进行记录。不管是哪一种记录方式，来访者都必须保持一种积极的状态，才能完成该项任务。

自我探索阶段的"积极认知行为治疗记录（ACBTR）"主要包括三个步骤：①识别和评估情境、情绪和自动思维的关系；②探索负性情绪应对行为并检验应对后效果；③评价、质疑甚至批判自动思维和非理性信念，进行认知改变和认知重建，该过程是一个不断反复的过程。

1. 积极认知行为治疗记录Ⅰ（ACBTR-Ⅰ）　记录情境、情绪与自动思维，见表2-3。

（1）时间、情境与情绪的关系：在ACBT的治疗过程中，来访者通过时间、情境和情绪记录，心理医生可以发现来访者在某种情境下的情绪或心境的变化规律，一般可以通过询问"何时、何地、与何人、发生何事"四个方面来认清情境因素。情境可以是实际的事情，也可以是来访者心中思考或想象的事情。应该指明，情境不一定是来访者患病的直接原因，可能只是负性情绪的诱因，但也不一定完全是；可以肯定的是，情境因素至少可以帮助心理医生掌握来访者症状的表现规律（如抑郁症的"晨重夕轻"）以及症状的表现与事件的关联问题，有助于在后期的强化治疗过程中选择强化行为。

表 2-3　ACBTR-Ⅰ：情境、情绪与自动思维

时间	情境	情绪或心境	自动思维
标明具体日期、星期和时间，如： 8/19（二）9：22 ……	何时 何地 与何人 发生何事	此情境下你感受到什么情绪，用一个词来表达，并评估情绪强度（0~100%）。如： 焦虑80%，抑郁90% ……	当你有这样的感受时，你头脑里正在想什么， 1.…60% 2.…90%（棘手思维） ……

（2）识别和评估负性情绪或困难心境：当来访者寻求心理治疗时，其最主要的表述往往是负性的、糟糕的情绪体验或是某种困难心境，但来访者的描述又总是笼统地告诉咨询

师自己是多么的痛苦或者心情是多么的糟糕，却不能准确说明到底是何种情绪或心境。因此，"积极认知行为治疗记录"需要识别情绪并进行评估，即让来访者明确自身的情绪状态并评估强度。一种情绪或心境一般用一个词表达，如焦虑、恐惧、抑郁、愤怒等，而不能简单地说"心情糟糕"、"心情坏"等。准确地识别负性情绪需要咨询师的指导，让来访者能明白基本情绪的含义从而能准确定义自身的情绪体验。如"焦虑"的情绪即表明老是担心什么不好的事情会发生而事实上还未发生，"抑郁"则表现为悲观、失望、无助和自我批判。在任何一种情境里，来访者往往体验到多种情绪，写下在那个情境中的每一种情绪，并用0~100%评估情绪的强烈程度。情绪强度的评估，可以让来访者追踪自身情绪的起伏状况，特别可以观察到情绪改变时的情境和思维状况；同时，也可作为心理治疗效果的观察指标[1]。对于惊恐发作、社交恐怖等心理障碍来说，往往伴随有较为强烈的生理唤醒表现和躯体症状，如心跳加快、出汗、脸红等，我们也将其记录在"情绪或心境"此栏，方法同情绪记录一样。

（3）自动思维的识别与评估：自动思维是指自动涌现在我们头脑里的快速而简单的评估性想法，它不是深思熟虑或理性的结果，常以话语、想象或记忆的形式表现出来。认知疗法的核心假设即认为一个人的认知模式决定了他的情绪和行为反应。当我们面临某个情境时，会自动而快速地产生一些想法，即自动思维。而自动思维常常是非理性的、不符合逻辑的、经不起经验论证以及无效益的，这样的思维导致了负性情绪的出现。对来访者而言，他能意识到自动思维但往往忽略掉，而更关注相继而来的负性情绪或困难心境，于是便不加甄别地接受了自动思维。咨询师可以指导来访者通过注意自身的情感波动而学会确认其自动思维，即当感受到烦恼或痛苦时，应自问：我刚才正在想些什么？我头脑里浮现了什么？了解了当时的思维，就可以解释相应的情绪体验和行为反应了[2]。在具体情境中，经常有几种自动思维出现，写下每一种自动思维，用0~100%评估对该思维的确信程度，并特别标记出棘手或主要的自动思维。

2. 积极认知行为治疗记录Ⅱ（ACBTR-Ⅱ） 记录负性情绪应对行为及其应对后效果，见表2-4。

来访者来咨询时可能不明确自身的问题，而通常描述为某种困扰和忧虑，通过完成ACBTR-Ⅰ，来访者认识到了问题所在，但却又被卡住了（stuck）——面对问题，没有解决办法或可能的解决办法有限，处于不能动、不能做事的状态，而只能沉浸于负性情绪的悲伤痛苦中，大部分的来访者都停留在此阶段而来寻求咨询。ACBT认为此时的关键是让来访者由不动转变为动起来，由关注情绪体验转为积极行动起来。因此，咨询师要求来访者在面对问题和困境时，要积极主动地自我探索应对行为，尽量用一个行为或行动（behavior）来对抗自己的负性情绪与困难心境，最好不用意识和想象来对抗，其理论基础是心身相互作用的规律。

ACBT中对抗负性情绪行为的自我探索一般需要1~2个月时间，个别来访者还有可能再长一些，但一般不应超过3个月。在来访者的自我应对与探索过程中，从实际的治疗

---

[1] D. Greenberger, A. Padesky. 理智胜过情感. 张忆家译. 北京：中国轻工业出版社, 2000：31-33, 40-44.

[2] Judith S. Beck. 认知疗法：基础与应用. 翟书涛译. 北京：中国轻工业出版社, 2001：11.

过程看,很多来访者很难根据自己的具体情况找到一个有效的行为来对抗自己的负性情绪与困难心境。这是 ACBT 治疗的难点和关键所在。这个环节解决得好,其效果相当理想,解决不好,来访者就会对 ACBT 失去信心。因此,咨询师在来访者自我探索的过程中要及时地给予指导、分析和总结,让其找到一个有效的行为模式来对抗其负性情绪与困难心境,从而固定下来不断地给予强化。如果来访者经过 1~3 个月的自我探索仍然找不到一个较好的对抗行为模式,这时咨询师要及时给予指示,让来访者按照咨询师指示的行为模式不断地练习和强化。

表 2-4 ACBTR-Ⅱ:负性情绪应对行为及其效果

时间	情境	情绪或心境	自动思维	应对行为	应对后效果
时间 1 时间 2 时间 3 ……	何时 何地 与何人 发生何事	焦虑 80% 抑郁 90% 心跳加快 60% ……	你头脑里正在想什么 1. …60% 2. …90%(棘手思维) ……	1. 自我探索,最好用一个行为或动作; 2. 效果评价（0~100%）	应对行为后,通过重新评估情绪和思维的变化情况,来检验应对行为效果

当来访者能够找到一种合适的应对行为后,还需要评价这种应对行为的效果,评价对抗行为是否有效地改善了负性情绪和自动思维。通过比较对抗行为使用前和使用后的情绪和思维变化,可以评估应对行为的效果,以利于选择何种应对行为进行强化。

3. 积极认知行为治疗记录Ⅲ（ACBTR-Ⅲ） 评价、质疑自动思维和认知重建,见表 2-5。

在自我探索负性情绪对抗行为模式的同时,咨询师应着手对来访者进行认知改变和认知重建,让行为对抗和认知改变协调作用改善来访者负性情绪。认知改变主要通过评价、质疑自动思维来进行。一方面可以根据埃利斯的理性情绪行为疗法,重点发现来访者自动思维中的非理性信念,通过与非理性信念之间的辩论帮助来访者重建理性的信念;另一方面可根据贝克认知疗法,重点发现来访者适应不良的自动思维以及其背后所支撑的认知图式和核心信念,通过与来访者一同收集相关的证据和经验,从而建立新的认知或平衡思维来取代负性的自动思维。ACBT 认为障碍性自动思维的共同特征是认知歪曲,咨询师可指导来访者质疑其自动思维:它们是否是真实存在的、现实的想法;是否合乎逻辑和理性;是否有经验支持,支持的证据、不支持的证据各有哪些;这些思维是否有效益,有哪些益处,有哪些坏处等。

表 2-5 ACBTR-Ⅲ:评价、质疑自动思维和认知重建

时间	情境	情绪或心境	自动思维	评价、质疑自动思维	认知重建
时间 1 时间 2 时间 3 ……	何时 何地 与何人 发生何事	焦虑 80% 抑郁 90% 心跳加快 60% ……	你头脑里正在想什么? 1. …60% 2. … 90%（棘手思维） ……	可以质疑自动思维 ①是否是真实存在的 ②是否合乎逻辑和理性 ③是否有经验支持:支持的证据、不支持的证据有哪些 ④这些思维是否有效益:有哪些益处,有哪些坏处	写下新的理性的、符合真实情况的替代思维或平衡思维,并评估相信程度（0~100%）

障碍性自动思维导致负性情绪的产生，如焦虑、抑郁、羞耻、恐惧等；出现无建设性行为，诸如回避、退缩、物质滥用等；进一步严重的认知歪曲，比如低估自身的积极性力量和应对资源，高估负性事件发生的可能性、威胁性和负面影响等。来访者通过评价、质疑自动思维而认识到其非理性和适应不良性，进一步探求并挑战其根本假设和核心信念，从而积极寻求认知改变和认知重建。

三、强化巩固阶段

寻找有效的行为来对抗来访者的负性情绪，即所谓强化阶段，则是指在继续完成治疗表的基础上，在自我应对与探索过程中，来访者用一个行为或行动（behavior）来对抗自己的负性情绪与困难心境，并在治疗者的指导下逐步进行。ACBT认为来访者在上一个阶段认识到非理性的信念或认知曲解，从而开始改变认知，因而在巩固阶段则要把认知付诸行动，用积极的行动来替换消极的行动，以达到改变认知的目的。这个阶段治疗者要应用积极干预的策略，对来访者积极指导、灌注希望、鼓励来访者坚持对抗发掘自我潜力。同时，来访者在不断的对抗中将新的积极认知和行为运用在实践生活中，有利于增强治疗信心和产生有效的治疗反馈。

在心理医生的指导下，通过来访者不断的探索，一定时间后，多数来访者能找到自己有效的对抗行为。这时进入强化巩固阶段，咨询师要及时地给予指导和鼓励，让来访者坚持用这种行为给予对抗，回归到生活中，直到治疗结束。少部分来访者在自我探索阶段始终寻找不到自己有效的对抗行为模式，这时咨询师要给予及时的指示，帮助他寻找到有效的对抗行为模式并进行强化和巩固，直到治疗结束。

在积极认知行为治疗中，以积极性为基础，行为、情绪和思维三者是互动促进而行的。因此有效对抗行为模式的强化巩固过程，同时也是健康情绪和理性思维的重建和强化过程。当认知重建后，在强化巩固阶段需要进一步通过行为或行动来检验新的认知的有效性，因此认知重建后期中又融入了许多行为矫正技术如意象训练、放松训练、暴露疗法、社交技能训练、系统脱敏和眼动脱敏等，这些技术用于积极强化新的理性思维，直至治疗结束。

四、疗效评估和回归社会阶段

疗效评估是所有临床治疗均必须经历的阶段，ACBT治疗也不例外。临床医学治疗躯体疾病，其治疗效果一般皆有较为明确的评估指标。而作为心理治疗而言，则具有其相对性。就国内目前研究来说，对ACBT治疗的来访者，主要是对其困难心境的改善，社会功能的恢复以及人际关系的协调等方面加以评估。这种评估需要咨询师作好治疗记录，对照治疗前后的指标等来完成。

经过以上各阶段和环节的治疗，大多数来访者能够被治愈，回归到生活中，但是由于异常心理的发生发展规律，还需要对基本康复的来访者进行回访，即ACBT治疗的最后一个阶段：疗效评估和回归社会。心理异常不单由一个因素导致，必定是多因素交互作用形成的，因而来访者回归社会后仍然需要进行6个月一次的回访，1~2年后则可结束治疗，这是对来访者积极的认识自我和适应社会的良好促进，同时也是来访者进行自我探索的另一个开始。需要注意的是，由于治疗中所采用的认知治疗的理解性问题，以及对治疗表记录的操作等问题的影响，ACBT 的适应对象主要为 16～55 岁具有高中或中专以上文化程度的个体。

（唐　平，陈　屹，张介平）

第二节　ACBT 的六个核心环节

一、阶段与环节的关系

ACBT 的治疗过程一般分为四个阶段、六个核心环节，其四个阶段是：①首次会谈与诊断评估（包括躯体检查）阶段；②自我探索阶段，一般是 1～3 个月时间；③强化巩固阶段，一般 3～6 个月时间；④效果评估和回归社会阶段。

其六个核心环节依次是：①临床访谈；②躯体与心理检查；③对来访者关于 ACBT 表格记录和表中关系要素的说明；④对抗负性情绪行为模式的自我探索；⑤非理性信念的批判及理性信念的建立；⑥有效对抗负性情绪行为模式的确定和强化巩固。

四阶段反映出 ACBT 治疗在完成之前在战略上所要达到的阶段性目的，这也标志着整个治疗的层层深入推进。而六核心环节则表明 ACBT 治疗要完成战略目的须在技术层面上采取的具体操作方法，只有通过行之有效的手段才能取得预想之效果。因此，阶段与环节的关系如同目的与手段，战略与战术的关系，其具体表现如下所述：

（一）治疗开始阶段的操作技术

首次会谈与诊断评估（包括躯体检查）是治疗开始阶段，心理医生与来访者初次见面，建立咨访关系，通过临床访谈的方式建立良好而牢固的咨访关系和情感协调，通过必要的躯体检查与完整的心理评估达到对来访者的深层次认识，以便作出正确的诊断和排除诊断，同时还需对来访者发 ACBT 的表格记录，并对表中各关系要素进行一一说明。

临床访谈是一种常见的在心理咨询和治疗中用于与来访者建立良好关系，并了解其情况的方法。临床访谈要求心理医生在与患者对话时必须具备以下几种能力：

1. 共情

按 Rogers 的观点，共情是能体验他人的精神世界，就好像是自身的精神世界一样的一种能力。共情与同情是两个不同的概念：同情以自身感受为参照，仅涉及对对方物质上的帮助或感情上的抚慰；而共情则是设身处地地从他人角度思考，进入对方的内心深处，理解对方的心理世界和精神世界，而不管在这个过程中是否对对方有物质上的帮助或感情上的抚慰。共情是能够理解和分担对方精神世界中各种负荷的能力，要求心理医生能够进入另一个人的精神世界，与其感同身受，以期更好地理解需要帮助的个体。

有学者对 Rogers 提倡的共情进行了因素分析认为，具有较高水平共情态度的治疗者，倾向于经常运用参与技术，并善于把握会谈中的非语言成分，如重视目光接触、身体姿势等。Egan（1978）进一步将共情分为两种类型：①初级共情：是指心理医生认识到患者又重新体验到了事情发生时的情绪，心理医生的反应是以其自身为参照系统，是在与患者交换自身体验的水平上进行的；②高级共情：是指心理医生站在患者的立场上，设身处地地表明自己的态度，是从患者内心的参照系统出发，达到与患者更加接近的共情反应。

例如，一处于青春期的女学生，进入诊室后，就向心理医生抱怨父母对自己的不理解："我做什么事情，他们都认为不对。穿件衣服说太另类，和男同学通个电话就絮絮叨叨谈早恋，回家稍微晚点念叨外面不安全。烦死了，我真受不了他们。"

（初级共情反应）心理医生："我完全可以理解你现在的心情……"

（高级共情反应）心理医生："要是我处于你的位置也会这样想的，家人的不理解对你自尊心伤害很大……"

Hackney 等认为，准确的共情应包含：①准确地感受患者的精神世界，能够以患者的方式去看待事物；②能向患者表达你对他的理解。

我国学者钱铭怡结合以上学者的观点提出共情包括以下步骤：①心理医生从患者内心的参照体系出发，设身处地体验患者的内心世界；②以言语准确地表达对患者内心体验的理解；③引导患者对其内心体验作进一步思考。

2. 积极关注

积极关注（positive regard）是指心理医生用自己的身体语言、面部表情和眼神向患者表示我全神贯注地关注于你，你讲的每一句话，透露的每一种情感我都尽收眼底。从而使患者感到自己被重视，并更加积极地投入到心理咨询与治疗的过程中。

Ivey（1976）撰文对 Rogers 的治疗技术进行了评价：第一眼看去，你可能会认为前来寻求帮助的人没有任何长处，无可救药。但是，走出令人沮丧而阴暗的沼泽地，Rogers 总能在某个个体身上发现某些积极的东西。

临床心理治疗中，重视运用积极关注是非常重要的，只有心理医生无条件地积极关注患者所传达的言语和非言语信息，并给予准确的共情与反应，才能帮助患者清楚明白自己的真实情感和情绪，才能帮助患者达到对自我更高层次的理解和认识。下面我们举例说明与积极关注有关的问题：一位复读的女高中生，自述每次上自习课时，总是非常注意同桌及周围同学学习什么，而不知道自己该复习哪门功课为好，为此感到非常紧张害怕，担心自己注意力不集中，今后会一事无成，认为自己紧张的情绪被周围同学都看出来了，感到非常难堪，以至于不能坚持上课……

心理医生："这的确是令人痛苦的事情。但尽管如此，你的学业并没有间断，你还是顽强地坚持下来了，并且学习成绩并未受到影响，这是值得欣慰的……"

在这个案例中，女高中生之所以会出现这种痛苦体验，与其内向、好强的个性心理特征有一定的关系，在更深层次上与其高考经历及害怕失败的心理有关。经过详细分析高考失利的原因及采用支持性心理治疗，运用积极关注的原则，强化患者的积极因素，逐渐使其树立起自信、自强、自主的心理品质，取得了满意的临床疗效。

3. 尊重和温暖

尊重（respect）指治疗者对患者的理解与宽容，尤其是能够接受和容忍对方与之不同的价值观念、信仰和习惯。而温暖（warmth）是指心理医生对患者的主观态度体验，除了用语言表达以外，更重要的是人际交往中的非语言成分，如语气、姿势、表情等，以表示对患者的关心。在临床心理治疗过程中，尊重和温暖，能增强患者的自信和营造一种和谐的治疗气氛，使积极关注的效果增强，并可激发患者的治疗信心，取得较好的临床疗效。

4. 真诚可信

真诚可信（genuineness and authenticity）是指心理医生言行一致，能开诚布公地与患者交流，直接表明自己的态度和想法，不虚伪、不矫揉造作、不摆架子。坦诚相待对心理咨访关系的建立及患者的安全感至关重要。例如一位焦虑症患者，在第一次治疗时，心理医生给他做了渐进松弛训练，并让患者学会了该项技术，要求他回去以后每天练习两次，患者满口答应，但第二次治疗时，患者却说他没有按要求去做，症状毫无改善：

患者："我没有按要求去做，你是不是很生气？"

心理医生："我当然希望你能按要求去做，只有严格执行医生的要求，你的疾病才有可能改善，你没有按要求去做，我的确感到有些失望。"

患者："会不会因为我的原因，使你非常生气，从而不愿意继续给我治疗了？"

心理医生："（微笑）我没有那样想过。我刚才说你没有按要求去做使我感到有些失望，并不是说我对你这个人感到失望。我想你没有按医生的要求去做可能有你自己的原因和理由。好了，现在你给我谈谈为什么不按医生的要求去做？"

除此之外，心理医生应继续通过含蓄的或直截了当的方式传达他对患者的叙述和信息的关心和重视。

临床访谈评定通常由经验丰富的临床心理医生实施，可准确有效地测查患者的各种症状。这类访谈中，使用最多的是 Spitzer 等编制的 DSM-Ⅳ 结构性临床访谈量表（the Stuctured Clinical Interview for DSM-Ⅳ，SCID）。通常在评估中都要包括一个与患者进行的诊断性的会谈以了解求助者的现在和过去。这种交谈有时可能还要约来患者的配偶、子女、同事、朋友等与患者关系密切的人物；根据需要可能还要进行有关的心理测试；在某些情况下可能还需要患者记录下他每天的不同行为、思想和情绪体验；为排除躯体器质性病变存在的可能性，有时还需要患者接受相关的医学检查。采用适当心脏功能检查以排除心脏躯体疾病和 CT 检查以排除大脑内的器质性病变是必须高度重视的。

通过上述过程，我们就可以得到关于患者的诸多信息，在对这些信息进行分析时，要讲究一定的方法和策略，既要注意事物之间的联系，还要分清问题的主次。

首先，要注意问题之间在时间上的联系，即把关于患者的过去、现在、未来的信息综合起来考虑。对患者过去的了解，有助于加深对其目前问题的认识。对患者未来的想法和打算的了解，可以进一步了解其理想的我和现实的我的关系，加深对患者当前困境的理解。其次，要注意心理过程之间的内在联系，即了解患者的认知和情绪是什么关系，了解其认知和行为又是什么关系。

在心理治疗过程中，还应注意关注主要问题。所谓主要问题，是指患者最关心、最困扰、最痛苦和最需要改善的问题。在首次面谈时，患者可能会说出他（她）最为困惑的问题，但往往首次谈及的问题，并非是患者真正困扰的问题，需要经过多次面谈，深入摸索、探讨，才能真正了解患者的症结所在。这是因为患者面对首次见面的治疗者，往往羞于直截了当地诉说自己的困扰，比如说："我有性病"，"我有同性恋倾向"，"我爱人有外遇"等。即使存在以上问题，患者在首次治疗时也往往会以躯体不适（头晕、头痛、失眠、烦躁等）或其他问题而求助于心理医生。只有经过多次会面，患者逐渐产生了对心理医生的信任，才有可能逐渐暴露问题的实质。所以，心理医生要善于"透过现象看本质"、绝不被表面现象所迷惑。

当收集并分析这些材料后，应把信息进行整合，形成对患者问题的一个完整的构想，从而使下一个环节的心理治疗能有的放矢。当然，随着治疗的进展和新问题的暴露，对患者问题的构想可能会发生变化，也就是说，对患者的评估并非是一劳永逸的。当评估发生改变时，治疗的目标和技术可能也要作出相应的调整。

临床访谈和评估完毕，接着向患者说明 ACBT 治疗的目的、意义、效果及其几个阶段和时间要求等。在对一部分比较复杂的神经症和心境障碍患者，还应该说明在治疗初期除了 ACBT 治疗外，还需辅助药物和仪器治疗（脑波治疗和生物反馈治疗），关于药物的选用可以参考有关精神病学书籍。

（二）自我探索阶段的操作技术

自我探索阶段是患者对自我认知和行为进行积极探索的关键环节，因而是 ACBT 治疗的核心阶段，包括的主要内容是自动思维的记录，对抗负性情绪行为模式的自我探索和非理性信念的批判及理性信念的建立。

自动性思维是指个体在没有任何重大应激原刺激状态下的一些常见问题和事件的思考和回忆，它是意识的而非潜意识的。因此，ACBT 要求每天记录 3~4 次，每次记录 1~3 个自动性思维，原则上不超过 3 个。其理由是，从理论上讲，心理医生要寻找的非理性信念很多都是来自来访者的自动性思维。从认知心理学的角度看，心理疾病的根源在于患者的某些错误的认知——非理性信念，而心理疾病患者的错误认知对其产生长期重要影响的，也就是自身的某一两个主要的非理性信念。从实践的角度看，能够比较好地记录和高度概括性描述自己的自动性思维的来访者，大多是文化程度较好的中青年。

自我探索有两种形式。一种是按照某种理论或言语模型去梳理自己的过去与现在、内心与现实、自我与人际。可这不是探索，而是重新把自己言语化，因为结论是现成的，你只需要知道，不需要思考。尽管这样的重新结构是一种对过去的解放，会在短时间有释放感，不过，新的言语诠释又会像枷锁，让你失去被解放的滋味。有没有更深的自我，或者有没有确实的自我边界，心理学至今都说不清。人能够知觉到的自我仍然是自我的投影——镜像自我。

第二种自我探索是对自我觉知。没有言语、分类、对错，没有批评与判断，你能知觉的一切都是自我的部分，宇宙、自然、人与物、存在与虚无、生与死，你能感觉到的都构成你的自我范畴。自我探索就是扩大知觉的能力与范围，类似达摩十年面壁，从对自我的知觉展开对宇宙、生命的探索。

ACBT 对自我应对与探索的要求是 1~2 个月的时间，个别人还有可能再长一些，但一般不应超过 3 个月。在患者的自我应对与探索过程中，尽量要求患者用一个行为或行动（behavior）来对抗自己的负性情绪与困难心境，最好不用意识和想象来对抗，其理论基础是心身相互作用的规律。在实际的治疗过程中，很多来访者很难根据自己的具体情况找到一个有效的行为来对抗自己的负性情绪与困难心境。我们认为这也是 ACBT 治疗的难点和关键所在。这个环节解决得好，其效果相当理想；解决不好，患者就会对 ACBT 失去信心。因此，心理医生在患者自我探索的过程中要及时地给予指导、分析和总结，让其找到一个有效的行为模式来对抗其负性情绪与困难心境，从而固定下来不断地给予强化。如果患者经过 1~3 个月的自我探索都还找不到一个较好的对抗行为模式，这时心理医生要及时给予指示，让患者按照医生指示的行为模式不断地练习和强化，该过程一般要坚持3~6

个月的时间。

在探索对抗负性情绪行为模式的过程中，患者会在心理医生的指导下，通过自动性思维的记录寻找并发现自身存在的非理性信念，运用与不合理信念辩论、合理情绪想象等技术对其进行批判，并建立理性信念。

(三) 强化巩固阶段的操作技术

强化巩固是治疗效果的确立阶段，其间患者的非理性信念的批判和理性信念的建立以及对抗行为的实践等三者将不断地反复强化，直至最终形成正确的思维模式。

在上一阶段患者已经认识到自己的负性情绪与困难心境，并在心理医生的帮助下，找到一种行为来对抗其负性情绪。该阶段的任务就是患者理性认知的巩固和对抗行为模式的不断强化。ACBT 认为患者应该在实践生活中积极运用新的合理的认知和行为，从而增强治疗信心。心理医生要不断地鼓励、支持和指导患者继续坚持，直至理性认知和行为习惯化。

(四) 效果评估和回归社会阶段的操作技术

效果评估和回归社会阶段是整个治疗过程的尾声，也是治疗成果的检验阶段。

经过上述各阶段和环节的治疗，大多数患者能够被治愈，恢复社会功能，回归到生活中，但是由于异常心理的发生发展规律，还需要对基本康复的来访者进行回访，即 ACBT 治疗的最后一个阶段：疗效评估和回归社会。心理医生应继续保持与患者的联系，注意其心理行为变化的反复，监督、检查治疗的效果，以期更好地促进患者积极的自我认知和适应社会。

二、六环节划分的理论与逻辑

(一) 六环节划分的理论

贯穿于四阶段的六个核心环节阐明了在心理治疗的过程中应使用的方法和注意的问题，阶段的更替反映治疗过程的质的飞跃，核心环节则表明治疗过程的量的变化。无论是治疗过程的质的飞跃还是量的变化都是建立在相应的理论基础之上的。四阶段的理论依据在本章第一节中已作出具体的分析，而六个核心环节划分的理论基础也按照循序渐进的逻辑顺序逐次展开，主要表现在以下几个方面。

1. 临床访谈理论

临床访谈概念来源于初始访谈这一历史概念。在精神分析发展的早期，并没有初始访谈这一说。从弗洛伊德的案例来看，他本人是很少在分析开始的 4~5 次中进行详细病史收集的，如 1909 年的鼠人的案例中，直到治疗的第一阶段结束，病史也还是不很全面的。这在现代的初始访谈中是不可思议的。

精神分析早期采用过的一种方法是试验分析（trial analysis）。试验分析的主要目的是评定患者是否具有足够的条件接受精神分析的方法。这种精神分析的条件可以总结为"四有"——有钱，有时间，有心理学头脑，有病又没有病到精神分析的方法治疗不好的程度。可以想象，大量的患者在接受了试验分析后被判断为是不适合精神分析的，而当时精神分析又是唯一的一种心理治疗方法，所以这些患者得不到任何的帮助。试验分析的冷酷性使分析家们最终放弃了它。试验分析的意义在于它是初始访谈的前身，这主要体现在试验分析的主要目的——评估——现在仍然是初始访谈的主要目的。

20世纪50年代以后,很多动力精神病学家开始尝试把精神分析的方法和精神病学的方法结合,逐渐有一些结构化或半结构化的访谈方法出现。一位对精神分析的初始访谈有重要影响的人物是Balint。Balint认为,分析式心理治疗的任务在于激发"患者发展和维持人际关系的潜能。"他提出,成功的访谈的必要条件有:①对访谈者适当而充分的介绍;②创造和维持一种合适的氛围,让患者在这种氛围中能足够地开放,以便于医生理解他(她);③关于患者的陈述要总是包含访谈者创造的环境因素;④分析师要对治疗关系有未来指向的观念。具体的治疗计划取决于分析师是否能够预见到访谈关系的发展,并把这种关系转化为治疗关系;⑤对心理治疗的新手来说,保持访谈的结构化程度是很重要的,这可以避免分析师因为自身的问题而影响治疗流程;⑥对不同的患者要采取不同的访谈方法。反移情可以作为一种较好的诊断工具。

而根据Balint的理论建立起来的Tavistock模型至今仍然是很多从业者(特别是心身医学)进行初始访谈的理论框架。Tavistock模型提出,初始访谈中要注意三大方面的问题:

(1) 医患关系的发展

① 患者是怎么对待医生的?患者的这种态度在访谈中有什么变化?这种变化或态度是否指出了其行为习惯或其与疾病的关系?

② 医生是如何对待患者的?这种态度在访谈的过程中是否有什么变化?

a) 医生对患者的问题关注吗?

b) 医生是否感觉到可以为患者做些什么?

c) 虽然患者有各种各样的缺点,医生是否感觉到患者有些人性特点是他(她)喜欢的?

(2) 访谈中的重要时刻

①患者令人吃惊的表述或情感流露,比如说口误,特别是对他(她)生命中特殊时期或特别人物的排斥。

② 在访谈过程中提供了什么样的解释,患者对这些解释的反应如何?

(3) 结果和评估

① 障碍在患者的生活中是如何表现的?(列出访谈中发现的症状,以及治疗师感到暧昧不明的地方)

② 假定症状的意义,用精神动力学的术语表达。

③ 选择治疗:

a) 短程治疗(焦点治疗)的适应性,原因。

b) 潜在的反对上述治疗的论点。

c) 精神分析的适应性、原因。

d) 任何心理治疗形式都不适合的原因。

e) 其他可能适合的治疗形式。

④ 下一步目标:医生认为主要的症状是什么,哪一个症状是首先要处理的?对此症状的治疗会如何影响到其他症状?考虑治疗的频度和疗程。

到20世纪70年代,精神分析取向的精神病学初始访谈的第二代代表人物Kernberg提出了结构性访谈(structural interview)(1977,1981)。他提出精神分析的初始访谈目的在于澄清自我同一性的整合性（the integration of ego identity）或同一性混乱（identity diffusion），评定防御机制的质量以及现实检验能力。同时值得注意的是，他强调了初始访谈中"此时此地"的重要性。在对结构性访谈的研究中，Kernberg把人格结构分成了4类，其中一类是边缘性人格（borderline personalities），这是他后期的主要理论成就。

在整个精神分析初始发展的过程中，其访谈技术既影响了精神病学、现象学、人本主义、行为疗法等各个相关领域，又吸收了来自这些领域的成就。总的来看，从精神分析早期到现代，在从实验分析到初始访谈的过程中，有以下变化：

① 访谈的目的由医生单向的评估患者是否适合精神分析变成了评估患者状态、建立治疗关系、强化治疗动机。

② 访谈的结构化程度逐渐增加。

③ 访谈技术中开始注重医生使用反移情。

也就是说，访谈由单纯的判断患者的适应性和预后变为适应患者人格列出个体化的治疗方案，由以治疗方法为中心变成了以患者为中心。

2. 临床心理治疗中的循证实践

（1）概述

循证实践（evidence-based practice，EBP），又译为证据支持的实践，是指把最好的研究证据、治疗师的临床技术及经验以及患者的选择和评估这三个方面结合起来，作为对某个患者制订治疗方案的依据。与循证实践相联系的术语还有：循证治疗（evidence-based treatment）、实证支持的治疗（empirically supposed treatment，empirically validated treatment）等。目前，循证实践这个术语得到相对更为广泛的使用，其含义也较其他术语更为全面。

循证实践不是依靠直觉、非系统的观察以及病理生理学的理论，它强调的是使用客观科学的研究和证据来指导临床决策。如果没有证据支持，治疗可能面临的风险包括所采用的方法是过时的，或者这些方案甚至对患者可能是有害的。在循证实践的概念中，治疗师的临床技术指的是采用循证实践进行诊断、评估和治疗心理障碍的临床技能；患者的选择和评估指的是在循证实践中，和患者一起来分析循证实践的获益可能性，以及失败的风险，如果有可能的话，向患者出示相关的数据。循证实践强调治疗师的专业经验和技术，因为没有临床专业技术，即便是最好的循证疗法也可能会被滥用，或者并不能适合于当前的具体患者。

虽然循证实践的概念在西方临床心理学界已经有了相当的发展。在国内医学界也已是深入人心，但这个概念目前还很少被临床心理专业人士提及，因此有必要对此概念做初步的阐述。

（2）循证实践的重要性

人们相信用科学方法治疗疾病，并希望临床医学及心理学家为公众提供科学证据支持的最新最有效的治疗，因此循证实践变得十分重要。而为患者尽可能提供最有益的治疗服务，不仅是临床医学界，也是临床心理学界的共同期望。正是基于这个原因，美国心理学会临床心理学分会专门支持了权威的研究小组，依据严格的标准，收集整理针对各种心理障碍有实证研究支持的心理学疗法的指导，其目的就是给患者提供选择的依据。另外，西方的法庭强调保护患者的权利，患者有权要求得到最有效的治疗，那些提供无效治疗的医生有可能由于治疗不当而被要求索赔。为患者提供循证心理治疗，也是在西方国家中获得医疗保险支持的一个重要条件。这些客观环境都支持了循证实践这个概念，并使之得到临床心理学家们的青睐。

循证实践有助于帮助治疗师针对来访者的情况选择有效的治疗方案。众所周知，全世界的心理治疗的理论与方法纷繁众多，对同一临床问题提出的解决方法可能迥然不同，有时甚至截然相反。治疗师依据什么标准来判断和选择合适有效的治疗方案呢？如果某种理论以及方法得到了实证研究支持，而且得到不止一方面的实证研究支持，很显然，这些经过实证研究证明有效的循证临床实践方案将是临床心理治疗师选择治疗理论和方法的重要参考依据。当然，如果有一系列不同的针对某一障碍治疗方案得到实证研究支持，临床治疗师在对这种障碍的治疗时就可以有更多的选择。

另外，使用科学的方法来评估和研究心理治疗师所提供的治疗，能够帮助专业人员更好地理解心理障碍。相应的，也能够帮助专业人员将来为来访者提供更为有效的服务。从临床心理学的研究可以看到，研究者采用实验研究，比较不同疗法针对某种心理障碍的疗效，探索新疗法的疗效，正是在这些不断的探索研究中，治疗方法得到了改进，疗效也在不断地提高。比如在对强迫症的治疗中，来自不同研究者的研究表明，暴露与仪式行为阻止法对强迫症的疗效非常显著，优于安慰剂组治疗、放松疗法和焦虑管理训练。

毫无疑问，随着研究的不断深入，新的更为有效的治疗方法的不断产生，必然有助于提高治疗师的专业技能和治疗效果。虽然许多临床心理专业人士认为，在心理治疗的实践中需要个人主观判断以及"艺术"的成分。但是，科学证据指导的临床实践本质上与实践者的经验和个人判断并不矛盾。很多治疗的方法与技术正是在实践中产生。之所以强调循证，是要检验专业人员在实践中所总结出来的方法是否具有普遍性，是否能更好地增强治疗效果。

(3) 证据的含义

在论述了循证实践的重要性之后，值得关注的是：什么是相对最优的治疗方法？判定其有效与否的证据是什么呢？

Miller 认为，证据是分为不同层次的，不同类型证据其支持的强度是不一样的。在大多数循证实践系统里，最可信的是随机临床试验。美国食品和药物管理协会在认可一种新的药物之前，均要求提供该药物的随机对照治疗研究的结果。中国新药上市之前的临床试验，也属于此类。在这样的研究设计中，患者被随机分配到试验组或对照组，除了试验处理，两组在其他方面的待遇均相同，如果试验组的疗效好于对照组，可认为该药物或治疗方案是有效的。当然仅有一个临床试验的证据其效应是有限的，如果有不同的研究小组各自进行的随机临床试验研究均支持该疗法优于安慰剂组或者其他疗法，证据的力度会更强。对一系列的随机对照试验的系统分析（比如元分析），其证据得到支持的强度相对最大。

当然，在心理学研究中，很多情形下难以采取随机化原则分配被试者，而且也不容易控制自变量和其他的无关变量，这时候所进行的研究被称为准试验研究。第二层证据即来自这类研究。准试验研究是介于非试验研究和随机对照试验研究之间的试验设计，这种试验设计不如随机对照试验那样能够对无关变量进行充分和广泛的控制。比如，同时对多个个案或多个群体采用同样的治疗，收到了类似的治疗效果的研究。例如一项研究对 86 名被诊断为焦虑障碍的青少年进行了为期16周的认知-行为治疗,结果有89.3%被试治疗之后其诊断不再满足焦虑障碍的标准。这样的研究属于准试验研究,能提供一定的疗效证据,但是这样的研究难以对特定疗法与其他的疗法,以及不进行治疗的方法之间进行比较。

第三层证据是从相关研究中得来的。一些相关研究给治疗提供了很多有益的启示。比如一个相关研究揭示,治疗结束之后专业人员与来访者保持一定程度的联系,相对于治疗以后没有保持联系的情况,前者会更有利于治疗效果的维持。

第四层证据来自个案报告、专业观点和由临床治疗师认可的最好的实践标准或原则。这通常是在缺乏相关的实证研究的情况下做出的选择。比如,国内的精神障碍诊断标准CCMD,主要也是由临床心理学家认可的标准,相信未来会逐步有相应试验和统计的研究,讨论这些标准,并使其更为精练准确。Miller认为,从证据的效力上来说,对随机对照试验设计的系统评论优于单个随机对照的试验设计,单个随机对照的试验设计优于准试验研究,而准试验研究又优于相关研究、个案报告和专家观点。

(4) 循证实践的应用

在美国心理学会临床心理学分会所推荐的实证支持的疗法 (empirically supported treatment) 中,关于主要的心理障碍诊断的分类,例如抑郁障碍、焦虑障碍、进食障碍、儿童青少年阶段障碍等,均有一系列的循证疗法。这些方案中,以认知、行为学派的方法为主,而精神分析性治疗/心理动力性治疗得到实证研究的较少。认知行为的治疗方法便于程序化,并有可资借鉴的疗效指标,因此,易于进行实证研究。当然,近年来,精神分析性治疗/心理动力性治疗的疗效研究也得到一定的发展,虽然这些证据支持的强度与其他治疗方法相比弱一些,研究的数量目前还较少。但循证实践这一理念促进了精神分析性治疗的研究,使得精神分析性治疗的一些概念变得更为具体化。同时,精神分析性治疗的研究也提出了关于循证实践研究的新思路,比如以实践为基础的证据、实践性试验等概念也对循证实践的发展有所贡献。

另外,循证实践的一大特点是对于具体的干预方法有明确的描述并且能够编制出详细的、操作性很强的治疗手册。在心理治疗研究中,治疗手册往往作为培训参与研究中治疗工作的治疗师的工具,事实上,治疗手册对于研究以外的心理治疗培训也有很重要的意义。目前一些心理培训机构在使用循证实践治疗手册进行培训,有研究者甚至建议把循证实践治疗手册加入到研究生培训的课程安排中,从而更为有效地贯彻临床心理学的"科学家-实践者"的培训模式。虽然在专业人员中对治疗手册的使用尚存有争议,比如,认为使用治疗手册会由于其限制而降低心理治疗质量,但是大多数人都认可证据支持临床实践的理念。治疗手册的作用是澄清治疗过程和治疗技术相关的问题,在使用治疗手册时不需要放弃对问题的功能分析等其他理解患者问题的方法,掌握治疗方法中的原理更为重要。换言之,在使用治疗手册时,要特别注意的是不能照搬其治疗程序,最重要的是掌握其治疗原理和原则,灵活运用。在学习循证实践程序和内容时,需要有较全面的临床心理学理论和培训的基础。对于循证实践方案,一些临床心理专业人员担心这些临床实验证据可能不一定适用于他们所治疗的患者,因为研究中的患者的选择与实际的患者总是存在相当大的差异。对此的策略是,给大多数人提供循证临床实践方案,同时也要考虑满足他们的其他要求,比如,根据他们的情况安排参加小组治疗或自助小组。另外,如果一个来访者对于某一循证实践方案没有反应,那就要修改方案,或者尝试其他可能的循证实践方法。证据支持实践的基本目标是确保疗效的研究可以用于临床实践,更重要的是将这些研究结果转变为临床可用又可行的治疗程序。

由于我国的临床心理学研究尚处于起步之中,临床专业队伍相对不够强大,目前建立与国外类似的循证实践体系可能还为时尚早。但是,笔者认为,对上述循证实践的基本情况的介绍将有助于国内专业人士对循证实践的认识。另外,支持和发展循证实践,也有利于将心理治疗纳入到我国的医疗保险系统。值得欣喜的是,国内开始有临床心理学专业人士进行一些临床治疗的实证研究了。

目前,一部分美国心理学会认可的实证研究支持的疗法已被引进中国。未来需要继续大力引进国外循证临床实践方法,并将这些疗法本土化,以吸取西方临床心理学的精华为我所用。此外,国内的临床心理学工作者还需要在实践中,将这些方法做一些必要的调整,使之适合中国文化背景的患者,并且通过研究检验和证实这些方案的有效性。相信所有这些工作不仅有利于提高临床专业人员的治疗能力,也能够在相对较短的时间内,培养更多的专业人员。可以说,循证实践是值得所有临床心理学工作者共同关注的一个问题,相信其发展势必促进我国临床心理治疗的发展。

3. 合理情绪疗法的 ABC 理论

Ellis 认为,人的思维和情绪是密切相关的,人可以是有理性的、合理的,也可以是无理性的、不合理的。当个体按照理性思维去行动时,就会是愉快的、富有竞争性的,其行为是有成效的;但当个体按照不合理的、非理性的思维去行动时,就会产生心理或情感上的困难。控制和矫正了非理性的思维就会使不良的情绪消失。合理情绪疗法认为,各类心理行为障碍可定义为"人的非理性的思维和行为"。这种非理性的思维和行为是人类所具有的一种自然性质,每个人在某种程度上或多或少地都存在这种性质。这种非理性的思维和行为之所以根源很深,是由于在个体与他人所生活的社会里,其信仰和非理性的思维可从别人那里学到,并可通过暗示、自我暗示和自我重复不断地强化这种非理性的思维,以至于出现情绪或心理困扰,最后形成各种形式的功能障碍。

合理情绪疗法的基本要点是,情绪不是由某一诱发事件本身经历直接引起,而是由经历这一事件的个体对这一事件的解释和评价所引起,这一理论又叫 ABC 理论。A 指诱发事件(activating events);B 是个体对这一事件的想法、解释和评价,是指个体在遇到诱发事件之后相应的信念(beliefs);C 是在特定的情景下,个体的情绪和行为的结果(concequences)。ABC 理论认为,诱发事件 A 只是引起情绪和行为反应的间接因素,而 B 才是引起个体情绪及行为反应的更直接因素。

人类的思维活动是运用内化的语言进行的。不断运用内化的语言重复不合理的信念,是心理行为障碍患者的共同特征。合理情绪疗法认为,即使自己是完美的,或者自己的行为是令人愉快、富有成效和称心如意的,也不一定要别人容纳或被他人所爱。治疗者应把这种观点告诉患者并使患者接受,使患者不会因别人不容纳自己而感到不安。关于人们所持有的不合理信念,Wessler 等经研究总结出以下三个特征。

(1)绝对化要求

绝对化要求(demandingness)是指人们从自己的意愿出发,对某一事物抱有其必定会发生或不会发生的信念。这种信念通常与"必须"、"应该"这类词汇连在一起。如:

"我必须成功，不许失败"、"我必须事事都比别人强"、"别人必须很好地对待我"、"我应该受到尊重"、"生活应该是很容易的"等等。怀有这种信念的个体极易陷入情绪困扰之中。因为客观事物的发生、发展都有其规律性，是不以人的意志为转移的。现实社会中矛盾无处不在，无时不有，事物都是在矛盾中运行的，在社会中生存的任何个体，都不可能是一帆风顺的，总会遇到这样或那样的问题、冲突和失败；而对于某个个体来说，其周围的人和事物的表现和发展也不可能以他（她）的意志为转移。因此，当某件事物的发生、发展与其对事物的绝对化要求冲突时，他（她）就会感到难以容忍和接受，并陷入极度的情绪困扰之中。合理情绪疗法就是帮助这些个体改变这种极端的思维方式、认识其绝对化要求的不合理、不现实性，帮助他们以理性的思维方式去对待自己及周围的人和事物，以减少或缓解他们的负性情绪。

（2）过分概括化

过分概括化（overgeneralization）是一种以偏概全的不合理的思维方式的表现。Ellis认为，过分概括化是不合逻辑的、非理性的思维方式，就好像以一本书的封面来判断该书的好坏一样。过分概括化包括两方面的内容，一方面是个体对自身的不合理评价，如当其面对失败或挫折时，常常认为自己"一无是处"、"一钱不值"、"废物"、"蠢货"等。以自己做的某件事或某几件事的结果来评价自己的价值，结果极易导致消极、自责、自卑、自弃的心理产生及焦虑、抑郁的负性情绪；另一方面是个体对他人的不合理评价，如别人稍有失误就认为其"一无是处"或认为别人"很坏"、"居心不良"等，这就会导致一味地责备他人以及产生敌意和愤怒的情绪。据 Ellis 的观点，以一件事的成败来评价整个人，无异是理智上的法西斯主义。他认为一个人的价值是不能以他是否聪明，是否取得了成就和业绩等来评价，他指出人的价值就在于他具有人性。因此，他主张不要去评价整体的人，而应代之以评价人的行为、行动和表现。这正是合理情绪疗法所强调的要点之一。因为在现实社会中，没有一个人能达到尽善尽美的程度，所以每个人都应接受自己和他人是有可能犯错误的人类社会的普通一员。

（3）糟糕至极

糟糕至极（awflizing）是指如果一件不好的事发生，将是非常可怕的、甚至是灾难性的想法。这种非理性的思维方式会导致个体陷入极度不良的情绪体验之中，如自责、自罪、消极、抑郁、悲观、绝望、焦虑及耻辱等。当一个人陷入糟糕至极的体验之中时，对他（她）来说往往意味着碰到了最坏的事情，是一种灭顶之灾。Ellis 认为这是一种不合理的信念，因为对任何一件事情来说，都有可能发生比之更坏的情形，没有任何一件事情可定义为百分之百糟糕，当个体沿着这种非理性的思维想下去时，就会将自己引向极端的负性情绪之中。理性情绪疗法认为"非常不好的事情确实有可能发生，尽管有很多原因使我们希望不要发生这种事情，但没有任何理由说这些事情绝对不该发生。我们必须努力去接受现实，尽可能去改变这种状况。如果一旦发生了不幸的事件，则要学会在这种状况下生存下去"。

以上是 Wessler 等提出的非理性信念的三个特征。1967 年 Ellis 对经常造成人们痛苦的非理性信念进行了总结，将人们经常出现的非理性信念分为以下 10 种：①一个人要有价值就必须很有能力，并且在可能的条件下很有成就；②这个人绝对很坏，所以他（她）必须受到严厉的责备和惩罚；③逃避生活中的困难和推卸自己的责任可能要比正视它们更容易；④任何事情的发展都必须和自己期待的一样，任何问题都应得到合理的解决；⑤人的不幸绝对是外界造成的，人无法控制自己的悲伤、忧愁和不安；⑥一个人过去的历史对现在的行为起决定性作用。一件事过去曾影响过自己，所以现在也必然影响自己的行为；⑦自己是无能的，必须找一个比自己强的靠山才能生活。自己是不能把握感情的，必须有他人来安慰自己；⑧其他人的不安和动荡也必然引起自己的不安；⑨与自己接触的人必须都喜欢自己，赞成自己；⑩生活中有大量的事对自己不利，必须终日花大量的时间去考虑对策。Ellis 的不合理信念可归纳为对自己、对他人、对外界环境及事物的认识和评价。

与不合理信念辩论技术是 Ellis 在治疗实践中总结出来的。就是治疗者运用科学的方法，向患者所持的有关对自己、他人及周围环境的不合理信念进行挑战和质疑、以改善或动摇这些非理性信念。与不合理信念进行辩论的提问方式可分为以下两种。

1）质疑式提问

质疑式提问是指治疗者直接向患者的不合理信念提问，如"你怎么知道这一点？有何证据能证明你的观点？""是否别人都可以有失败，而你则绝不能有呢？""是否离开了他，你就不能把握自己，难以生存下去？""是否别人必须按你的思路去做？""你有什么理由要求外界事物按你所想象的那样发生？"等等。

通过以上质疑式提问，患者往往不会轻易地放弃自己的观点和信念，想方设法为自己的观点或信念辩解。因此，在施行治疗的过程中，治疗者必须不断重复辩论过程，直至患者理屈词穷、难以辩护，使其真正认识到非理性信念的不现实性，分清理性信念与非理性信念的界限，最终达到以理性信念取代非理性信念的目的。

2）夸张式提问

夸张式提问是指治疗者针对患者信念的不合理之处，故意提一些夸张性的问题。这种提问方式犹如漫画手法，将对方信念的不合理性、不现实性以夸张的方式展示给他们自己看。如一个抑郁性神经症患者说："我各方面都不如别人，任何人都比我强，别人都看不起我。"治疗者问："是否别人都生活在地球上，而你则生活在外界空间？"对方回答："不是。"治疗者问："是否你与别人呼吸的空气都不一样？"答："不是。"治疗者问："是否别人整天什么事也不干，都在围着你看？"答："不是。"治疗者问："是否你的知识面还比不过小学一年级学生？"答："不是。"问："那你所说的任何人都比你强是否是真的？"答："是我自己想象的……"在这段对话中治疗者抓住患者的不合理之处发问，前四个问题均可纳入夸张式提问之中。这一提问方式使患者逐渐认识到自己的想法不可取，从而容易使他放弃自己的不合理信念。

临床上在采用合理情绪疗法进行治疗时，首先应找到非理性信念，并有效地进行辩论。具体方法可从 ABC 模式入手：

第一，以某一典型事件入手找出诱发事件 A；

第二，询问患者对这一事件的感觉和对 A 的反应，即找出 C；

第三，询问患者为什么会体验到焦虑、恐惧、害怕、愤怒的情绪，由不适当的情绪及行为反应入手，找出其潜在的看法、信念等；

第四，分清患者对事件 A 的信念，哪些是合理的，哪些是不合理的，把不合理的信念作为 B 列出来。

以上治疗过程要循序渐进，一个个去找，不要指望一锤定音。

合理情绪想象技术（rational emotive imagery），是合理情绪疗法中最常用的方法之一，是由治疗者指导，协助患者进行想象，克服非理性信念，逐渐建立理性信念的过程。该技术的程序是：①使患者在想象中进入他（她）产生过不适当的情绪反应或自感最受不了的情境之中，体验在这种情境下所产生的强烈的情绪反应；②帮助患者改变这种不适当的情绪反应，并体会适度的情绪；③停止想象，让患者讲述他（她）是怎么想的，以至于使情绪发生了变化，根据患者的叙述，强化其合理的信念，纠正其非理性信念。

4. 贝克的情绪认知理论

认知模式的理论基础是贝克等提出的情绪障碍认知理论。他认为："心理问题"不一定都是由神秘的、不可抗拒的力量所产生的，相反，它可以从平常的事件中产生。例如错误的学习，依据片面的或不正确的信息作出错误的推论，以及不能妥善区分现实与理想之间的差别，等等。他提出，每个人的情感和行为在很大程度上是由自身认识世界、处世的方式和方法决定的，也就是说一个人的思想决定了他内心的体验和反应。

认知理论的出发点在于确认思想和信念是情绪状态和行为表现的原因。贝克论证说，抑郁症患者往往由于做出逻辑判断上的错误而自我谴责，一件很小的事情（如溅出饮料）会被他（她）看成是生活已完全绝望的表现，因而抑郁症患者总是对自己作不合逻辑的推理，用自我贬低和自我责备的思想去解释所有的事件。

贝克把人们在认知过程中发生的认知歪曲归纳为五种形式。

（1）注意推断：注意推断即在证据缺乏或不充分时便草率作出结论，如"我是无用的，因为我去买东西时商店已经关门了"。

（2）选择性概括：选择性概括是指仅依据个别细节而不考虑其他情况便对整个事件作出结论，这是一种盲人摸象式的、以偏概全的认知方式。如"单位中有许多不学无术的人在工作，这是我做领导的过错"。

（3）过度引申：过度引申或称为过度泛化，是指在单一事件的基础上作出关于能力、操作或价值的普遍性结论，也就是说从一个琐碎事件的引申作出结论。如"因为我不明白这个问题，所以我是一个愚蠢的人"，"因打碎了一只碗，所以我不是一个好母亲"。

（4）夸大或缩小：夸大或缩小是指对客观事件的意义作出歪曲的评价。如因为偶然地开玩笑，或是并无恶意地撒了一次谎，于是认为自己完全丧失了诚意。

（5）走极端的思维：走极端的思维即要么全对，要么全错，把生活看成非黑即白的单色世界，没有中间色。如没有被聘为播音员，从而就产生"我感到非常沮丧，因为没有什么地方再会聘我了，我现在连整理房间的能力也没有了，我成为一个无用的人了"。

一般认为，抑郁症患者的思维内容是以失落感为特征的。如对前途丧失信心，对工作丧失兴趣，并有生理功能的变化。来访者往往以负性认知倾向为其认知特征，他们往往把自己看成是被剥夺了的、失败的或者是有缺陷的人，他们周围的世界充满了荆棘和艰难，几乎没有一丝成功的喜悦，他们的前途没有一点自我满足的希望，只有痛苦和挫折。这些观念被称为抑郁认知的三联征。来访者往往在认知范围的大小、内容和本质上进行歪曲，形成的看法往往是固执和消极的。

许多实验研究也证实并支持了认知理论的一些主要论点，如证实情绪抑郁和非抑郁的来访者之间在下列几个方面存在差异：对前途的期望、梦想内容、对想象情境的解释。

贝克的病理学模式已经广泛应用于对焦虑障碍、恐怖障碍、偏执状态、药物滥用、性功能障碍和神经性厌食的理论分析，所有这些分析都是根据贝克的下述理论假设：在信息形成过程中产生的曲解和谬误导致了情绪障碍的发生。

（二）六环节划分的逻辑

1. 问题判定是 ACBT 治疗的基础

ACBT 治疗实施的前提条件是心理医生对患者的临床访谈，这也是心理治疗的起始，目的是使心理医生与患者建立良好的、相互信任的咨访关系。访谈过程中，心理医生应对患者的行为和出现的问题表示理解和接纳，能够正确地把握其情绪和情感，正确地揭示其话语含义及言外之意。同时，鼓励患者畅所欲言，并对其信息严格保密。当患者充分意识和体会到心理咨询与治疗的价值所在时，就会进行更加充分的自我暴露。在积极倾听和无条件关注的过程中，心理医生会不断地提炼患者表露和隐藏的信息，抓住问题的重点，以此作为帮助患者认识自己、改变自己的突破点。

2. 问题探索是 ACBT 治疗的发展

问题探索指的是心理医生与患者就其反映的问题进行深入的探讨，以启发患者辩证地、积极地认识自身存在的最大困扰到底是什么。ACBT 记录实际就是患者在不同的时间段、不同的生活场景下自动思维的记录，通过这样的记录寻找并发现患者存在哪些非理性的信念、情绪和行为模式。问题探索是一个不断反复的过程。

3. 采取行动是 ACBT 治疗的升华

问题确诊之后，心理医生根据患者对自身问题的领悟与理解，与其共同制订切实有效的行动计划，并付诸实践。即对患者非理性信念的批判及理性的情绪行为模式的建立。在有效对抗负性情绪行为模式的实践中，心理医生一定要注意患者的思想变化，调动与患者相关的人员积极协作来促进患者的转变。不要让患者有孤军奋战的感觉，而要让患者感到自己的努力正受到各方面的关注与支持。

4. 检查巩固是 ACBT 治疗的检验

有效的对抗负性情绪行为模式建立并不意味着个体不再出现消极信念。因此，心理医生切不可大意放松，要以各种方式与患者保持联系，不断地对患者自我转变行动的实施予以监督、检查，以此巩固已取得的成果，使其真正回归社会。

心理医生在强化巩固 ACBT 治疗效果的过程中，应注意以下几点：

（1）要继续保持与以往的患者的联系，一如既往地鼓励、支持他们。

（2）每一次咨询或治疗都要有始有终，不可半途而废，令患者感到这不仅是一次谈话过程，更是一个行动过程。

（3）在行动付诸实践及反馈的过程中，心理医生应调动患者周围一切的积极因素，来配合其合理情绪思维模式的形成与巩固。

三、六核心在 ACBT 中的重要性与意义问题

ACBT 心理治疗是建立在普通心理学的基本框架、传统心理学的四大理论、心身相互作用规律和积极心理学等综合理论的基础上，通过对现代认知治疗、理性情绪治疗和行为治疗以及"障碍性思维记录表"的深入分析、总结和提炼得出的一种独特的专业化的可操作性强的心理治疗方法。其操作程序包括了四个阶段，六个核心环节。四阶段标志着

ACBT 治疗过程中要达到的阶段性目标，六个核心环节说明完成各个阶段性目标要采取的具体实施方法。

ACBT 心理治疗效果的好坏主要取决于心理医生与患者对治疗过程中的六个核心环节的把握。关于 ACBT 治疗的理论基础，涉及的几个关系和关键问题是心理医生单方面必须非常清楚和高度重视的，这着重体现在心理医生解决患者身心问题时，对治疗方向和采取的策略的确定。在实施治疗的过程中，心理医生须遵循严格的顺序，帮助患者根据自己的实际情况找到一种行之有效的思想和行为模式来对抗自身负性情绪和心境，并不断强化巩固以致最终形成积极的、理性的信念。

1. 理论意义

长久以来，各种心理治疗方法的理论基石都是建立在某一单一理论基础之上，并各自为政，独立经营，较少综合各家学派理论之长。譬如：自由联想是根据精神分析的理论建立并发展起来的，系统脱敏法的治疗原理是行为主义学派的对抗条件反射，无条件积极关注的治疗方法则是依据卡尔·罗杰斯的以人为中心的人本主义心理思想应运而生。当然，这样的治疗亦有利有弊，利体现于心理医生只要深入掌握了其中一派的学术理论，就可以以一当十，以不变应万变地解决所有患者的心理问题。弊表现在单一的理论知识难免具有局限性，对某一些心理障碍的解决可能有着立竿见影的效果，而对其他心理疾患则显得束手无策。因此，为了弥补这样的缺陷，以唐平教授为首的专业团队在长期的理论教学和临床实践中，集各学派理论之优势提炼出 ACBT 这样一种综合心理治疗方法。

ACBT 心理治疗无疑是心理治疗方法的又一补充。以患者的自我体验与探索为主线，在心理医生的指导下，从心理、行为和思维三个方面着手，塑造和强化其合理的对抗负性情绪行为模式。

2. 实践意义

ACBT 治疗方法奠定于传统心理学和现代心理学的理论基础之上，因此不仅要求心理医生具备扎实的心理学专业知识，能够灵活掌握运用心理学各学派的基本思想，还需要心理医生从多方面发展自己的知识结构，针对不同情况的患者给予正确的启发、教育和指导。

除此之外，心理医生本身应当是心理健康的人，因为在整个咨询和治疗的过程中，患者表露出的负性的情绪思维模式会不断地冲击心理医生的心理，如果他们本身心理不健康，其被扭曲的思想价值观念势必会在咨询中给患者带来冲突、矛盾，甚至诱发新的病症。

所以，心理医生务必具备以下几种心理品质：①人格与心态是积极健康的；②情绪稳定，没有明显的情绪障碍；③人际关系良好，具有较高共情水平；④态度真诚，有良好的心理素质。

（韩玉果，唐 平）

第三节　ACBT 的维度及关键问题

一、ACBT 的几个维度的确立

从问题分析的角度来看，ACBT 认为任何心理问题和心理障碍都可以从以下六个维度进行评估和分析：

1. 情境维度

认知治疗家认为，行为和情绪的产生有赖于个体对情境所作出的评价。提到情境一词，读者很自然地会联想到何时何地与何人发生了何事，而这个事件与患者目前的心理困境息息相关。事情当然不是那么简单，为了不引起大家的误读，似乎应该把"情境"理解为"刺激"更为妥当。诱发患者心理困境的刺激当然不仅仅限于"何时何地与何人发生了何事"这种类型，因为我们常常会面对这样的情景，患者坐在我们面前，痛苦地皱着眉头，很真诚又很无奈地说他（她）最近这段时间"莫名其妙地很烦很烦"。因此，我们应该明白，情境因素并非个体产生情绪和行为的直接因素，但是通过对情境的考察，我们可以获取许多有用的信息资源，其中很重要的就是个体的自动思维，因为自动思维是个体在特定的情境下产生的。似乎可以简单把它分为外部刺激和内部刺激：外部刺激是指那些来自客观外界的刺激源对患者造成了直接或间接的伤害，如患者曾经在一次乘机时遭遇强气流，虽然最终平安无事，但以后每次要乘机时都很恐惧；而内部刺激是指患者主观内部的想象刺激，即患者由于某种原因将外部的无伤害性的刺激信息通过主观的信息加工构成了一种预期性的伤害性刺激。不同的刺激类型处理的方式也不同，比如，面对一位焦虑症患者，如果他（她）的焦虑症状与某些确定的情境有关，那么，医生通过运用"情境分析"（一种行为治疗技术）来找出患者的焦虑症状是由情境中的哪些关键因素造成的，然后医生运用"系统脱敏"的技术，降低患者对这些特定因素的焦虑程度。如果患者的焦虑症状游离于任何特定情境也就是不与某种特定环境有特殊的关系，那么医生就会运用"放松训练"来降低患者的总体紧张水平。

2. 认知维度（自动想法、思维、信念、认知图式、表象、记忆等）

Lyubormirky（2001）认为，人不是被动地体验事件和环境，相反，所有的生活事件都是"认知过程"，是个体的分析和建构，预期与回忆，评价与解释的过程；多样化的认知操作与动机过程对人的心理具有重要的影响。Beck 认为，认知产生了情绪及行为，异常的认知产生了异常的情绪及行为。认知是情感和行为的中介，情感问题和行为问题与歪曲的认知有关。心理障碍的产生并不是激发事件或不良刺激的直接后果，而是通过了认知加工，在歪曲或错误的思维影响下促成的。他还指出，错误思想常以"自动思维"的形式出现，即这些错误思想常常是不知不觉地、习惯地进行，因而不易被认识到，不同的心理障碍有不同内容的认知歪曲。例如：抑郁症患者大多对自己、对现实和将来都持消极态度，抱有偏见，认为自己是失败者，对事事都不满意，认为将来毫无希望；焦虑症患者则对现实中的威胁持有偏见，过分夸大事情的后果，面对问题，只强调不利因素，而忽视有利因素。

ACBT 吸收了认知行为疗法的核心思想，认同引起情绪和行为发生和改变的原因不是诱发事件本身，而是人们对诱发事件的解释。一方面，个体的情感在很大程度上取决于他（她）在某一时刻的认知，如认为也许要发生糟糕的情绪，就会感到焦虑，认为自己不如别人就会感到自卑等；另一方面，认知不但决定个体感受事情的方式，而且对行为方式也产生重要作用。认知可以激励个体去做那些与目标一致的事情，例如：认为朋友是人生的财富，在行为表现上就会经常与朋友保持联系；认为犯错误只是获得学习的机会就会勇于实践和创新。同理，认知也可以产生自我挫败的行为，如认为自己不受别人喜欢就会孤立自己，认为自己没什么能力就会避免尝试学习新的知识和技能等等。也就是说，认知既可以产生有益的行为，也可以产生有害的行为。认知所诱发的情绪、行为障碍的相互强化，形成恶性循环，最终导致心理异常。

3. 情绪与心境维度

情绪和心境是影响人类行为的一个重要方面，在人际交往、学习、工作中起着重要的作用，情绪也是心理障碍形成的核心因素之一。毫无疑问，个体所处的情境、生理状态、认知过程等都对情绪有一定的影响。Schachter 和 Singer（1962，1964，1971）精心设计了证明环境事件、生理状态和认知过程在情绪产生过程中的作用的实验。该实验先给三组大学生被试者注射肾上腺素，使他们处于典型的生理唤醒状态。然后，实验者对三组被试者作了三种不同的说明来解释这种药物可能引起的反应。实验发现，在各种情绪状态之间可能确实不存在生理上的差异，许多情绪的生理唤醒模式可能相同；认知标志激活并决定产生情绪的类型。因此，认知是情绪的基础，情绪受认知解释的调节，人的情绪是通过认知的折射产生的。正确的认知产生积极情绪，错误的认知产生消极情绪。

认知是情绪产生的主要基础，而情绪反过来也会影响个体的认知加工水平。这种反作用的明显表现之一就是情绪或心境对记忆的影响。研究发现，具有消极情绪的个体对自己所处的环境关注较少，并且往往以低效的方式加工信息。可见，人在消极情绪状态下可能会降低对所面临任务的注意，如抑郁可能产生对刺激物的不完全编码、不充足的或低效的心理加工，或者在正常心理加工时出现其他类型的干扰。

4. 行动或行为维度

正如认知影响情感和行为一样，行为也可以影响思维和情感。行为可以从两个方面来影响情感，一方面某些行为对改善情绪有直接的效果，另一方面某些行为通过其对认知的作用来间接影响情感。

正因为如此，在有些情况下，改变行为可以直接影响情绪。我们都有过这样的体会，当我们情绪不佳时，通过打打球、听听音乐或做些感兴趣的事情就可以改善自己的情绪。这些令人愉悦的活动可以使我们从消极的想法上转移注意，让我们感觉良好。

从认知中介角度来看，我们的很多行为都能支持或者强化我们已有的认知。例如，逃避社交可以强化这样一种观念：我不够出色，别人不喜欢我。这回过头来又让患者感到孤独、忧伤，自我评价也会降低；同样，行动上不够果敢的人往往会强化这样一种观念：我不可以索取我想要的东西，这会让患者感到受挫折，感到忿忿不平；对畏惧的情境作出逃避的选择，会强化这样的观念：那种情境确实极为可怕。结果，一旦患者需要面对那种情境，他（她）就会感到极度焦虑；试图在任何时候都把事情做得完美，则会强化这样的观念：我所做的一切事情都必须完美。结果，当患者发现自己难以做到十全十美的时候，就会变得紧张不安、不知所措。

5. 生理反应或躯体维度

早在 1962 年，美国心理学家沙赫特（S. Schachter）和辛格（J. Singer）设计了一个经典的实验来证明环境事件、生理状态和认知过程三种因素在情绪产生中的作用。

情绪是大脑把生理变化和对事件的知觉加以整合后产生的心理体验。一方面，情绪产生的过程中包含着生理反应（如呼吸、心跳、内分泌的变化等）；另外也包含着认知评价因素，因为生理反应主要决定情绪的强度，例如急促的呼吸和心跳往往表明有强烈的情绪反应；但仅有生理反应却不能决定情绪体验的性质，即所产生的情绪是正性的，还是负性的。而且有时仅有生理反应甚至不一定产生任何情绪，例如兴奋、激动和心跳加速等反应可以出现在喜悦情绪中，也可以出现在恐怖情绪中。

6. 社会文化维度

社会文化，从最广义上来讲，不仅指文学、艺术、教育、科学，还应该包括社会的政治、经济、法律、宗教、风俗习惯、传统意识以及衣、食、住、行的流行方式等等。因此它不仅决定着社会群体的社会规范、行为取向，还影响着个体的意识与行为。侯玉波和朱滢认为，社会文化对人的影响由内到外呈现出三个层次，一是包括知觉、思想过程、情感以及行为方式的"潜在假设"（underlying assumptions）；二是反映判断取向的价值观；三是包括服饰、语言、习俗等在内的可观察的外显特征[1]。这三个层次尤其是前两者无疑是我们心理治疗关注的重点。

不可否认的是，由于任何内外环境的刺激都要通过人的一定的认识（即心理过程）才能发挥作用，产生相应的情绪和行为，因此，大多数认知行为疗法重视强调微观意义上的个体认知、情绪和行为的作用，而部分忽视了宏观意义上社会文化背景的作用，这就很容易把治疗指向者"人"与其无时无刻不浸润其中的社会文化背景剥离开来，就像临床医疗工作中"头痛医头脚痛医脚"一样，必然会引起治疗双方的冲突和治疗效果的折损。ACBT 站在宏观整合的角度，认为社会文化性是人的本质属性，是人与自然界其他所有物种相区别的标志，人的一切心理过程都是在特定的社会文化土壤中孕育而成的，心理问题同样是一定社会文化背景的产物。歪曲的心理认知、冲突的情感体验和异常的行为方式必然反映着社会文化的局限和冲突。

通常我们认为，异常心理起源于主观现实与个体需求间的不平衡状态，我们来对两者做一简单了解。首先，主观现实包括人对客观现实的认识、评价与解释。其中"认识"是指对事物本质的看法；"评价"代表对其与人的关系进行判断；而"解释"意味着产生该事物前因后果的推断。虽然人们总是力图跳出个体的立场、利益和价值观的樊篱，尽其所能地去达到"客观"的程度，从而避免对某事某物产生所谓的"片面认识"、"主观判断"和"武断结论"等等，但显而易见，个体的主观认识和客观现实之间是有差异的，而这些差异无不反映出社会文化的影响。我们再来看个体需求，需求也叫需要，按照马斯洛的需要层次理论，人的需要可以总体分成匮乏性需要和成长性需要。其中越低层的匮乏性需要（如生理性需要、安全性需要等）越可能由人的本能决定，而越高层的需要如爱和归属的需要、尊重的需要和自我实现的需要则越可能受到社会文化的影响。虽然有些动物也有合群或者说归属的需要和行为，但这种需要与人类有着本质的不同，动物的归属是由生存法则所决定，落单则可能意味着死亡，而人类的归属是对社会文化的反映，尤其在我们东方集体主义文化影响下，这种归属感显得尤为明显。

关于社会文化对个体心理的影响，我们还可以来看几项关于青春期问题的研究。通常人们认为，青春期是一个情感上既紧张又充满矛盾的时期，青春期问题是人在达到成熟期的生物学过程中必然发生的，与社会文化的关系并不紧密。与此相关的理论有美国心理学家斯但利·霍尔（1904 年）的"青春期危机"理论、斯普兰格的"第二次诞生期"、霍林

---

[1] 侯玉波，朱滢. 文化对中国人思维方式的影响. 心理学报，2002, 34 (1): 106-111.

沃思的"心理断乳期"。上述理论提法虽有不同，但却包含着相同的实质，即青春期的特征具有生物学的普遍性。

与青春期生物机制决定论有不同声音的是，美国人类学家玛格丽特·米德在经历了9个月对玻利尼西亚群岛萨摩亚人的实地考察之后写成《萨摩亚人的成年》，该书的副标题是"为西方文明所作的原始人类的青年心理研究"。在这本著作中，米德认为文化因素比生物学因素对青春期有着更为重要的意义。例如，那些身穿草裙的萨摩亚姑娘在青春期并不存在紧张、抗争和过失的阶段。"在萨摩亚，青春期的女孩子和青春前期的妹妹相比，确实有所不同，那就是在年龄较大的姐姐身上发生的某些变化，在年龄较小的妹妹身上尚未出现。但除此以外，处在青春期的人和两年以后才达到青春期或两年以前就达到青春期的人之间，并没有什么其他差异"[1]。

米德还通过对三个原始部落的性别与气质的研究，进一步指出了性别与气质同样是文化的产物。她在《性别与气质》一书中写道："人类的天性是那样具有可塑性，可以精确地，并有差别地应答周围多变的文化环境的刺激。性别之间的标准化的人格差异也是由文化'监制'的。每一代男性与女性都要在文化机制的作用下，适应他们所处的文化环境。"[2]

马赛拉（A·Marsella）等人于1989年主编出版了《文化与自我——亚洲和西方的观点》一书，汇总了有关文化与自我的研究。这些研究者通过跨文化的比较，特别是对东西方文化的比较，考察了自我在不同文化中的差异。他们指出，自我是"一个在一定社会文化结构中不断进行调节以寻求心理平衡的系统"。自我不是固定不变的，而是构成性的和动态的，始终处在与外界互动的状态之中。对于每一个体来说，他都不是固定的实体，而是呈现一种动态平衡状态。每一个人都在寻求着维持心理和人际平衡的满意水平。人的自我是以一种开放的形式与文化发生作用的，文化不断持续地作用于自我，而自我经过对文化的理解再现或再造文化，从而影响或改变文化的某些方面。

对于任何问题都可以从环境、生理反应、情绪、行为、认知和社会文化这六个维度来理解。任何一个维度都会影响其他维度，而且彼此互动。认知改变是核心，认知和行为因素起了主导性作用。心理障碍在很大程度上是因为习得了适应不良的认知和行为，因此，通过积极的认知重建以及行为的改变和正确行为的强化就可以强有力地影响患者的心境、行为、认知和躯体反应，从而达到克服困难心境并达到心理咨询和治疗的目的。

二、关于ACBT的几个关系和关键问题

1. 建立稳固的咨访关系是首要基础

美国心理治疗领域的大师雅洛姆说："没有任何东西能够凌驾我和患者之间关系的维持。"罗杰斯也曾指出，在心理咨询中最为重要的就是咨访关系，它是心理咨询最基本的前提和基础，也是衡量心理咨询是否成功的重要标准之一。忽视咨访关系很难获得预期的咨询效果，因为任何咨询活动的进行都离不开基本关系的建立，换句话说，任何技术的运

---

[1] M·米德. 萨摩亚人的成年. 杭州：浙江人民出版社，1988：196.
[2] 葛鲁嘉，周宁. 从文化与人格到文化与自我——心理人类学研究重心的转移. 求是学刊，1996（1）：27-31.

用都必须以良好的人际关系为前提，关系与技术相比，前者是第一位的。它可以最大限度地减少来访者的防御心理，使来访者能够在治疗过程中提供真实全面的信息，并能促使来访者积极配合心理医生的建议和措施。

ACBT认为，咨询师与患者在注重建立良好和牢固的咨访关系基础上，适当的"权威"也是取得良好治疗效果的必要基础。自我国心理咨询与治疗工作开展以来，关于咨询关系中咨方是否应该保持适当的"权威"一直是个饱受争议的话题。众所周知，心理咨询与治疗根植于西方文化，西方文化推崇人性自由，强调尊重个体的权利和自由，反对权威与控制。"文化在不断地创造着人类，创造着人类的性格、心理、行为方式、思维方式及价值观念"，"心理现象在某种程度上是一种文化现象，文化现象的核心是具有价值和意义"。当这种夹杂浓烈文化气息的"舶来品"进入到我国，它所强调的某些原则可能就会出现"水土不服"的不适应状况。怀特（Wright）在研究中国文化时指出中国社会赞许的态度和行为有以下诸项："服从权威；服从常礼及礼法；尊重过去与历史；热爱经典学习；尊崇经典作用；道德修养先于专业修养；主张非武力的改革；小心谨慎；不与人争；有继续传统的责任和勇气；在困境中自重自持；在道德文化上严格苛刻；对待别人细心多礼"[1]。杨国枢也指出："中国人的社会倾向性人格是中国农业社会特点与文化的产物。它与萌芽于西方工业社会，以个人倾向、自由倾向、竞争倾向及享乐倾向为代表的个人取向性人格大相径庭。"大体来说，我国传统文化宣扬鲜明的社会取向，强调群体为先，社会价值至上，这就培养了中国人服从、依赖、敬畏权威的心理特点。在这样的文化背景下，大多数的来访者来治疗之前，在主观上希望接待他的心理医生具有权威感，并迫切地希望能从这个权威者那里获得明确、具体和有效的意见及建议，以缓解心理痛苦，改进行为方式。如果心理医生不考虑文化背景，照搬教科书理论，死守价值中立，不在适当条件下向来访者提供任何的意见或建议，则很容易使来访者产生焦虑和不安，并对心理医生的能力产生怀疑，进而失去对他的信任，导致治疗活动难以取得较好的效果。

咨访关系中的权威，不是对来访者的简单操纵和控制。它首先应该建立在咨访双方平等的地位关系上。这种平等一方面可以给患者创造一个安全、温暖的倾诉氛围，使得患者感觉到自己受尊重、被接纳，能获得一种自我价值感，从而最大程度地表达自己；另一方面也可以使得心理医生放下自己固有的价值观，充分地、无条件地接纳患者，客观地，而不是主观地对患者做简单判断，在这样的状态下倾听并收集资料，才能是全面的和准确的。在这种平等关系基础上，心理医生凭借其工作领域的知识和经验，以其从容不迫的神情和坚定的语气使患者感觉到自己面对的是一位权威的心理专家，那么很容易地就能对心理医生产生信任感，接下来的倾诉就会是毫无保留的和完整的。这能给心理医生收集资料、准确共情提供有利条件，也为治疗进程铺平道路。我国的患者受传统文化和地域文化的重要影响，很多人仍然认为"吃药才能治病"，对于语言和人际活动（心理治疗）能够治病是持怀疑态度的。所以，心理医生在与患者首次接触做出正确的诊断后，必须详细说明心理疾病的治疗原则是"心理治疗为主，药物治疗为辅"，心理治疗对于心理疾病不但是"治标"，而更重要的是"治本"。因此，心理医生的权威感能够促使来访者必须认真地按照医生所布置的作业去完成，按医生所要求的时间回访，从而达到治疗的最佳效果。

---

[1] 杨国枢. 中国人的心理与行为. 桂冠图书股份有限公司，1993：396-397.

2. 情境、自动思维/想法与情绪关系问题

哲学中的因果关系理论已经不再是学者们讨论的一个学术问题，而是人们普遍用来思考和分析问题的一种思维模式。在中国的心理门诊中，来访者常常提出一些这样的问题：我为什么会得这样的病？是什么原因导致我患这样的病？在ACBT的治疗过程中，通过来访者记录表中的前三项（时间、事件和心境）记录，心理医生可以发现来访者在什么时候和什么情景下心境的变化规律，但我们必须十分清楚，这不是患者患病的直接原因，可能有一些是患者负性情绪的诱因，也不一定完全是患者负性情绪的诱因。可以肯定的是，至少可以帮助心理医生掌握患者症状的表现规律（如抑郁症的"晨重夕轻"，神经症的"弥散性"等）以及症状的表现与事件的关联问题。有助于在后期的强化治疗过程中选择强化行为。

自动思维与情绪是不同的事情。情绪是一个人情感的内部体验，比如说我们会感到焦虑、抑郁、愤怒、害怕、无望、幸福、振奋、好奇、沮丧、无助和自责等。而自动思维或想法是一个人在面临事件时根据自己的经验和观念对事件做出的评价和反应。一个有趣的事实是，绝大多数来访者不会认为自己的想法或感觉是不合理的，而是把焦点集中在自己的情绪、行为以及身外的社会关系和人际关系所出现的问题上。当然，患者不清楚的是，当一个情境发生时，个体随之产生的自动思维或想法是相当迅速的，似乎是自发自动出现的，而不是意识努力的结果，所以个体通常会更多地意识到由自动思维引起的情感反应而不是自动思维本身。ACBT存在的基本假设是：每个人对于事件的解释或想法决定着她/他的情绪和行为反应，情绪和行为只是他们如何考虑一个事件的结果。举一个例子说明，假如一个年轻女孩很晚回家，经过一个很黑暗僻静的小巷，身后突然出现了一个黑色的人影，这时她可能存在什么反应呢？如果她的想法是"他是一个坏人，可能要劫色"，她出现的情绪就会是紧张、害怕、焦虑等，随之伴行的行为就是走路的速度加快，甚至会失声喊叫。而如果她的想法是"这也是和我一样急匆匆的赶路人"，她的情绪就会是感觉到放松，有安全感，在行为上可能会主动与对方打招呼结伴而行。由此可见，两种不同的思维可以引出正性或负性两种不同的情绪反应，而来访者常常不能识别出此刻的情绪是因为某些特定的想法引起的。因此，我们在进行治疗的时候不是挑战人的情绪，就好比说一个人正在焦虑，你告诉他说不要焦虑，这样是没有任何意义的，我们要让患者去面对他过去所忽略的但对他的情绪和行为起至关重要的自动思维。

因此，对于情境、自动思维和情绪三者的关系，我们可以得出这样的结论，自动思维是个体处于一种特殊情境时出现的一种消极思维、观念或想法，而这些消极思维或想法又常常引发相应的负性情绪，由此，自动思维实际上扮演了情境和情绪二者之间的中介因素。在ACBT的治疗过程中，咨询师会鼓励患者讨论引发他们不良情绪的情境或刺激，包括他们害怕的情境（如与陌生人会见、在公众面前演讲、广场、电梯等），以及影响他们害怕进入这些情境的因素。另外，鼓励他们意识到并找出伴随这些特定情境出现的自动想法。这些自动想法即是情境和焦虑情绪的中间变量。而通过对患者自动想法的分析，咨询师可以进一步挖掘出在这些自动思维背后所隐藏的患者所坚持的更深层的信念。通常一个患者会持有一个或几个核心的不合理信念，比如："人性都是恶的，所有人都很自私"；"我做了很多错事，不值得别人爱我，也没有人会爱我"；"付出努力就应该有回报"。这些核心的信念即是认知挑战的主要对象。

3. 自动思维的记录问题

自动思维（automatic thoughts）顾名思义是大脑中自动产生的思维、观念和想法，是个体在没有任何重大应激源刺激状态下对一些常见问题和事件的思考和回忆。其中大部分是有关自己的消极的评价（如"她拒绝我了"）。而这些大量的自动想法来自于个体所具有的核心信念和潜在的假设（如"我不可爱"）。"自动思维是一种思维流，它与一条更大的思想流共存"（Beck，1964）。大部分时间个体无法意识到它的存在，它是自发涌现的，个体没有努力与选择，但通过训练，却可以将它引入到意识之中。我们可以认为它处于意识的边缘部位，是最表浅的认知，是意识的而非潜意识的。它不仅可以出现于精神痛苦的人，在普通人中都很常见。

大多数情况下，自动思维来得很快，人们更多能意识到的是情绪反应，而忽略了思维本身。因此，有时想弄清楚自动思维并不是一件很容易的事情。方法之一就是学习向自己提问。例如，假设你努力做某件事，但结果却没有做好，你感到失望，情绪低落，这时，你可以问自己如下问题：①在这件事情上我是怎么看待自己的？一种答案可能是："我无法完成我想完成的工作。我为之努力的大多数事情都是失败的。"也可以是："在这件事情上，我已经尽力做到了最好的自己，这件事超越了我的能力所及。"②他人会怎样看待我在这件事情上的失败？一种答案是："他们会认为我太笨了，简直不能做任何事。"也可以是"每个人都会经历失败，这很正常。"③这件事对我而言意味着什么？一种答案可能是："我能力太差了，什么都做不了。"也可以是："我可能需要改进解决问题的方法或加强这个领域的学习。"

检测自己的自动思维是需要一个过程的，在做积极认知行为治疗时咨询师常常会利用一段时间让来访者对自己的自动思维进行检测和统计，一般要求每天记录3～4次，每次记录1～3个自动性思维，原则上不超过3个。这样做的理由是，一方面，咨询师要寻找的非理性信念很多都是来自来访者的自动性思维。从认知心理学的角度来看，心理疾病的根源在于患者的某些错误的认知——非理性信念，而心理疾病患者的错误认知对其产生长期重要影响的，也就是自身的某一两个主要的非理性信念。另一方面，通过自我检测，来访者不仅仅可以熟练地对自己的情绪进行监控，也同时可以明确自己的负性情绪和不良行为在受到哪些具体负性自动思维的影响和控制，这样也就为咨询结束后在其日常生活中加强和巩固咨询疗效打好基础。

从实践的角度来看，能够比较好地记录和高度概括性描述自己的自动思维的来访者，大多是文化程度较好的中青年。而18岁以下和55岁以上，且文化程度又在高中以下的来访者一般不能很好地理解这一项内容，这也是所有心理治疗方法中适应对象问题。

4. 关于积极性问题

对待心理问题，积极心理学认为心理问题本身虽然不能为人类增添力量和优秀品质，但问题的出现也是为人类提供一个展现自己优秀品质和潜在能力的机会，个体积极心理的发展过程也就是一个处理和消解心理问题的过程。因此，积极心理学主张从两个方面来寻求问题的积极意义，一是探寻问题为什么会产生的根本原因，二是从问题本身去获得积极的体验。ACBT提炼整合了积极心理学和个人建构思想，强调治疗者和来访者双方积极主动的心理治疗。

在治疗者一方，ACBT强调治疗者的技巧如关注、权威形象、信任等在治疗过程中的有效运用，发现并唤醒来访者自身固有的积极力量和优秀品质，主动建构积极的身心状态，以正性积极的态度面对困境，找到行之有效的行为模式以应对其负性情绪和困难心境，达到治疗效果，并促成自我发展和潜能的实现。

在来访者一方，ACBT强调来访者的积极认知、积极情绪和态度体验，以及积极的行为探索三个层次的有机结合。首先，ACBT强调来访者积极的认知评估在治疗过程中的作用。有研究表明，教给临床患者一些改变认知的方法，让他们学会从积极的角度看待面临的压力，对缓解病情、维护健康是有益的。其次，ACBT重视来访者的积极情绪，因为情绪和情感与个体认知和态度密切相关，并且是影响个体行为的一个重要方面，与积极情绪相关的积极应对策略，能增加主观幸福感，促进健康。研究表明，积极情绪有助于缓解压力，帮助个体从压力环境中快速而有效地恢复过来；积极情绪也可以纠正或撤销消极情绪的后果，有利于生理健康。

值得一提的是，ACBT在强调积极情绪的同时，并不主张完全以积极情绪替代消极情绪，即ACBT的目标不是消除所有让个体感到不安的情绪，而是强调对各种情况作出恰当的情绪反应。生活中我们每个人都不可避免地会有消极情绪体验，感到烦恼、忧伤、后悔、愤怒或者失望等等，消极情绪可能会进一步引发个体和社会行为问题，其所伴随的剧烈的和慢性的压力甚至会危及免疫功能，增加与压力有关的疾病易感性。但不可否认的是，消极情绪本身作为一种防御机制也具有其自身存在的特定的功能与价值，如果我们不能达到某个目标，感到失望是很自然的，这可以促使我们去反思问题、总结经验并更加努力进取。也就是说，当做了错事时，我们应当感到抱歉而非极度自责；当我们的行为没有达到既定目标时，应该感到失望而非羞耻。这些积极的合理的情绪才是健康的心理反应。

积极认知行为治疗过程的始终，都要求来访者在心理医生的指导下保持一种对自身问题的积极思考与探索状态。首先，我们总的要求是每天记录3~4次自动思维，但这种记录可以是在事件情景当中进行，也可以是一天结束之后进行，具体情况根据患者自己的时间和工作状况而定。不管是哪一种记录方式，来访者都必须保持一种积极的状态，尤其是在对抗负性情绪和困难心境时，我们要求来访者用一个行动或行为（behavior）才能完成该项任务，这也是我们在命名时采用active而没有用positive的原因。其次，如果一天结束之后进行记录，这就更要求来访者对当天的心境和自动思维有更多的回忆和追寻以及总结，没有能动性和积极性是完全不能完成该项任务的。其实，从医学心理学的角度来看，心理疾病患者最主要的临床表现就是患者心理上的"某种困难状态"。对于来访者的积极性要求，从改善症状的角度看也是必需的，这也完全符合人本主义心理学的"助人自助，自我成长"这一核心思想。

5. 自我应对与探索及强化问题

在熟练进行思维记录的基础上，来访者要进行积极自我应对与探索，尽量要用一个行为或行动来对抗自己的负性情绪与困难心境，只有在行动中才能获得真实的体验，修正自己的不恰当的想法（Greenberger & Padesky, 2000）。ACBT对自我应对与探索的要求是1~2个月时间，个别人还有可能再久一些，但一般不应超过3个月。在患者的自我应对与探索过程中，最好不用意识和想象来对抗，其理论基础是心身相互作用的规律。很多研究发现抑郁症患者常常采用消极的应付方式，较少采用积极的应付方式。而改变患者的应付方式有助于减轻其病情，缩短病程。

通过把注意力吸引到患者外部的行为上来，并且通过采用一些逻辑和行为的实验方法来对此做出挑战，治疗者可以帮助患者从那种曾经引起过挫折经验的不同于常人的情境体验中发展出一种新的真实的规则。通过建立这样一种辨别的尝试，而不是通过试图去改变言语可触及的知识，从而使得先前的挫折情境被重新分类并使得潜意识中的自动反应下降。改变行为就是去做那些让我们在各种场合都能反应恰当、感觉良好的事情。这些好的行为包括勇敢面对我们害怕的情境，果敢地交流，练习深度放松的技术，解决问题，设定目标，利用社会支持，以及对自己的活动作出安排等。

在实际的治疗过程中，很多来访者很难根据自己的具体情况找到一个有效的行为来对抗自己的负性情绪与困难心境。我们认为这也是 ACBT 治疗的难点和关键所在。这个环节解决得好，其效果相当理想，解决不好，患者就会对治疗失去信心。因此，为了获得新的行为和思考模式，治疗者会拿出时间与患者专门讨论体验性的行为作业及其作用，鼓励患者大胆地尝试不同的行为，他们会在来访者自我探索的过程中及时地给予指导、分析和总结，让其找到一个有效的行为模式来对抗其负性情绪与困难心境，假如有必要的话，治疗者会让患者在想象中去加以演练，并力图通过作业促进治疗过程中对相关问题的理解和思考，从而固定下来不断地给予强化。如果患者经过 1～3 个月的自我探索都还是找不到一个较好的对抗行为模式，这时心理医生要及时给予指示，让患者按照医生指示的行为模式不断地练习和强化，该过程一般要坚持 3～6 个月的时间。

（徐浩岚，唐　平）

第四节　ACBT 的科学性问题

积极认知行为治疗（ACBT）是科学的治疗方法吗？

也许在你已经了解 ACBT 的理论基础（第一章）及其操作程序（第二章前三节）后，已经得出答案。然而，为了能够更严谨更系统地回答这个问题，我将从不同的视角来探索 ACBT 的科学性。在本节中，你将同我一起来了解和辨明科学与心理学的关系，你将会从理论和实证的角度，开启 ACBT 科学性探索之旅。最后，你便能更好地得到对这个问题的答案。

一、科学与心理学

要解开本节开篇之谜，我们必须面对以下问题：

科学是什么？

心理学是科学吗？

临床心理学具有科学性吗？

每一个问题都难以简单回答，而每一个问题都是下一个问题的前提或者条件。仅论科学是什么，或者通俗而言：什么是科学的？什么是非科学的？这个科学的划界问题就是现代科学哲学研究的最基本问题，而只有在这个最根本问题的基础上，我们才可以探讨和解答其他问题。然而关于问题的解答，不同的学者给出了不同的界定，有的甚至各执一端，互不容纳。

科学到底是什么？是探寻规律源于科学发现的知识体系，还是一种对知识的探究过程，亦或是导致科学发现的具体方法？在明确的标准之下，心理学的科学性又具有怎样的价值？是如我国学者在一篇题为《心理学将被逐出科学的殿堂？》的文章中描述那样"将心理学视为'软科学'早已是公开的秘密[1]"？还是犹如预言家所言："心理学是21世纪科学"？临床心理学的科学之路面临哪些困难，这些问题是本身固有的，还是发展的产物？在这一切问题下，我们才能揭开ACBT科学性之谜，从理论逻辑论证到方法的实证检验去探明ACBT的科学性。

面对这些庞大、深刻的问题，我们将要在众多的观点中去了解、辨析和证明这些问题的发展性，以达到对问题最为完善的解答。

（一）科学是什么？

1. 科学词源

借用陈寅恪老先生的一句话："凡解释一字，即是作一部文化史"。

科学一词，英文为science，源于拉丁文的scio，逐步演化为scientia（知识），最后定型成英文的"science"，其本意是"知识"、"学问"。而把science译为"科学"则有不同的追源考证。

著名的科学史家席泽宗院士，曾经考查了"科学"一词的来源。据其研究，是日本科学启蒙大师福泽瑜吉首次把"science"译为"科学"，日本人在翻译时译成：科学是分科治学，哲学是综合之学。1893年，康有为首次引进并使用"科学"一词，严复随后在翻译《天演论》时也将"science"译为"科学"。此后，"科学"一词便在中国广泛运用。

另一种观点由历史学家冯天瑜提出，其考证得出，"科学"不是日源词，而是中国古典词，是"分科举人之学"、"科举之学"、"分科之学"的简称，早在我国宋代已经出现，后传入日本，在"分科之学"意义上被日本人使用。至德川幕府末期、明治时期，日本人以"科学"翻译Science，又逆传入中国，因而作为西方近代文化产物的Science具有"分科之学"的意蕴[2]。

在不同的观点中，我们至少可以得知："科学"在我国古代确有其词，不过没有用于解释"science"，而传入日本后则被用做"science"的翻译，即又逆传入我国。

科学被写成"科"+"学"，古义"科"的意思是分门别类，而"学"是学问、知识的意思。则科学可理解为：分门别类的有实际用途的知识和学问。同时，有很多学者认为，科学一词的意义相当于"格致之学"。《礼记·大学》上说："致知在格物，物格而后知至"。所谓格物，就是推究事物的道理。"格致之学"即穷究事物的原理而获得知识，要反映客观规律的知识体系，不能仅限于分科的，不可将反映综合性的客观规律知识，排斥在科学之外。

2. 科学的界定

关于科学的界定，众说纷纭，我们不妨首先来看看一些权威词典中是如何对其进行定义的：

法国《百科全书》：科学首先不同于常识，科学通过分类，以寻求事物之中的条理。

---

[1] 伍一军. 心理学将被逐出科学的殿堂？南方周末，2002年10月10日.

[2] 冯天瑜."科学"：概念的古今转换及中外对接. 中国地质大学学报，2007（6）.

此外，科学通过揭示支配事物的规律，以求说明事物。

前苏联《大百科全书》：科学是人类活动的一个范畴，它的职能是总结关于客观世界的知识，并使之系统化。科学这个概念本身不仅包括获得新知识的活动，而且还包括这个活动的结果。

《辞海》1979 年版：科学是关于自然界、社会和思维的知识体系，它是适应人们生产斗争和阶级斗争的需要而产生和发展的，它是人们实践经验的结晶。

《辞海》1999 年版：科学是运用范畴、定理、定律等思维形式反映现实世界各种现象的本质的规律的知识体系。社会意识形态之一。

《辞海》2000 版：科学是关于自然、社会和思维的知识体系。

《现代科学技术概论》：可以简单地说，科学是如实反映客观事物固有规律的系统知识。

《中国大百科全书》（哲学卷）：科学是以范畴、定理、定律形式反映现实世界多种现象的本质和运动规律的知识体系。

各种词典中所呈现的是趋于一致地认为科学是一种知识体系，是对人类活动的客观规律的一种反应。除此以外，一些新的声音给我们提供了不同角度理解科学的视角。

近日，英国科学委员会为"科学"一词下了新定义，他们说这可能是"'科学'的首次官方定义"。定义是这样的："科学是以日常现象为基础，用系统的方法对知识的追求、对大自然的理解以及对社会的理解。"英国哲学家格雷琳说："因为'科学'涵盖的领域很广，所以对它的定义也应很宽泛，需要说到自然科学的研究，也要说到社会科学的研究；需要用到'系统'和'现象'这样的词语"。

张春兴认为，科学是运用系统的方法处理问题，从而发现事实变化的真相，并进而探求其原理原则的学问[1]。其包括三个要素：问题、方法、目的。任何一种科学的产生，都起源于有待解决的问题，即对象。而仅有对象，并不代表科学，因而需要科学的方法和目的，以探求可变现象的客观规律。因此就如一些人所定义的："科学是运用事物间已知关系的联系去揭示和发展未知关系的一种方法"。

我们已经越来越清晰地看到，对科学的界定已经更加广泛和系统，不仅认定科学是一种知识体系，更加强调科学必然包含研究方法，同时把科学看成是发展性的动态过程。因此，我们认为，科学是运用适宜的系统方法，有目的地对知识（包括自然的和社会的）进行理解和探索的不断发展的过程。

通过我们对科学的界定，则可以更好地理解科学内部的划分，虽然科学是一个体系，亦是一个动态的过程，但根据其对象和研究方法的不同，仍然具有不同的领域。按研究对象的不同，可分为自然科学、社会科学和思维科学，以及总括和贯穿于三个领域的哲学和数学。按与实践的不同联系，可分为理论科学、技术科学、应用科学等。在现代的科学发展中，我们会更多地接触和联系不同学科和领域，使得科学能更好地解释和预测诸多现象，达到人类认识自我和认识世界的目的。

3. 科学性

在现代各领域，对于科学性问题，存在诸多争议。因为科学性问题的确定则是回答

---

[1] 张春兴. 现代心理学. 上海：上海人民出版社，1994：4-5.

"什么样的是科学的?"而这个问题的回答,则是近年来学术界越演越烈的热点论题。

追其原因有三：首先,"科学"出现于近代西方,其倡导自然科学而较为忽视社会科学,导致在所谓科学殿堂中社会学科和人文学科的缺失,因而招致对科学性"西方科学化"的强烈反对；同时,在现今百家争鸣的发展中,多学科的融合以及新兴学科的发展,都期望得到科学的价值认可,因此科学性的标准各执一词,难以统一；最后,一些所谓科学的卫道士,用其科学性的棍子把科学狭隘化,排斥科学的整合,阻碍了科学的发展。如此三大原因造成了科学性问题探索的艰难。

从另一个角度,我们可以这样理解科学性。之前我们对科学词源、科学界定的探讨解答了"科学是什么"这样一个问题,那么科学性则是科学在实际学科中的一种衡量标准,评判是否具有科学价值的一个杠杆。科学性是科学的性质和表象,是如何根据科学规律来思考问题和制订行动计划以求得最大效率的标准。科学性要求对可观察现象进行测量和分析,对经验数据进行系统研究并统一到理论中,然后通过进一步的观察陈述来评价这些理论,并能推导出先前没有想到的一系列经验证据。科学也就是在这种"归纳——推理"的过程中,探寻规律,指导行为。

因此,就如同柏拉图把知识归纳为那些总是真理的事情,然而亚里士多德相信知识只是具有连续性的事情。在今天看来,他们的思想有很大的局限性,但在历史上,他们的思想所带来的巨大成果都推动了历史和科学,因而,没有人会说他们所做不具有科学性。同样,学科不论是分科的,还是交叉的,综合的或是整体的,只要它们都属于各自客观规律的反映,都应用了科学的方法进行研究,就应归属于科学的范畴之内,是具有科学性的学科。

（二）心理学的科学性

1. 心理学是科学的

"心理学是一门有点别扭的科学"。20世纪初,被称为"美国第一个科学取向和最后一个哲学取向的心理学家"威廉·詹姆士做出了如上论断。一个世纪后的现在,心理学有了很多突飞猛进的发展,但仍然处在这样的尴尬之中,而这样的尴尬往往显得稚嫩可爱。因为,心理学是发展的,现在的她还是个孩子。

人的心理现象是世界上最复杂的现象,人的行为、心理是多种因素综合作用的结果,这种复杂性决定了对人的心理可以多角度、多层面地加以研究。在心理学的先驱者冯特那里,科学取向和人文取向这两种研究定向本来是并举的。然而,近代以来对科学理性的崇拜,使唯科学主义渗透到了各个领域,在这种时代精神的感召下,科学取向的心理学逐渐占据霸主的地位,成为主流的心理学。但是,心理学试图仅仅用自然科学的方法来认识和理解人的心理的全部,这显然是行不通的。心理学一味地想挤进自然科学的大门,其结果只会碰得头破血流[1]。

艾宾浩斯有一句名言："心理学有很长的过去,但却只有短暂的历史"。自1879年独立于哲学以来,现代心理学拥有130年的发展史。但相对于其他成熟的科学,如天文、物理、化学、生物等,心理学还非常年幼。回顾科学技术史,近现代科学史一门门先后成熟起来的顺序正好与物质运动规律的复杂程度呈正比：机械运动、物理运动、化学运动、生

---

[1] 丁道群. 论心理学的科学观及其方法论意义. 求是, 1996 (6).

物运动……运动的复杂程度高一个数量级，相关学科的成熟时间差不多就要晚一个世纪。如此说来，心理现象的复杂性，无疑是所有领域中最高的。心理学的不成熟性，是可以理解的。因为任何一个领域没有艰苦的、前科学时代的积累，就没有后来名正言顺进入科学殿堂的光辉。

运用我们在"科学是什么"中得到的答案，我们可以很肯定地说心理学是科学，只不过她更为特别，并且有待发展。我认为可以从以下四个方面来认识心理学的科学问题。

（1）心理学的研究对象具有特殊性，因此决定了其科学性不能按照自然科学的标准一概而论。早在古希腊时期，哲人就提出了"认识你自己"这个至今仍然未解的主题。心理学研究的对象是人，这个对象同时具有客观性和主观性[1]，因而，在崇尚实证主义的自然科学的殿堂，对心理学的学科性质抱有极大的怀疑。我不得不说，这样的怀疑是狭隘化的科学主义。

随着科学技术日新月异，人类在对客观规律的不懈探索中，对世界的认识发生着很大的改变。人作为认识的主体在客观实在的基础上发挥着主观能动性的作用；同时，人亦是认识的客体，需要探寻其规律和预测行为。从哲学的广博到心理学的系统都要对人这个客体进行探索和研究，然而作为客体的人甚至比自然现象更加复杂。这种复杂性除了人的二重性外还有对其探索的方法论问题，对人的探索从最初的思辨到借鉴自然科学的实证；从抽象的概括到可量化的系统；从单一的学科组成到跨学科跨领域的研究，这些都是科学方法论的发展。

虽然纵观现代科学哲学史，从波普尔的"证伪主义"与库恩的"科学革命"到拉卡托斯的"科学研究纲领方法论"，科学性的量和度问题尚未明确，但是却给我们提供了参照的趋同指标。如同波普尔认为的"不同的研究领域，科学性有不同的含义"一样，在对人探究的科学中，把从人的基础上生长出来的价值体系与在物的基础上生长出来的价值体系相结合，共同构成完整的精神价值体系，才能从理论和方法上打破局限，以此来指导科学研究。

（2）心理学自身研究的跨度宏大，横跨了自然科学和社会科学两大领域，因而难以形成统一的标准。人是最为复杂的，对人的研究必然涉及各种领域，以及各领域的整合，在现代科学发展的进程中，能把诸多领域统领在一起的恐怕除了哲学外没有科学可以胜任，而心理学不仅要统领，还要对其内部进行整合。即不仅由部分组成，还需要整体的协同，这是目前科学无法完成的命题。

有人说，心理学的好处在于杂，而问题也在于杂，横着杂（各种理论之间），竖着也杂（各种分支之间），这样纵横交错的体系就是现在心理学的格局。众所周知，心理学中科学主义与人文主义二者的分离自冯特和布伦塔诺分道扬镳以来，彼此相背而行久矣！我们不能否认，这两种取向的研究几乎有等长的历史，并形成了截然不同的理论和范畴体系，也都有累累硕果问世。科学心理学源于冯特的实验心理学，经过构造主义、功能主义、行为主义等若干发展，以及20世纪中叶兴起的认知心理学和认知神经科学，形成了数理逻辑指导的实证研究传统；哲学心理学源于布伦塔诺，其间产生了精神分析、人本主

---

[1] N. W. Smith. 当代心理学体系. 西安：陕西师范大学出版社，2005.

义和超个人心理学等流派，以哲学思辨、现象分析和主观报告为研究方法[1]。心理学这两大分支，在未来可以预见的一个时期，尚无整合的可能，也难有新的学派出现，只会继续分化出新的边缘学科、交叉学科，并在整理实证研究材料的基础上寻求方法学的突破。这样的发展趋势恰恰是心理学发展积淀和突破的关键点。

（3）心理学具有发展的阶段性。纵观科学发展史，总是新理论超越旧理论。就如库恩所言："科学的变革就是指该科学领域摈弃一种长期公认的有较大影响的科学理论而接受另一种与之不相容的理论"。唯物辩证法告诉我们：旧事物必被新事物所代替，不过新事物必将面临漫长而曲折的道路。自心理学成为一门独立的学科以来，发展迅猛，拥有诸多研究成果并被广泛运用，同时也伴随着批评、怀疑和指责，这是新事物发展过程当中必然经历的，是心理学发展的阶段性问题。

在科学哲学中，库恩对范式的定义指出，范式必须包含定律、理论、应用和相关仪器，也就是学科领域内的世界观和方法论[2]。按照这个标准，在学派林立的时代建立起来的心理学流派无疑缺乏统一的范式，没有一个理论被整个心理学界所接受。现在的心理学是处于前范式阶段，需要发展、整合和不断的探索，以不断的累积带来阶段性的突破。可以这样说，我们现在学习的心理学，是哥白尼以前的天文学，牛顿以前的物理学，拉瓦锡以前的化学，达尔文以前的生物学。我们不仅要学习她，还有责任发展她，完善她。

（4）心理学不是典型的自然科学，但也不是不科学。现代心理学作为一门比较系统的科学来研究人，自然有它全面而科学的见解，这是不用质疑的。在科学的殿堂中，自然科学要求一种确然的结论，而心理学得出的都是概然的结论，因而就戴上了"不科学"、"伪科学"的帽子。实际上，自然科学的标尺来划分的实验科学或是非实验科学、科学或非科学，其很多只是在解释世界的角度上存在不同而已。

张春兴对"心理学是否配称为科学"谈了三点认识：①现代心理学所采用的科学方法，其周密性并不逊于一般自然科学；②心理学所研究的人性问题，与研究物性的其他科学相比，其难度更高，其深度更深；③从科学研究的价值来看，心理学所研究的人性问题，远较任何一门科学的研究更为重要。其他科学的成就，只能助益于人类物质方面的生存、安全与便利，却永远无法促进人类精神生活方面的和谐、快乐与幸福[3]。那些对心理学科学性质疑的声音，只能说明心理学的科学意义还没有被充分地认识到。

2. 心理学的科学发展

"全部历史、世界史都是为了使'人'成为感性意识的对象和使'作为人的人'的需要成为自然的、感性的需要所作的准备。历史本身是自然史的一个现实部分，是自然界生成为人这一过程的一个现实的部分。正像关于人的科学将包括自然科学一样，自然科学往后也将包括关于人的科学，这将是一门科学。"一百五十多年前马克思（Marx）在其《1844年经济学——哲学手稿》中的预言，现在被心理学证实了。心理学就是在历史的基础之上整合人和自然以寻求感性和理性的整合，这是一个历史性的发展，不单单是立于某一层面的批判。

---

[1] 叶浩生. 西方心理学的历史与体系. 北京：人民教育出版社，1998.

[2] 托马斯. 库恩. 科学革命的结构. 北京大学出版社，2003：21-22.

[3] 张春兴. 现代心理学. 上海：上海人民出版社，1994.

从上面我们了解到，心理学由于其对象的特殊性、研究范围的广博性以及发展的阶段性等问题，使其备受质疑。但是，我们也看到了心理学的科学性及其积极的科学价值。从整个发展历史看，心理学形成的以科学主义研究取向为中心和以人文主义研究取向为中心的两大阵营，在研究策略、模式、范畴等方面展开激烈的争论。科学主义研究取向试图扼杀其他心理学研究取向成果，人文主义研究取向力图与之抗衡，从而造成心理学的"不统一"危机。自20世纪60年代以来，认知革命、后现代哲学思潮和本土化运动的推动，给心理学发展带来了新契机，这两大阵营日趋弥合。面对这种历史发展形态，我们必须探讨两种研究取向的趋合势态，谋求心理学更为科学化的新契机[1]。

在研究对象上心理学应强调一定社会历史条件下活生生的人的心理的整体研究，既要研究一般的心理过程，又要把人性、人格、价值、潜能和自我实现等提到心理学研究的重要地位；既要研究外显的行为，又要研究主观的心理体验，反对切割、分离和遗弃人的心理内容。

在研究方法上，倡导方法与对象的统一，鼓励方法的多样性，反对研究中的唯实证方法的倾向。实验室研究得出的结果不能作为最终的结论，而要把它放到宏观社会环境和文化历史氛围中去加以理解和解释。坚持心理学质的分析与量的分析相结合的原则。

在心理学理论构建上，以科学心理学为主体和指导，努力升华和吸收常识心理学、哲学心理学以丰富自身的理论体系；同时，通过开展心理学的本土化研究，建立适合本土文化圈特点的心理学理论模式，使科学心理学的普遍结论和各国不同的社会文化历史背景有机地结合起来。

在此基础上，使心理学的研究成果更真实地反映出人的现实心理生活，有效地理解、解释和干预人们日常的心理和行为，从而使心理学更广泛地应用于社会生活各个领域[2]。

3. 临床心理学的科学价值

临床心理学作为心理学的应用性分支学科，其科学性问题更是备受质疑。究其原因，不外为内外两个方面。临床心理学的科学价值首先要考量心理学的科学价值，如前面所谈到的，自心理学诞生之日，科学性就备受质疑，而应用性很强的临床心理学领域，由于其方法的复杂性和成果有效性的难以确定，就像民间传为神秘的催眠等技术那样，其"软"性更为突出；同时，国内外临床心理学领域所涌现的治疗理论和方法不下两百余种，但符合理论的实证性、方法的可操作性以及可检验性等科学标准的心理治疗方法却无从考证，而在心理门诊的实践中具有可操作性和效果较好的常用心理治疗方法不过几种，因此科学阵营对心理治疗的质疑并非无中生有。

在对临床心理学的质疑声中，人们最常以传统心理学的三大流派在心理咨询和治疗领域的对立来攻击其科学性。例如对人性的基本判断中，三大心理学派给出了截然不同的态度：人性乃恶——精神分析；人性乃善——人本主义；人性无所谓善恶——行为主义。然而，我们却在这样的批判中发现一个很有趣的问题：不论临床心理学中的哪个学派对造成个体现有心理反应模式的回答都是一致的——因为过去。精神分析是心理决定论——由于

---

[1] 郑红. 试论心理学研究中科学主义与人文主义的冲突与趋合. 江西师范大学学报（哲学社会科学版），1997（5）.

[2] 丁道群. 论心理学的科学观及其方法论意义. 求是，1996（6）.

早年形成的潜意识所导致；行为主义是环境决定论——由于成长过程中所生活的环境造成；而人本主义稍显特别，因为其理论更像是一种哲学或者有浪漫主义色彩的现象学，虽然淡化过去，但是却非常强调自我意识——即过去在"我"中的主观状态。

在现今的临床心理学实际工作中，不论是心理咨询还是心理治疗，都是几大流派思想和方法的整合运用。我们不难看出，各个流派是在不同的视角来看待人和人性，而并不是全然对立和针锋相对。如同一个得到广泛认可的问题：在人们的各种论战中，其实最为根本的就是我们的角度不同、概念界定不同，所以才众说纷纭。

临床心理学在运用中的整合，以及不断开创的更为有效更为专业化的治疗方法，都是临床心理学发展成熟的表现，正如 ACBT 的开创，就是在长期的教学、科研和临床门诊实践的基础上，通过对身心交互作用原理、认知-行为主义、存在-人本主义、个体建构主义与积极心理学思想的深入分析、总结和提炼得出的比较符合中国来访者的科学有效、可操作性强的一种具体心理治疗方法，其聚焦于变化发展，强调来访者积极主动的自我建构、自我探索，从而调整认知，改变行动。

一种心理学理论能更好地指导某个领域的实践，它就会因其应用价值而受到人们的尊敬。在 19 世纪末，精神病学家们一度视心理学为废物，认为"心理作用"是根本无足轻重的；在今天，一个没有受过任何心理学训练的人要想成为精神科医生，无异于做白日梦。因此，种种争论和质疑，正是一种信号和鞭策，标示临床心理学的不断发展，推动心理治疗的理论和技术朝向科学化的方向迈进。

二、ACBT 的理论逻辑论证

有人是这样论述一门科学的发展轨迹：任何一门科学都脱胎于哲学，然后出现专有名词、独有的研究方法和专职学者，在不断的曲折发展中真正成为一门独立的成熟的科学。如此形象的描述同样适用于心理学，而这里尤为显著的是科学之母——哲学，其凌驾于所有学科之上是任何一门科学的思想逻辑之源，同时也融入每一门科学中指导和促进其不断发展。大量科学史实表明，理论建构对于科学实验和数据调查有着非常重要的指导意义，先理论思考后事实验证则是建构科学理论的常规程序之一。

ACBT 作为一种新兴的治疗方法，拥有深厚的哲学根源和严密的理论逻辑，从哲学中最基本的心身关系到认知认识以及行为等的融合，都奠定了强大的理论基础。ACBT 是认知行为治疗的一种发展，以心身交互作用为基石，强调认知与行为的核心作用，受到积极心理学和个人建构主义思想的影响，在人本主义心理学、认知心理学、行为主义心理学等综合理论的基础上综合分析提炼建构而成。

（一）心身交互作用是现代心理学坚实的理论基石

1. 心身交互作用

心身关系问题是一个古老而至今尚未能正确解决的哲学核心问题。一般来说，在心身关系中，心是指心理、意识、精神，身是指躯体、生理、肉体，心身关系就是指心理和身体、意识与生理、精神和肉体的关系。这里所说的心身交互影响、交互作用，其实就是人所拥有的两种功能：心理构成和生理过程之间的交互影响、交互作用。

心身问题涉及心理意识与身体或脑究竟是什么关系，二者是主从的、并立的抑或是同一的？这属于精神与物质之关系这个基本哲学问题，并且也直接涉及到心理意识之本质的定性问题。为此，从古到今，众说纷纭，莫衷一是，至今也未达成共识。早在20世纪80年代，潘菽就总结和归纳了心身关系研究发展的不同归类和划分：①唯心的心身一元论；②唯心的心身二元论；③唯物的心身一元论；④唯物的心身二元论；⑤典型的心身二元论（包括并行论的心身二元论和相互作用的心身二元论）；⑥两面论的心身二元论；⑦等同论的心身二元论；⑧副现象论心身二元论；⑨同形论的心身二元论；⑩一元转化论的心身二元论[1]。

从上面让人眼花缭乱的分类中，不难看出，事实上心身关系问题，也就是心与身是如何交互作用和交互影响的？即两者之间的关系怎样？这便是哲学中最为根本的问题，是解决谁第一性，谁第二性的问题。这种问题对辩证唯物论的哲学来说，固然基本上已解决了，即前者是后者的派生物或一种运动形态。但是，前者和后者的具体联系，即前者怎样在后者的基础上，以后者为条件而派生而发展进而表现出来，却还是远远没有明确解答。

不过，心与身的研究也在争论中发展和进步，在近二十年的科学发展中，特别是心脑科学、计算机科学、认知神经科学的成就，以及哲学的不断辨明和推断，已经有力地促进着心身关系研究的实质性发展，林立的学派开始融合和集中化。我们面对众说纷纭的不同观点，站在心理学的角度观察人的心理与生理两大功能的关系，必然得出一个结论：交互影响。这已经是一个被广泛接受的结论。

2. ACBT与心身交互作用

从古希腊的亚里士多德到近代的笛卡尔到现代的神经心理学和心身医学理论，都对心身的相互作用进行了较为详细的阐述。亚里士多德认为身体是物质实体而心灵则是非物质实体，但二者可相互作用，即心灵状态的改变产生形体的改变，而形体的改变也可产生心灵的改变。17世纪的笛卡尔明确阐述了心身交互作用，他提出二元论主张灵魂独立存在，把身定义为在三度空间内某种具有展延性的东西，心灵则为非展延的却有定位的实体，两种实体可以互相作用，作用的地点在脑中的松果体内。

从早期的心灵哲学看，不论是亚里士多德有关"身为灵魂之形"以及心身相互作用的论述，还是笛卡尔的心身关系二元论都对人类心身问题的探索做出了重要贡献并产生了深远影响，但也存在明显的不足。心与身的关系是一元论还是二元论，其内部的作用机制怎样，都是现代科学不断探索的问题，同时也是心理实质问题的解答。随着现代神经心理学与心身医学等科学的发展，已经证明没有神经系统和大脑就没有人的心理活动，并且心身相互作用规律是通过人体的神经系统、大脑以及神经内分泌系统和免疫系统来实现的。

尽管心灵的表现形式是主观的，但当它一旦进入人们的研究领域，它又成为客观对象了。ACBT的理论基础就是理解心与身的关系，并掌握这种关系的方向性和力量性，用实在的行为来改变可客观认识的心理。众所周知，心理是由神经生理过程和肌肉活动过程等构成，由于神经生理过程和肌肉活动过程等是由一定的物理、化学过程所构成，所以心理活动也能具有因果的作用而参加到客观世界的因果链或因果网中去，成为一种有效的具有重大作用的环节，同时，正因为处于客观世界的因果链中，心理必将受到外在客观的影响和改变。从异常心理与身体的因果关系而言，个体身体异常有可能导致心理异常，但身体异常不一定都要导致心理异常；反过来身体正常有助于心理正常，个体的各种活动和功能

---

[1] 潘菽. 论所谓心身问题. 心理学探新, 1982 (2).

正常有助于异常心理的恢复。这也是 ACBT 治疗过程中要求来访者要用一个行动来对抗负性情绪和困难心境的一个重要理论基石。

（二）认知与行为是现代心理学中可重复论证的两大核心要素

1. 认知与行为在个体心理中的作用

心理学被普遍接受的定义是"心理学是研究人和动物心理和行为的科学"。心理学研究则是通过观察行为从而了解和解释心理，以达到预测和控制行为的目的。而心理学中的核心要素——认知，则是情绪、意志等的调节控制者，是产生行为的重要因素。追溯心理学的发展历史，20 世纪初期行为主义占据主导地位，理论核心是强调研究可观察的行为而忽视心理的内部过程，其积极倡导的可操作性和实证性打破了以往心理学的狭义应用从而取得了广泛的社会效应。但随着研究的深入和在实践生活中的检验，心理学家们发现仅仅依靠外在行为不能真正把握人的心理，由此在行为主义内部出现了认知-行为主义的研究取向，并最终促成了认知心理学的诞生。

从激进的行为主义到社会认知和社会学习理论，也就是从 S-R 到 S-O-R 的发展。社会学习理论提出"行为-环境-行为交互作用"的概念[1]。即不仅环境会影响我们的行为，行为也将决定我们会处在什么样的环境中，这一环境反过来又会影响行为，如此循环反复；别人对待你的态度（环境）部分取决于你是怎么做的（行为），当然，你的行为也部分取决于别人怎样对待你。心理学发展中的阶段性突破在于通过行为去了解和掌握内部的心理过程，更为重要的是，寻找到了通往人神秘的内心的重要途径：认知。行为与认知是当代心理学发展中的核心要素，使我们能够更为科学地探索心理。

普通心理学明确告诉我们，人的心理过程包括：认知、情绪、意志三个方面，认知是最基本最核心的要素。认知包括：感觉、知觉、注意、记忆、思维、想象等一系列智力过程，这些过程是人共同具有的普遍存在的心理机制。认知是建立起个体与外在环境以及机体内部的唯一的联络者，感觉接受内外信息，自下而上经过知觉自上而下地整合形成对内外事物的整体认识，然后有选择性地进入记忆机制中，同时，通过已经形成的表象以及概念进行思维的判断推理、解决问题。如此种种，我们不难认识到认知在指导人的行为、影响人的情绪等方面起到多么重要的作用。

2. ACBT 中的认知和行为要素

从临床心理的角度，认知和行为是异常心理中的两大可重复实证的核心要素，并且受到越来越多研究者的重视，出现了许多具有价值的研究成果，比如认知行为疗法（cognition behavior therapy）是一组通过改变思维或信念和行为的方法来改变不良认知，达到消除不良情绪和行为的短程心理治疗方法。具有代表性的有艾利斯（Albert Ellis）的合理情绪行为疗法（REBT）、贝克（Aaron Beck）的认知疗法（CT）和梅肯鲍姆（Donald Meichenbaum）的认知行为矫正技术（CBT）等。

阿德勒强调[2]："我们体验到痛苦不是由于我们经验的震撼（即创伤）引起的……我们通过给我们的经验赋予意义而决定自我……意义不是由情境决定的，而是我们通过赋予情境意义决定了我们自己。"理性情绪理论认为，引起人们情绪问题的不是事件本身，而

---

[1] Jerry M. Burger. 人格心理学. 北京：中国轻工业出版社，2004.
[2] 徐俊冕，季建林. 认知心理治疗. 贵阳：贵州教育出版社，1999.

是个体对事件的认知和解释。20世纪60年代，贝克针对抑郁症提出一种定式的、短期的认知行为治疗方法，贝克认为：对自己、他人与世界（包括未来）持有负性认识或信念是导致个体发生抑郁的根本原因，而治疗的重点是调整或改变患者的认知结构，通过改变不恰当的认知方式，以达到改善情绪和行动的目的。

ACBT深刻把握了认知的重要性，强调认知对个体的困难心境的直接影响，认为心理障碍在很大程度上是因为习得了适应不良的认知和行为，同时ACBT也吸收了认知行为疗法的核心思想，认同认知是情感和行为反应的中介，引起情绪和行为发生和改变的原因不是诱发事件本身，而是人们对诱发事件的解释。即非理性信念是引起心理问题和障碍的关键，其所诱发的情绪、行为障碍的相互强化，形成恶性循环，最终导致心理异常。

同时，在ACBT的具体运用过程中，特别强调积极行为的作用。认知是心境和行为的中介，同时，行为也带给认知和心境反射性影响。行为是可操作可量化的外在物理量，可以通过各种方法达到对其的控制，因而，可以通过积极行为的作用来影响来访者心境、改善认知，达到认知重建的目的。ACBT在对病因病机的分析和掌握基础上，通过认知重建，运用积极的行为强化进行有效的操作性治疗，如放松训练、暴露疗法、系统脱敏和眼动脱敏、社交技能训练、示范与积极强化、完成家庭作业等，强有力地影响来访者的心境、行为、认知和躯体反应，以达到心理咨询和治疗的目的。

（三）积极心理学理念是现代心理学的催化剂

1. 积极心理学

积极心理学（positive psychology）是20世纪末在美国兴起的一个心理学思潮，由美国当代心理学家马丁·塞利格曼（Martin Seligman）倡导，是一门"致力于研究人的力量与美德的新兴科学"，为现代心理学注入了新的活力。积极心理学强调对力量和优秀品质的研究，认为，心理学不仅是关于疾病或健康的科学，也是一门关于工作、生活、教育、成长和爱的科学。具体就研究对象而言，积极心理学的研究分为三个层面：在主观的层面上研究积极的主观体验：主观幸福感和乐观主义，及它们的生理机制以及怎样获得；在个人层面上，研究积极的个人特质：爱的能力、勇气、宽容、创造性、人际交往技巧、对美的感受力、天赋和美德，以及这些良好特质的根源和效果；在群体的层面上，研究公民美德，和使个体成为有责任感、利他主义、文明、有职业道德公民的社会组织，如健康的家庭、关系良好的社区、有效能的公司和学校等。

积极心理学的临床研究受到众多心理学家的关注，基于积极心理学所建立的临床体系已得到广泛应用，并且建立了积极心理学取向的病因学、诊断系统和干预系统。关于心理障碍的病因，积极心理学认为"真正根源是某种性格力量或美德的缺失，而不是抑郁和物质滥用等症状的堆积"。与传统心理治疗有所不同的是，积极心理学认为咨询和治疗的技巧是指：关注、权威形象、和睦关系、言语技巧、信任等；深度策略是指：灌注希望、塑造力量和叙述等，这些技巧与策略被称为"积极干预"。

2. ACBT与积极心理学

在治疗方面，积极心理学认为，治疗师的影响力是巨大的，这也造成各种治疗方法效果很难评定比较，同一种治疗方法，不同的治疗师会发挥其不同功能和力量。在治疗中，治疗师都会有意或无意地渗透自我的人格影响、特有"技巧"和"潜在策略"。在积极心理学里，技巧包括关注、权威形象、和睦关系、言语技巧；潜在策略主要有灌注希望、塑造力量和叙述，其内涵都是增强被治疗者的力量，而不仅仅是修复其缺陷。

ACBT吸收积极心理学的思想，强调积极主动的心理治疗。在治疗过程中，ACBT强调来访者的积极认知，积极情绪和态度体验，以及积极的行为探索三个层次的有机结合。同时强调治疗者的技巧（关注、权威形象、信任等）在治疗过程中的有效运用，指导来访者以正性向上、积极主动的态度面对生活，主动发现自身固有的积极力量和积极品质，通过建构积极主动的身心状态来摆脱心理问题，促成自我发展和潜能实现。如同人本主义代表凯利（George Alexander Kelly）所提倡的个人建构思想即把来访者视为一个健康和有能力的积极学习者，能够通过主动的自我探索建构自己的答案。ACBT提炼整合了积极心理学和个人建构思想，鼓励来访者去发现解决问题的答案，通过积极主动的自我探索找到对自己有效的行为模式，并立即采取行动进行对抗，从而使来访者的负性情绪和困难心境不断被积极的心理和身体状态所代替，达到治疗效果。与传统的心理治疗有很大的不同，传统心理治疗总是致力于修复来访者不良习惯、异常动机、童年阴影和损坏的大脑，期望通过修复来访者的这些损坏部分来达到治愈患者。而ACBT中所包含的积极心理学思想则强调每个人天赋的潜能在解决心理问题时的重要性，认为在一定条件下可以将心理问题或障碍悬置起来，而关注于新的变化和新的可能。Seligman认为积极心理学与传统临床心理学存在一种互补关系，而这种互补关系在ACBT中得到良好结合。

积极心理治疗的跨文化思想为ACBT提供了更广阔的视野，也使得我们更重视本土文化情境和特定社会关系在治疗中的作用；其认为现实能力或社会行为规范的欠缺和过度表现是导致心理紊乱的主要原因的观点使我们更加重视和思考行为对心理的引导作用。

所以，在积极心理学核心思想的指导下，在积极心理治疗的启示下，结合临床实践，我们发展了"active"即积极主动的行为的治疗理念，即对每一种负性情绪或困难心境我们都主张尽可能用一种正面有效行为去对抗，而不强调用意识和想法去对抗。"active"也关注于患者的变化发展，强调患者积极主动的自我探索和自我建构，不只调整认知改善行为，也让行为调动出良好身心环境和为认知改变提供现实依据。

值得关注的是，ACBT的理论逻辑论证从心身交互作用这块理论基石，到认知和行为这两个理论的核心要素，以及积极心理学理念的催化和促进，无不体现出科学性的理论指导，并发展出新的治疗理念：ACBT不仅从问题分析的角度，通过积极的认知重建和行为矫正来进行心理调整；而且也从改变发展的角度，强调来访者积极主动的自我探索和自我建构，寻找自身独特意义的应对方式和状态改变。

三、ACBT的可操作性及实证检验

诺贝尔经济学奖获得者莫里斯·阿莱（Maurice Allais）认为：任何一门科学的必要条件是存在能够进行分析和预测的规则性，这种规则性从操作上体现在有序性和实用性。积极认知行为治疗的科学性问题，是治疗有无客观性的认识问题，也是治疗是否具有有效性的操作性问题。ACBT的操作是在科学发展的必备方法（比如观察、思考、实验、求证等基本方法）的基础上，以积极的认知探索和积极的行为强化为主要手段，强调客观性和有序性的可行性治疗方法。

（一）ACBT的可操作性

根据前面几节内容，我们了解到ACBT治疗过程分为四个阶段和六个环节。四个阶段分别为：首次会谈与诊断评估阶段；自我探索阶段（一般是1~3个月时间）；强化巩固阶段（一般3~6个月时间）；效果评估和回归社会阶段。各个阶段的治疗目标和内容是在不断的临床治疗过程中积累和提炼的，是根据治疗对象的人文性和能动性所决定的，是ACBT客观性的体现。在四阶段的治疗过程中，融合六个重要环节，分别为：临床访谈、躯体和心理检查、对患者关于ACBT表格记录和表中关系要素说明、对抗负性情绪行为模式的自我探索、非理性信念的批判及理性信念的建立、有效对抗负性情绪行为模式的确定和强化巩固。每个阶段都根据患者的心理治疗发展规律，在详细的治疗内容、治疗时间以及不同的治疗技巧和策略下，融合六个环节所强调和主张的理念，有突出的核心问题和操作指导。下面我们分别从ACBT四个治疗阶段的进程来观察和探索其科学性问题。

1. 首次访谈

ACBT治疗的开始阶段包括如下内容：首次会谈与诊断评估，建立彼此信任和情感协调的职业咨访关系；初步的临床心理评估以及必要的躯体检查和危机干预；患者问题的概念化、设定目标和作出决定；教授患者了解ACBT治疗模式和必要的说明；总结、反馈和布置家庭作业。

积极心理学理念所强调的权威形象、信任等均在首次会谈中建立，因而首次会谈是ACBT整个治疗的重要前提。在临床心理治疗中，咨访关系的建立是治疗的前提和基础。只有在较为积极和牢固的咨访关系基础上，咨询和治疗的效力才能得以良好的发挥。在任何一种咨询和治疗中，都强调咨访关系，如果我们换一种视角来看待心理咨询和治疗，我们不难发现，心理咨询与治疗从本质上而言是一种人际关系，这种人际关系是在治疗师（咨询师）和患者（来访者）的人际关系基础上展开和建立的，也只有良好适度的咨访关系才能带来治疗和咨询的有效发展。因此在ACBT的首次访谈中，特别要注重建立权威形象、信任等基本因素。

同时，该阶段必须有完整的心理评估和必要的躯体检查以做出正确的诊断和排除诊断。首次会谈中，患者的主观陈述、治疗师对信息的收集为心理评估提供了第一手的资料。同时，应通过临床心理测评问卷［如症状自评量表（SCL-90）、贝克抑郁问卷（BDI）等］对患者进行情绪或心境检查，以便掌握患者当前状况的客观指标，并有助于发现患者在面谈中所未能提及的问题。临床心理门诊中，心理医生可以综合上述情况，根据医学心理学的分类诊断系统（DSM-4、ICD-10、CCMD-3）对患者进行初步临床心理评估和诊断，当然，随着咨询过程的深入可以进行调整和修正。心理评估通过测量工具提供较为客观的患者信息，以达到对患者问题的初步了解。躯体检查是运用医学设备对患者的问题进行生理和心理的界定，这个问题在我们的临床治疗中非常必要，但也是常常被忽视的关键。有不少的案例告诉我们，一些患有心理疾病的患者在门诊内外各科室中盲目地寻求治疗；而一些患有生理疾病的患者在心理门诊中却遭到延误。心理评估和躯体检查都是ACBT科学性的一种实际表现，使得治疗过程更具有操作性和实效性。

ACBT要求在首次会谈中，治疗师要根据患者的差异运用其能够接受的表达说明治疗的目的、意义、效果及阶段性和时间要求等。这实际上是使得患者拥有知情权，并达到对以后治疗阶段的整体把握，给患者一种安全感和支持感，并且强调患者的参与和合作。这是ACBT治疗过程中积极心理学理念的运用和体现，也是治疗系统化的一种科学性标志。

首次访谈中，患者问题的概念化使咨询过程聚焦于患者的问题和烦恼，面谈也很可能变成患者对自身痛苦或失败的悲观倾诉和说明。因此，ACBT治疗师特别强调从"积极性"的角度出发，不仅仅是聚焦患者问题，还要主动寻找患者所忽视的或潜在的正面优点和积极性力量，鼓励患者说出其拥有的力量、资源和社会支持，协助患者从积极正性的角度来看待自身的问题和困境。ACBT的首次会谈不仅能够有效地掌握患者的问题、建立良好的咨访关系、排除躯体疾病，并且还为后续治疗进行铺垫，提高患者对治疗的可知性和合作性。

2. 自我探索阶段

自我探索阶段是患者对自我认知和行为进行积极探索的关键环节，因而是ACBT治疗的核心阶段。治疗主要通过"积极认知行为治疗记录（ACBTR）"（以下简称ACBTR）来分步完成。整个记录过程是在治疗师的引导和辅助下由患者自我来完成，需要充分调动患者的主动积极性和责任感，对自身问题（负性情绪或困难心境）始终保持一种积极思考与探索状态。在自我探索阶段，是通过进行自动性思维记录来寻找"时间、事件、心境"的相互关系，以发现患者的非理性信念并能够给予及时的批判和对峙，同时鼓励患者寻找"心境、对抗行为与效果"之间的关系，发现有效的积极行为对抗消极心理问题。

前面章节中我们已经知道，ACBTR主要包括三个步骤：①识别和评估情境、情绪和自动思维的关系；②探索负性情绪应对行为并检验应对后效果；③评价、质疑甚至批判自动思维和非理性信念，进行认知改变和认知重建，该过程是一个不断反复的过程。在这三个不断深入的自我探索过程中，我们可以非常清晰地掌握ACBT的程序性和操作性。患者进行记录和不断总结、对抗的过程就是非理性信念的瓦解、理性信念建立的过程。

通过ACBTR的记录以及治疗师的指导，患者对自我思维中歪曲的认知图式的客体化认识是治疗最为重大的进展。通过"时间、情境、情绪（心境）、自动性思维"四者的记录，了解在"何时何地、与何人、发生何事"会导致情绪或者心境的变化，找到情境与心境的规律。这是患者把主体我客体化的过程，是通过可观察的情境让患者自我成长和发现的过程。对时间、情境、心境的记录也可以帮助治疗师掌握患者的症状以及其表现规律，达到对患者问题的客观把握。

患者寻求心理治疗，其最主要的表述往往是笼统的、负性的情绪体验或是某种困难心境，而不能准确说明到底是何种情绪或心境。因此，ACBTR需要识别情绪并进行评估，即是让患者明确自身的情绪状态并评估强度。在任何一种情境里，患者往往体验到多种情绪，写下在那个情境中的每一种情绪，并用0~100%评估情绪的强烈程度。情绪强度的评估，可以让患者追踪自身情绪的起伏状况，特别可以观察到情绪改变时的情境和思维状况；同时，也可作为心理治疗效果的观察指标。进行心境记录和评估可以把情绪这种最为模糊的心理状态转化为可以观察的指标，并通过患者对自我情绪的观察达到对它的了解和掌控，为自动性思维的记录提供了一面镜子。

自动思维常常是非理性的、不符合逻辑的、经不起经验论证以及无效益的，这样的思维导致了负性情绪的出现。对患者而言，他能意识到自动思维但往往忽略掉，而更关注相继而来的负性情绪或困难心境，于是便不加甄别地接受了自动思维。治疗师可以指导患者通过注意自身的情感波动而学会确认其自动思维。在ACBT中，治疗师要求患者对"自动性思维"的记录每天3~4次，每次记录1~3个。用实际的可视的行为记录来达到患者对自身问题的自我探索。

在对自动性思维进行记录后，患者会面对一个困难问题：即认识到问题，但是没有办法解决。没有解决办法或可能的解决办法有限，处于不能动、不能做事的状态，而只能沉浸于负性情绪的悲伤痛苦中。ACBT 认为此时的关键是让患者由不动而动起来，由关注情绪体验转而积极行动起来。因此，治疗师要求患者在面对问题和困境时，要积极主动地自我探索应对行为，尽量用一个行为或行动（behavior）来对抗自己的负性情绪与困难心境，最好不用意识和想象来对抗，其理论基础是心身相互作用的规律。因此在 ACBTR 中要求患者记录"应对行为"、"应对后效果"，这是自我探索的第二个层次，也是较为困难的一个阶段。需要治疗师的积极关注和配合，使得患者找到一个有效的行为模式来对抗其负性情绪与困难心境，从而固定下来不断地给予强化。

在进行了对抗性探索后，则进入评价、质疑自动思维和认知重建的层次。ACBTR 中对记录的自动性思维的评判和质疑是患者认知重建的开始，是对非理性信念的认识和对理性信念的建构。一旦患者认识到自己的负性自动性思维是认知曲解的表现，改变认知过程随之开始，新的比较积极的认知将取代原先的不良认知。自我探索阶段是不断反复的过程，同时要针对不同患者及其问题对治疗表进行相应的调整，以达到最为有效的应用。

3. 巩固强化阶段

随着 ACBTR 记录的不断完善和深入，自我探索阶段不断反复，患者找到一个有效的对抗行为，则治疗开始进入了积极行为的强化巩固阶段。这个阶段则是在继续完成治疗表的基础上，在自我应对与探索过程中，患者用一个行为或行动来对抗自己的负性情绪与困难心境，并在治疗者的指导下逐步进行。ACBT 认为患者在上一个阶段认识到非理性的信念或认知曲解，从而开始改变认知。

在巩固阶段则要把认知付诸行动，用积极的行动来替换消极的行动，以达到改变认知的目的。这个阶段治疗者要应用积极干预的策略，对患者积极指导、灌注希望、鼓励其坚持对抗发掘自我潜力。同时，患者在不断的对抗中运用新的积极认知和行为在实践生活中，有利于增强治疗信心和有效的治疗反馈。在积极认知行为治疗中，以积极性为基础，行为、情绪和思维三者是互动促进而行的。因此有效对抗行为模式的强化巩固过程，同时也是健康情绪和理性思维的重建和强化过程。巩固强化阶段是认知与行为的规律性建立的阶段，是一个较为长期的稳固过程。当认知重建后，在强化巩固阶段需要进一步通过行为或行动来检验新的认知的有效性。

4. 疗效评估和回归社会

经过以上各阶段和环节的治疗，大多数患者能够被治愈，回归到生活中，但是由于异常心理的发生发展规律，还需要基本康复的患者进行回访，即 ACBT 的最后一个阶段：疗效评估和回归社会。心理异常不单由一个因素导致，必定是多因素交互作用形成的，因而患者回归社会后仍然需要进行 6 个月一次的回访，1~2 年后则可结束治疗，这是对患者积极的认识自我和适应社会的良好促进，同时也是患者进行自我探索的另一个开始。需要注意的是，由于治疗中所采用的认知治疗的理解性问题，以及对治疗表记录的操作等问题的影响，ACBT 的适应对象主要为 16~55 岁具有高中或中专以上文化程度的个体。

通过对 ACBT 四个阶段的分析和再认识，我们从其环节的严谨性和方法的严密性可以得出其操作的科学性；我们从其科学的操作性和积极的实际效应可以看出其实证的科学精神。

(二) ACBT 的可重复检验性

ACBT 的治疗是可以重复的，也是可以证伪的，这是科学性的重要指标之一。积极认知行为治疗的操作程序遵循"一体两翼"的原则，"一体"即治疗始终都强调患者的积极性和主动性，充分发挥自身的积极性力量和资源，自我完成记录、自我探索对抗行为。"两翼"之一是主动探索有效的行为模式来对抗负性情绪和困难心境，并进行积极强化；另一翼是评价、质疑适应不良的自动思维，进行认知重建和行为矫正。在对其理论逻辑进行了科学性分析后，我们不难对其操作性进行更为深刻的理解。

在临床治疗中，经过对患者治疗前和治疗后的对比（如对治疗前和治疗后用标准心理量表测验结果的对比），对运用该方法和其他治疗技术的实验组和控制组的对比，可以看出 ACBT 的临床效力和对患者的长期影响。

ACBT 的理论是在不断的实践中检验而发展和提炼出来的，由理论思想指导的治疗过程则具有很强的操作性和实证性。从四个治疗阶段中不难看出，运用 ACBT 治疗表进行记录的反复操作和患者自身对治疗表的执行及运用是其可重复检验的重要指标。随着 ACBT 的不断发展，其临床效力得到了更多的实证和认可。同时，由于理论的科学性和治疗的可操作性及简易性，ACBT 在临床治疗以及心理咨询中都得到推广和应用，成为一把能有效地为心理疾患的患者解除痛苦的"钥匙"。

综上所述，积极认知行为治疗是具有逻辑实证性和操作性及可重复检验的比较符合中国患者的一种科学的心理治疗方法，能够经受理论和实证的科学性检验，是临床心理治疗中的一支新兴力量。

（宋　杨，唐　平）

第三章 ACBT 的临床应用及疗效研究

本章将较为详细地介绍 ACBT 的临床应用和疗效研究。通过其临床应用分析，展示其治疗的系统性，包括适用对象和适应证、评估方法和评估工具以及常用治疗技术；比较 ACBT 治疗和其他心理疗法以及物理、化学疗法的区别和联系，凸显其特色。最后，结合我院心理门诊临床应用的实际效果，论证 ACBT 的科学性和有效性。

第一节 ACBT 的临床应用

ACBT 作为一种新型的整合心理疗法已经在我院心理学专业、大学生心理健康教育咨询中心以及附属医院心理门诊普遍使用。其评估与诊断、适用对象和适应证以及常用治疗技术在临床应用中已经反复得到科学论证，从理论上、从临床实践经验上、从科学调查数据上验证了 ACBT 是一种系统而科学的心理疗法。

一、ACBT 的适用对象及适应证

（一）适用对象

从文化程度上看，适用于具有高中（中专）以上文化程度，有比较强烈的求知欲望与求治愿望和较丰富的社会阅历的来访者。从性别上看，有文化的中青年女性更容易接受 ACBT 治疗。从年龄上看，主要适用于 16~55 岁之间的青年、成年人，16 岁以下少年和 55 岁以上老年人一般不太适合 ACBT 治疗。其主要原因是，16 岁以下的少年的认知领悟能力一般都达不到 ACBT 治疗的要求，尤其是对"自动思维"的记录和"自我探索"的应对两个核心环节的理解；55 岁以上老年人主要是很难与治疗师建立起良好的咨访关系，治疗师很难树立起适当的"权威"。

（二）适应证

异常心理的分类体系比较复杂，根据谱和类的观点，可以将异常心理视作是正常心理偏离社会文化学的、心理学的或生物学的常模走向负性一极的一个连续的过程，其具体表现为从最轻微的心理问题（mental block）到心理障碍（mental disorders）直至心理疾病（mental illnesses）的连续的谱，谱下面也有相应的类[1]。在这个连续的谱当中，一般的心理问题是不必要用 ACBT 治疗的，只要是专业咨询师，作 1~3 次心理咨询即可；严重的心理疾病如精神分裂症患者主要是药物治疗，是不适宜作 ACBT 治疗的；所以，ACBT

---

[1] 唐平. 异常心理的哲学四要素. 医学与哲学，2005，26 (6).

的治疗适应证主要是各种类型的心理障碍。

1. 焦虑障碍和神经症[*]

ACBT 适用于各种类型的焦虑障碍和神经症，如焦虑症、强迫症、恐惧症、创伤后应激障碍、疑病症、躯体化障碍及神经衰弱的求助者。

焦虑障碍常使来访者处于无法摆脱的痛苦当中，一般患者仅将其视为一种负性的情绪体验。但是，ACBT 强调焦虑是人的一种基本的、正常的生存体验，是人社会性成长过程中的一部分。从积极性的角度看正是焦虑和痛苦才使人敢于面对自己真实的处境、意识到自我的存在和自由。ACBT 治疗要求患者积极地看待焦虑，正是焦虑所以需要我们行动起来、作出抉择并承担责任，在这个意义上焦虑障碍正是人走向成熟的动力。

焦虑障碍或神经症患者的共同特征都表现为明显的、过度的焦虑情绪体验，从而处于不能动、不能做事的状态，而只能沉浸于负性情绪的悲伤痛苦中，大部分的来访者都停留在此阶段而来寻求咨询。ACBT 认为此时的关键就是让焦虑障碍患者由不动而动起来，由关注情绪体验转而积极行动起来。因此，治疗师要求患者在面对焦虑体验时，要积极主动地自我探索应对行为，尽量用一个行为或行动（behavior）来对抗自己的负性情绪与困难心境，最好不用意识和想象来对抗。通过应对行为，一方面减少了患者对焦虑情绪的关注，另一方面在行为中又改变了患者的负性认知。

例如我院心理门诊对一例社交焦虑的青年女学生的治疗。该患者主要临床表现是：担心周围同学不喜欢她，内心又希望与其他同学交往，尤其是男生，自认为不漂亮、体胖，从而出现负性情绪和困难心境，曾表现出攻击意念（想伤害自己的表弟以发泄自己内心的痛苦）。心理医生对该患者的症状进行分析，认为该患者只停留于对社交焦虑的恐惧当中，于是治疗师为其指定了一个应对行为，就是通过打电话的方式来征询别人对自己的看法并进行记录，记录打电话前的情绪和自动思维以及打电话后的情绪和思维。患者于是从停滞于情绪痛苦中解脱从而行动起来，以打电话的方式发现自己以前的想法是不现实的，其实很多同学愿意和她交往，而且并没有歧视她的体型和外貌。通过 ACBT 的治疗，该患者的社交焦虑症状明显缓解，社会适应能力不断增强。

2. 抑郁症

抑郁症是常见的心理障碍，在综合医院心理门诊中各种形式的抑郁障碍占全部病人的 20%。抑郁症的核心特征是患者所体验到的一种持久而显著的悲伤和绝望心境以及在生活中兴趣和快感的丧失。

ACBT 治疗将认知再训练和行为强化作业有机结合起来。咨询师要求患者用专门笔记本记录下他们的抑郁情景事件，包括时间、地点、条件、自动想法、情感体验以及应对行为方式等并作出相应的等级评分。通过记录结果，我们就可以发现自动想法中的消极认知、破坏性思维和非理性信念。于是，在认知再训练中，一方面让患者用较现实的想法取代消极认知；另一方面进行再归因训练，以矫正患者的消极归因方式，教会患者用建设性的方式来解释自己的困难（如"这不是我的错，是环境使然"，"这不是我整个性格的错，只是我对陌生人的反应方式不当而已"），并学会获取同这种解释相一致的信息。同时，鼓励患者积极探求自我心境调适的最佳应对行为方式，如唱歌、跳舞、跑步、和朋友通电话

---

[*] 神经症已经不再作为一个疾病单元，但国内学者还是比较常用它，故此处保留这一概念。

等行为或行动,并选择最佳应对行为进行强化作业,从而获得积极的应对行为模式。通过 ACBT 的治疗,患者的情绪体验明显改善、自我认知评价提高、躯体活力增强并重拾生活的信心和乐趣,减轻了对抗抑郁药物的依赖,远期效果明显好于药物治疗。

同时,ACBT 治疗还广泛应用于性功能障碍、性变态、进食障碍、睡眠障碍、各类家庭和婚姻冲突问题和青少年心理问题等各种心理障碍,见表 3-1。ACBT 治疗也应用于危机干预和人格障碍,但对于危机干预需要与患者家属取得密切配合,防止意外事件的发生;对人格障碍的治疗特别取决于建立良好的医患关系。

表 3-1 ACBT 的适应证

抑郁症(门诊及住院病人)
焦虑障碍/神经症(包括惊恐发作、恐怖症、强迫症、广泛性焦虑症、创伤后应激障碍等)
自杀及自杀企图
进食障碍(包括肥胖症、厌食症和贪食症等)
睡眠障碍
人格障碍
性功能障碍及性变态
成瘾问题(包括酗酒、吸毒等)
心身疾病(如顽固性哮喘、高血压、激惹性肠综合征、慢性疼痛等)
婚姻冲突及家庭矛盾
儿童的品行及行为障碍(如多动症、学习障碍等)

令人可喜的是,ACBT 的应用不仅仅限于心理治疗领域,也正广泛应用于各种临床疾病的辅助治疗当中。如对危重病人的临终关怀,积极认知行为治疗能增强患者面对死亡的勇气,减少对死亡的恐惧和焦虑;对癌症病人辅助 ACBT 治疗,可以让患者处在一定的行动当中,既可以减轻其悲伤情绪,又可以面对日常的生活,特别是能缓解药物治疗的副反应,改善其生活质量。我院临床应用 ACBT 治疗的研究表明,积极认知行为治疗能有效增强临床疾病患者的心理承受能力和日常生活的应对能力,明显改善其抑郁、恐惧、焦虑等负性情绪。

最后需要提出的是,尽管各种类型的心理障碍是 ACBT 的普遍适应证,但是严重程度的复合性焦虑障碍患者和严重的抑郁症患者配合适宜的药物治疗和仪器治疗(生物反馈和脑波治疗等)是必需的,其效果会更加理想。

二、ACBT 的临床评估方法和评估工具

ACBT 治疗师对心理障碍的评估,首先是要排除由于各种躯体疾病所导致心理症状和各种类型的精神分裂症,因此,适当的心脏功能检查以排除心脏躯体疾病和 CT 检查以排除大脑内的器质性病变是必须高度重视的。同时,还应排查患者绝望和想自杀等危险因素,当患者存在自我伤害、被他人伤害或伤害他人的危险时,危机干预应优先进行。

面谈评估主要是病史采集,了解患者的主诉、现病史、既往史、家族史以及可能的诱发事件等。患者的主观陈述、治疗师对信息的收集为心理评估提供了第一手的资料。从问题的角度看,ACBT 治疗对心理障碍主要从以下几个维度进行评估和分析:情境维度(何时、何地、与何人、发生何事)、认知维度(自动想法、思维、信念、认知图式、表象、

记忆等)、情绪与心境维度(焦虑、抑郁、恐惧等)、行动或行为维度(回避行为、强迫行为等)、生理反应或躯体维度(脸红、心跳加快等)、社会文化维度(家庭背景、宗教信仰等)。这几个维度是相互影响、交互作用的,其中认知和行为因素起了主导性作用。ACBT治疗认为心理障碍在很大程度上是因为习得了适应不良的认知和行为,因此,通过积极的认知重建以及行为的改变强化就可以强有力地影响我们的情绪、行为、认知和躯体反应,以达到心理咨询和治疗的目的。

除了直接的面谈评估以外,ACBT还通过临床心理测评问卷或量表对来访者进行情绪或心境检查,以便掌握患者当前状况的客观指标,并有助于发现患者在面谈中所未能提及的问题。下面列出ACBT治疗常用的量表和问卷:

1. 抑郁症:如汉密尔顿抑郁量表(HAMD)、抑郁自评量表(SDS)、贝克抑郁问卷(BDD)、自动性思维问卷(ATQ)、非理性信念测验(IBT)、功能失调性态度量表(DAS)、认知偏见问卷(CBQ)、认知反应测验(CRT)、认知错误问卷(CEQ)、归因方式问卷(ASQ)、认知三联征问卷(CTI)、认知曲解问卷(CDQ)、自信心量表(SES)、30项抑郁症状问卷(IDS30)和Montgomery-Asberg抑郁量表(MRS)等。

2. 焦虑障碍和神经症:如汉密尔顿焦虑量表(HAMA)、焦虑自评量表(SAS)、贝克焦虑问卷(BAI)、广场恐怖认知问卷(ACQ)、身体感觉问卷(BSQ)、不幸想法问卷(DTQ)、社交回避和应激量表(SAD)、负性评价害怕量表(FNE)、后果的主观可能性问卷(SPCI)、社会作用及自我陈述测验(SISST)以及临床焦虑量表(CAS)等。

3. 心身疾病和成瘾问题:康乃尔医学指数(CMI)、一般健康问卷(GHQ)、心身症状清单(FSL)、综合性医院焦虑抑郁量表(GAD)、人际行为量表(IBS)、癌症心理适应量表(MACS)、酒精依赖筛查量表(MAST)、药物依赖诊断量表(SCID-DD)、卡特尔情绪控制量表(CECS)以及慢性疲劳综合征症状清单(SCL-CSF)等。

4. 其他:ACBT在临床上广泛使用简易精神病评定量表(BPRS)和90项症状自评量表(SCL-90);BPRS主要用于排除精神分裂症;SCL-90量表容量大、反映的心理症状丰富,特别适用于心理障碍的初步排查。同时,心理障碍的发生与重大的生活事件和个体的人格特征有着密切的关系,通常也进行相关测量,如对生活事件的测量使用生活事件量表(LES),对人格特质的测量一般选用艾森克人格问卷(EPQ)、明尼苏达多相人格调查表(MMPI)等。

临床心理门诊中,ACBT治疗师可以综合面谈评估和心理测量的结果,根据精神病学的分类诊断系统(DSM-4、ICD-10、CCMD-3)对患者进行初步临床心理评估和诊断,当然,随着咨询过程的深入可以进行调整和修正。

三、临床常用的ACBT治疗技术

ACBT治疗遵循"一体两翼"的原则。"一体"即治疗始终都强调来访者的积极性和主动性,充分发挥自身的积极性力量和资源,自我完成记录,自我探索对抗行为。"两翼"之一是主动探索有效的行为模式来对抗负性情绪和困难心境,并进行积极强化;另一翼是评价、质疑适应不良的自动思维,进行认知重建和行为矫正。在整个治疗过程中,以积极性技术为基础,行为矫正、情绪改变和思维重建技术三者又是互动促进而行的,如图3-1。同时,其间又融入了许多临床常用的心理治疗技术,如问题概念化技术、目标设定技术、意象训练技术、系统脱敏和眼动脱敏技术等等。

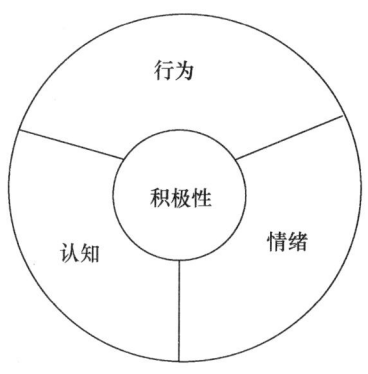

图 3-1　ACBT 关键技术模拟图

（一）问题概念化及目标设定技术

来访者在起初描述自己的问题和症状时，往往宽泛笼统、杂乱无章、甚至喋喋不休，纠缠于细节和自身的痛苦而无法概括出其主要的问题。因此，当 ACBT 治疗师了解患者的基本情况并进行初步评估后，需要引导来访者将自身问题概括化、具体化和概念化，学会用简明扼要的几句话概括自己的核心问题；同时，不能只是停留在言语的层面，ACBT 治疗师还鼓励患者主动积极地写出来，形成具体的问题清单。

患者问题的概念化使咨询过程聚焦于来访者的问题和烦恼，面谈也很可能变成患者对自身痛苦或失败的悲观倾诉和说明。因此，ACBT 治疗师特别强调从"积极性"的角度出发，不仅仅是聚焦患者问题，还要主动寻找来访者所忽视的或潜在的正面优点和积极性力量，鼓励患者说出其拥有的力量、资源和社会支持，协助患者从积极正性的角度来看待自身的问题和困境。通过强调来访者的正面优点和积极性资源，可以给患者带来一种安全感和个人力量感并提升其自信心和自我效能感，形成来访者积极的价值观和能作（can do）的态度[1]。

对 ACBT 治疗而言，完整的患者问题的概念化就包括问题事实出现的具体情境、所感受到的负性情绪、当时的想法、相关的问题行为或倾向以及可能的积极性力量和资源。如对一个社交焦虑障碍的患者来说，其中之一的问题概念化可表述为："今天上午在教室，当老师让我当众发言的时候，我认为自己发言会很糟糕、肯定被其他同学嘲笑，这让我非常地焦虑和紧张，于是我脸红心跳、恨不得马上从这个教室消失掉。"这样，患者的问题就被具体、概括地表述出来；同时，治疗师协助患者发现其可能的积极性力量和资源，如患者可以通过深呼吸缓解紧张、可以紧握着同学的手获得支持感，而且从积极正性的角度看此情境下的焦虑其实是一种羞耻感，它表明自己有勇气，"知耻近乎勇"。其结构分析如表 3-2。

---

[1] Allen E. Ivey, Mary Bradford Ivey. Intentional Interviewing and Counseling. 5th edition. Stamford: Thomson Learning, 2003: 26-27.

表 3-2 问题概念化结构分析表

情境	负性情绪	当时的想法	问题行为或倾向	可能的积极性力量和资源
今天上午在教室，当老师让我当众发言的时候	我非常地焦虑和紧张	我认为自己发言会很糟糕、肯定被其他同学嘲笑	于是我脸红心跳、恨不得马上从这个教室消失掉	可以深呼吸 焦虑其实表明自己有勇气，知耻近乎勇

通过这种方法，患者可以用简明概括的语句列出自己的问题清单并发现自身具有的积极性力量。但患者的问题清单往往有较多的问题，这个时候需要治疗师与来访者共同探讨，明确来访者对治疗的期望，最终达成共识，确定解决棘手和主要的问题为目标。治疗师进一步引导来访者将目标清晰地表述出来并书面记录，针对上例患者其目标就可以定为：减少当众发言的紧张和焦虑、培养自信心、更多与人接触等。

目标设定后需要作出决定，从来访者的角度，问题的概念化表明"我忧虑的是什么"，期望的结果表明"我希望发生什么"，可能的积极性力量表明"我能够做什么"。于是，治疗师可指导患者针对目标作出决定，其基本的表述为"一方面我的问题可总结为……，另一方面我期望的结果是……，我拥有以下的积极性力量可以帮助我达到目标……"[1]。

（二）积极性技术

积极性技术主要来源于塞利格曼（Seligman）所倡导的积极心理学（positive psychology）、佩塞思基安（Peseschkian）的积极心理治疗以及弗兰克（Frankl）的意义疗法。

积极心理学是一门研究人的积极力量、发展潜力、美好德行等积极品质的新兴心理学分支学科。塞利格曼认为既往的心理学关注于心理的消极面，看不到从痛苦的生活事件中产生的成长、力量、驱力和顿悟等积极的因素，而心理学的发展应重新关注人类自身所固有的现实的或潜在的积极力量和积极品质。ACBT 强调积极主动的心理治疗，指导来访者以正性向上、积极主动的态度面对生活，对自身存在的问题进行积极的情绪体验、积极的思考和积极的行为探索，主动发现自身固有的积极力量和积极品质，通过建构积极主动的身心状态来摆脱心理问题，促成自我发展和潜能实现。ACBT 治疗师通常会要求来访者列出自我可能拥有的积极性力量、优点和资源列表，见表 3-3。

表 3-3 积极性资源列表

可能的积极性资源
1. 我所感受到痛苦完全没有积极的方面吗？是否存在积极的成分，可以帮助我成长？
2. 我有什么优点可以面对自我的问题吗？
3. 以前是否发生过同样的事情，我是怎么度过的？
4. 当我痛苦的时候，我可以用什么方式取得缓解？我有哪些社会的支持力量？
5. 如果我的朋友发生同样的问题，我该如何安慰他？
…………

佩塞思基安的积极心理治疗认为心理障碍患者首先不是存在着问题或困难，而是被这些困难直接或间接困扰着的积极能力。因此，其积极的概念是指治疗并非以消除患者的症

---

[1] Allen E. Ivey, Mary Bradford Ivey. Intentional Interviewing and Counseling. 5th edition. Stamford: Thomson Learning, 2003: 191-196.

状为首要目标，而是注重发动患者身上存在的种种能力和自助潜力[1]。ACBT 吸收其合理内核，从患者的问题概念化开始就要求患者发掘其可能的积极性资源，面对困难和痛苦要做辩证的认识，既看到其对自我的伤害，更要看到伤害背后所潜藏的积极的力量，可以换一个角度来积极地看待问题。经常有年轻来访者会告诉治疗师他（她）的一生充满阴影，一切都不顺利，虽然他（她）的实际年龄还很小，但却已经说自己一生怎么样。这个时候，ACBT 治疗师可能会问："什么时候才能看到影子或阴影"，来访者很果断地说："有阳光照射的时候就能看到影子啊！"治疗师于是说："对啊，当你觉得自己一生都是阴影的时候，不要忘了那是因为你的背后有阳光在照耀。"大部分的来访者都纠缠于痛苦与无奈，却忘记了这些痛苦和无奈的背后往往还有"阳光"。ACBT 治疗非常强调"阳光的积极心态"，通过向来访者讲解富有启发性的寓言、励志故事、对患者的问题进行重建等方式给予传统的心理障碍以积极的意蕴和内涵，见表 3-4。

表 3-4 心理障碍的积极意蕴

	传统的解释	积极的解释
抑郁	被动的情绪低落	能对冲突作出深刻的情绪反映
懒惰	没志气，不勤奋，性格软弱	能避免争强好胜
怕独处	跟自己都处不来	说明要求与他人相处
神经性呕吐	食欲缺乏，青春期过分地追求苗条	能约束自己，能用饥饿摆脱女性角色，能分担世界饥荒
睡眠有障碍	睡眠有病理问题	是否富于幻想

弗兰克在其自传性名著《追寻存在的意义》中，根据其在纳粹集中营中真实而悲惨的遭遇阐释了生命存在的意义，形成了其独具特色的意义疗法。弗兰克意义疗法的核心是人存在的意义，他认为"存在（existential）"一词有三种用法：一个是存在本身，相当于存有，人的肉体的存在、独特的生活方式的存在；一个是人存在的意义，为何而活，尼采说过一个知道"为何"而活着的人几乎能忍受"任何如何"；最后一个就是在个人的存在中努力去寻找具体的意义，即追寻存在意义的意志。

肉体上的特别是精神上的痛苦，对于人的生命和存在更有着非同寻常的意义。陀思妥耶夫斯基曾说过"我只害怕一件事：我怕我配不上自己所受的痛苦。""人一旦发觉受苦即是他的命运，就不能不把受苦当做是他的使命——他独特而孤单的使命。他必须认清：即使身在痛苦中，他也是宇宙间孤单而独特的一个人。没有人能替他受苦或解除他的重荷。他唯一的机运就在于他赖以承受痛苦的态度。"人在生命中所经受的任何摧残和痛苦都只证明了一个事实："人最后的内在自由，绝不可以失丧"，"人所拥有的任何东西，都可以被剥夺，惟独人性最后的自由——也就是在任何境遇中选择一己态度和生活方式的自由——不能被剥夺"[2]。

弗兰克强调苦难和痛苦的意义，因为人类真实的境况"生命中最痛苦的时刻是个人

---

[1] 佩塞思基安. 积极心理治疗：一种新方法的理论与实践. 北京：社会科学出版社，1998：8.
[2] 弗兰克. 活出意义来. 赵可式等，译. 北京：生活. 读书. 新知三联书店，1981：56-67.

的，在这里我们才意识到我们自己是一个主体。"[1] 因此，ACBT 治疗认为，心理障碍不是一个绝对的、客观的负性事实，而有着来访者自身独特的意义，是其自身发展中的一个环节。从某种意义上说，正是心理上的痛苦和悲哀才使人真正地关注自我，进而意识到自我独立的存在，必须依靠自身积极主动的力量去面对生活中的各种挑战，哪怕是痛苦不堪、哪怕是在劫难逃，我们都可以作出选择、创造自己，"人之为人就在于他的不可规定性和无限可能性。人就是、必然是、并且永远应当是世界上从未有过的东西，即'奇迹'"[2]。

（三）认知重建和行为矫正技术

ACBT 治疗广义上属于认知-行为疗法治疗体系，当前其核心的治疗技术分为三大类：一是认知重组治疗；二是应对技巧治疗；三是问题化解治疗，如表 3-5 所示[3]。而 ACBT 的认知重建和行为矫正技术则主要根源于对埃利斯（Ellis）理性情绪行为疗法和贝克（Beck）认知疗法以及梅钦鲍姆（Meichenbaum）认知行为矫正疗法的综合应用，并更广泛地吸取了其他常用的行为治疗技术。

表 3-5 常见的认知——行为治疗技术

治疗类型	治疗模式	创建人
认知重组治疗	理性情绪疗法（Rational-emotive therapy）	埃利斯（Ellis A.）
	认知疗法（Cognitive therapy）	贝克（Beck T. A.）
	理性行为疗法（Rational behavior therapy）	马尔兹比（Maultsby M. C.）
	自我指导训练（Self-instructional training）	梅钦鲍姆（Meichenbaum D. H.）
	结构心理疗法（Structural psychotherapy）	戈德纳和列奥蒂（Guidano V. & Lioti G）
应对技巧治疗	焦虑控制训练（Anxiety-management training）	萨因和理查森（Suinn R. M. & Richardson F. C）
	系统理性重组（Systematic rational restructuring）	戈德弗里德（Goldfried M. R.）
问题化解治疗	问题化解疗法（Problem-solving therapy）	斯皮威克和舒尔（Spivack G & Shure M. B.）
	自我控制疗法（Self-control therapy）	雷姆（Rehm L.）

1. 埃利斯认为心理障碍的核心是由于非理性信念所导致的，所谓非理性信念即是人们对自己、对他人、对周围环境及事物提出的绝对化要求。当对自我提出绝对化要求时，会导致自我障碍，出现完美主义、以偏概全、自我否定等非理性信念，而不能无条件地悦纳一个真实的、不完美的自我。当对他人及世界提出绝对化要求时，会导致适应障碍。对他人及世界的绝对化要求意味着别人和世界要随时随地地满足自我，而这是不现实的，会导致低挫折承受能力和糟糕至极的想法。因此，可以通过发现来访者自动思维中的非理性信念，通过与非理性信念之间的辩论帮助来访者重建理性的信念。此过程中有许多实用的治疗技术，如 ABCDE 分析技术、糟糕事件数轴线、大小 i 图分析、成本-效益比较分析以

---

[1] 斯通普夫·菲泽. 西方哲学史. 7 版. 丁三东等，译. 北京：中华书局，2004：532.

[2] 邓晓芒. 康德宗教哲学与中西人格结构. 湖北大学学报（哲学社会科学版），1998（5）：2.

[3] 汪新建. 从外控到内控——论认知行为疗法的形成. 自然辩证法通讯，2001（2）：36-37.

及理性情绪想象技术等。

2. 贝克的认知疗法的重点在于发现来访者适应不良的自动思维以及其背后所支撑的认知图式和核心信念（表3-6列出了常见的负性自动思维），通过与来访者一同收集相关的证据和经验，从而建立新的认知或平衡思维来取代负性的自动思维，并以此形成功能障碍性思维记录（DTR）[1]。

表3-6 常见的负性自动思维

1. 全或无思维：你以一种绝对的、非此即彼的方式来看待事物。如果没有取得完全成功，你会认为自己是彻头彻尾的失败者。
2. 过度概括：你把一件负性的事件看成是一种永不终结的失败。你可能会在心里想："这种糟糕的情况总是出现"或"我永远无法把事情做好"。
3. 精神过滤：这就像一滴墨水把整个烧杯里的水都染了色。你消沉于某种消极细节，比如，你所犯的一个错误，从而忽视了自己所做的一切正确的事情。
4. 优势打折：你坚持认为自己的成就或一些好的品质完全不值一提。
5. 妄下断语：你匆忙做出结论，而缺乏事实依据。这种情况分两类：
   • 读心术：你自己认为大家会对你品头论足，会看不起你。
   • 预测未来：你在心里对自己说，某种糟糕的事情即将发生："下星期考试时，我知道我一定会考砸的"。
6. 夸大与缩小：你无节制地夸大或是缩小事物的重要性。这就是所谓的双目镜效应。当你从双目镜的一端去看时，你所有的缺点变得巨大无比。而你从另一端去看，你的强项和好的品质似乎就变得一文不值。
7. 情绪推理：你通过你的感觉来推理，如"我很焦虑，所以我一定处于真正的危险中"或者"我感觉自己是个失败者，所以我一定真的是个失败者"。
8. 应该陈述：你总是用"应该"、"不应该"、"必须"、"不必"等字眼来评判自己或他人。比如你会说："我不应该这样害羞和紧张的。我出什么问题了？"
9. 贴标签：你把单个的缺点或不足泛化后标示为自己整个个人的特征。本来你只应该说："我犯了个错误。"但最终你却把自己标定为"失败者"。这是一种过度概括的极端。
10. 责备：你没有找准问题所在，而是肆意责备。有两种基本的责备模式：
    • 自责：因为某件你不应该负责任的事情而责备自己。或者为一个自己犯的错误而无情地痛责自己。
    • 责备他人：你只顾责备别人而不考虑问题中自己应承担的责任。

ACBT治疗记录正是以DTR为基础发展而来，积极认知行为治疗认为障碍性自动思维的共同特征是认知歪曲，治疗师可指导患者质疑其自动思维：它们是否是真实存在的、现实的想法？是否合乎逻辑和理性？是否有经验支持，支持的证据、不支持的证据有哪些？有其他的解释吗？这些思维是否有效益，有哪些益处，有哪些坏处？可能发生的最坏情况是什么？我能经受住它吗？最现实的结局是什么？我相信这种自动思维的结果是什么？有什么能影响我、改变我的想法？对此我该做些什么？如果我的朋友在这种情境下并有这个想法，我会对他（她）说什么或做什么？表3-7列出了常用的认知矫正和认知重建技术[2]。

---

[1] Judith S. Beck. 认知疗法：基础与应用（M）. 翟书涛译. 北京：中国轻工业出版社，2001：139-148.

[2] 季建林，储展明. 认知治疗的国际动态. 中国临床心理学杂志，1994（2）：124.

表 3-7　常用的认知矫正和认知重建技术

引出自动思维
1. 直接提问
2. 循循善诱或启发式提问
3. 在来访者出现强烈情绪反应时询问
4. 心理想象
5. 角色扮演
6. 注意在身体紧张或惊恐感觉刚出现时的想法
7. 了解事件的含义
8. 记录负性想法
9. 布置行为作业
10. 记录心境的变化及自动性想法

确定逻辑错误
1. 从特殊的事例中得出一般性规律（或原则）
2. 注意"口头禅"
3. 挑出病人在交谈中所讲的"我应该……"
4. 注意病人言谈中的言外之意
5. 应用功能障碍性思维记录
6. 应用"步步紧逼"（downwards arrow）技术，或"苏格拉底式"逻辑提问

纠正自动思维
1. 验证支持和反对的证据
2. 用另一种解释来替代
3. 确定每一种解释的现实可能性
4. 收集资料
5. 分散或转移对解释的注意力
6. 使用重新确立的术语
7. 重新归因
8. 角色扮演
9. 应用功能障碍性思维记录

矫正不良的信念或认知图式
1. 列出每一想法的优缺点
2. 检验支持和反对的证据
3. 练习"步步紧逼"技术来拮抗争议
4. 自我控制或监察
5. 反应预防，真实性检验

　　障碍性自动思维导致了负性情绪的产生，如焦虑、抑郁、羞耻、恐惧等；出现无建设性行为，诸如回避、退缩、物质滥用等；进一步严重的认知歪曲，比如低估自身的积极性力量和应对资源，高估负性事件的发生可能性、威胁性和负面影响等。ACBT 治疗师指导来访者通过评价、质疑自动思维而认识到其非理性和适应不良性，并进一步探求并挑战其根本假设和核心信念，从而积极寻求认知改变和认知重建。

　　3. 梅钦鲍姆的认知行为矫正治疗形成了一套应激免疫的训练技术（又译为压力免疫训练技术），它指导来访者在面对情绪困境和应激时，如何通过有效的认知和行为方式来应付应激，并逐步控制刺激，最终达到预防刺激的目的。ACBT 治疗也要求来访者在面对应激、产生负性情绪时，通过审视和估计自身的资源和力量，对负性情绪作出对抗的行为

反应。避免应激以及由此产生的负性情绪进一步扩大，通过寻找成功的应对方式从而缓解心理障碍。

ACBT采用应激免疫的训练技术，主要是要求来访者自我探索或者教会其有效的负性情绪应对方式和技巧。具体的操作有三个阶段：首先是教育阶段，主要了解来访者当前面对应激和负性情绪的应对方式。其次是技巧训练阶段，这是核心阶段，要求患者自我探索应对的行为模式，最好不用意象的方式。对于无法寻求自我应对方式的患者要教会其适当的应对技巧，这些技巧都是典型的行为治疗技术，详见表3-8。最后是实践操作期，当来访者掌握了某种应对行为技巧后，就应鼓励其实地操作，不断强化，从而对应激原产生免疫，在整个过程中，ACBT治疗师应给予反馈和指导。

表3-8　常见行为调节技术

呼吸调节：训练来访者深长呼吸和腹式呼吸。
放松训练：目前运用最多的是肌肉紧张-放松法、音乐放松以及东方的瑜伽、冥想放松等。
意象矫正：意象矫正指的是让患者想象激发焦虑或者恐惧的情景，想象自己能够很好地应对这个情景。
角色扮演：在模拟的情境中，治疗师可安排来访者参与角色扮演，采取具体行动，成功地应对产生焦虑的情境。
想象终止：首先让患者想象困难情境，在想到最痛苦的时候，然后ACBT治疗师大喊一声"停止"，同时用力拍一下手掌，来打断个体的想象。然后，让患者自我训练想象终止技术，学会用有效的方式打断自己的现象。最后，慢慢训练放松技术来接续想象终止后的状态。
自我对话训练：让来访者学会注意其内部的自动语言，把那些适应不良的、非理性的、自我否定的自我语言贴上标签，用更具积极性的、理性的和现实的自我语言代替。
亚历山大法：通过身体直立顶高门柱的方法，提升身体紧张度从而缓解情绪困难。
其他：如生物反馈、系统脱敏、社会技能训练、阅读治疗、注意转移、超静思维、心理灯等。

（陈　屹）

第二节　ACBT与其他治疗方法

按照库恩（Kuhn）的范式理论，心理学尚是一门前范式学科，表现在临床心理治疗理论上，就呈现出"百花齐放、百家争鸣"的气象。据不完全统计，目前在心理学、医学行业使用的心理疗法就达三百余种，但符合理论的实证性、方法的可操作性以及可检验性等科学标准的心理治疗方法却无从考证，而在心理门诊的实践中具有可操作性和效果较好的常用心理治疗方法也不过几种。本节将就心理学和医学上常用的心理疗法、物理和化学疗法与ACBT治疗做一个简单比较，分析它们之间的联系和区别，凸显ACBT治疗的特色。

一、ACBT与其他心理治疗的联系与区别

心理治疗作为一门科学虽不超过一百年的时间，但心理治疗方法却源远流长。例如，我国传统中医临床实践中早就有一套行之有效的心理治疗手段，如"告之以其败，语之以其善，导之以其所便，开之以其所苦"的疏导式心理治疗；"悲胜怒、怒胜思、思胜恐、

恐胜喜、喜胜悲"的情志相胜治疗等。此外，我国古代流传下来众多的健身治病训练程式，例如太极拳、气功等，也包含丰富的心理治疗成分。在西方，心理治疗也具有悠久的历史。远在古希腊和古埃及时代，医生就已重视心理治疗的作用。他们强调整体治疗，使用劝告、暗示、音乐、催眠等手段治疗疾病。但是，由于在中世纪时期，西方的宗教具有绝对的权威，心理治疗只是宗教的附属物，特别是对精神病病人普遍采取精神和肉体摧残的方法，严重阻碍了心理治疗的发展。直至 18 世纪末，在法国医生皮奈尔（Pinel）的积极倡导下，才开始用比较人道的方法对待精神病病人，心理治疗才开始得到了发展。

19 世纪末至 20 世纪初，西方流行麦斯麦（Mesmer）的催眠疗法。之后，奥地利精神病医生弗洛伊德（Freud）创立的精神分析疗法也得到广泛传播。20 世纪 50 年代末，建立在行为主义心理学理论基础上的行为疗法开始迅速发展。这些心理治疗理论与方法，目前已经成为心理治疗中重要的流派。近半个世纪以来，随着心理科学研究的深入，不但原有的心理治疗方法不断地分化和完善，而且许多新的治疗方法或手段也如雨后春笋般地出现。例如人本主义的以人为中心疗法，认知学派的认知疗法，发源于中国的"钟氏认知领悟疗法"，发源于日本的森田疗法，暗示疗法、催眠疗法以及瑜珈、气功、放松、静默、生物反馈疗法和种种形式的团体治疗等。20 世纪 90 年代后期，沙盘游戏治疗、漂浮疗法和简快心理疗法等也开始兴起。

迄今为止，心理治疗已有三百多种流派，大多数可以纳入精神分析理论、认知行为主义理论、存在人本主义理论和系统理论这四大主干理论体系。这些理论体系均有自己的理论建构、实证依据和操作技术规范，但在运用于实践时又需要根据临床情况而有很大的灵活性。我国医务人员和其他精神卫生相关人员对这些流派的主要理论已有一定认识，临床上也有越来越多的运用。但目前，多数心理治疗者已不再固守于某一流派和坚持某种单一的心理治疗方法，开始采用折衷心理治疗（eclectic psychotherapy），又称方法任选，即主张灵活地选择、综合应用对病人最有效的治疗方法。

当前，在中国心理学界和医学界普遍使用的心理疗法，根据曾文星对《中国心理卫生杂志》创刊十年所发表的 130 篇心理治疗论文所做的统计，主要涉及行为疗法、认知疗法、森田疗法、生物反馈疗法等*。积极认知行为治疗（active cognitive behaviour therapy，ACBT）则是以唐平教授为首的专业团队在长期的教学、科研和心理门诊实践中，以"功能障碍性思维记录（DTR）"为基础，通过对当代人本主义治疗、行为治疗、认知治疗以及积极心理治疗等心理疗法的深入分析和总结，提炼得出的一种科学有效、可操作性强、比较适合中国来访者的综合心理治疗方法，是心理治疗中国化的又一可贵的探索。

（一）ACBT 治疗与其他主流心理疗法

1. 精神分析治疗与 ACBT 治疗

精神分析治疗又称为心理动力治疗，其基本理论是 19 世纪 90 年代由弗洛伊德（Freud）创立的。弗洛伊德认为心理障碍的产生并不来自于外在的威胁，其产生不过是潜意识冲突和内部人格冲突协调失败的一种病理性表现形式，其根源可追溯到早期的童年经

---

* 此节对其他心理治疗方法及物理、化学治疗方法的论述参照借鉴了唐平主编《医学心理学》（北京：人民卫生出版社，2009 年 3 月第一版）。具体参见了其书第十章医学心理咨询和心理治疗以及第三章医学心理学基本理论的相关内容。

历。后期精神分析认为，成年后出现的心理障碍往往源于早年亲子关系的失调而不是潜意识的冲突；父母不充足的关爱会使孩子出现"焦虑性依恋"，表现为依赖性和缺乏安全感。带有"焦虑性依恋"的人面对以后的依恋受到威胁时，容易崩溃，所以易患各种心理障碍。

但由于精神分析治疗缺乏实证研究和科学检验，其学说到今天也还未成为公认的科学理论。尽管如此，它仍然是心理治疗领域里最重要的一个流派，目前的心理治疗理论和技术，都深深地受到其影响。近四十多年以来，以精神分析理论为基础的各种短程治疗（brief-therapy）较为盛行，其治疗的理论、操作技术、治疗安排以及疗程与经典精神分析已有很大出入，但基本思想仍基于心理动力学理论，所以统称为心理动力性心理治疗。

总体上说，精神分析认为人是非理性的，因为人被本能和潜意识的冲突所支配。而ACBT治疗则恢复了人的理性，认为人的理性和行为有着关键和支配的作用，正是适应不良的认知和行为导致了心理障碍。同时，ACBT治疗具有客观认识性、系统操作性、可重复验证性，对比精神分析治疗而言是一门经得住科学检验的心理疗法。当然，ACBT治疗也吸收了精神分析学说的合理思想，同样重视患者的成长环境、早年经历以及由此所形成僵化而固执的行为应对模式和思维模式。

2. 认知行为治疗与ACBT治疗

行为治疗主要起源于20世纪60年代，以巴甫洛夫（Pavlov）的经典条件反射和斯金纳（Skinner）的操作性条件反射等学说为理论基础。上述理论认为人类的行为乃至思维模式是通过后天学习以及接受环境中各种信息反复刺激的结果，因此通过给予奖赏或惩罚的体验，可以分别"强化"或"弱化"某一种行为，从而达到治疗的效果。因此治疗的任务是设计新的学习情景，使群体所认可的行为得到强化、塑型，使群体所不能接受的行为或异常行为得到弱化、消退。20世纪70年代以来，国外行为治疗逐渐出现了一个新的发展方向，即认知行为治疗，注意到了认知因素与行为之间的互动关系，这样就增加了对内在心理过程的干预力度。它综合地利用经典的行为疗法和其他心理治疗技术，针对病人认识过程的不同方面（如信念、态度、期望和应对手段）以及认知中介因素影响行为的最佳干预点，制订不同的治疗方案和方法。该理论和治疗方法的代表性人物分别是阿龙·贝克（Aaron Beck）、阿尔伯特·艾利斯（Albert Ellis）和唐纳德·梅钦鲍姆（Donald Meichenbaum）。

从广义上说，ACBT治疗隶属于认知行为疗法系统，但是是一种中国化的并整合了其他疗法合理内核的综合性治疗方法。在行为矫正和认知重建上二者都具有同构性，不过在具体操作上更适合中国人的心理。认知行为疗法完成是问题定向的，以分析患者的心理问题入手，进行认知重建和行为矫正；而ACBT治疗不仅可以从问题定向入手，同时还可以对心理问题存而不论，强调患者积极自我探索的发展变化，即针对负性情绪（而不一定马上分析其心理问题的原因和实质）自我探索积极的行为对抗模式并进行强化。

3. 人本主义治疗与ACBT治疗

人本主义治疗或以人为中心治疗是以20世纪60年代出现的以人本主义心理学理论为基础的一类治疗方法，其发起是在反对精神分析把来访者完全视作病人、行为主义把人视作一只"大老鼠"的心理治疗观点基础上产生的。其特点是把人当人看，重视人的自我实现、需要层次，重视人的情感体验与潜能，提倡治疗师应该具有高度的共情（empathy），强调咨询师应该通过积极的倾听、无条件的积极关注，以平等、温暖、关切和开放的态度来对待来访者。该理论和治疗方法的代表性先驱人物分别是卡尔·罗杰斯（Carl Rogers）和马斯洛（Maslow）。

ACBT 治疗的出发点也是把人当人看，绝不视患者为精神病人或是动物，强调患者是具有自我成长的人，并吸收了人本主义治疗最新发展成果积极心理学的理念，充分发掘并调动来访者的积极性力量和资源，通过患者的自我探索和发展来面对和解决自我的心理问题，真正做到"助人自助"。

4. 系统治疗与 ACBT 治疗

系统治疗是在近五十年来随着系统论、控制论的诞生而发展起来的一类强调个体与人际系统间的心理动力学关系的治疗方法。其特点是对系统整体和人际系统中各种互动联系的关注，即强调不仅对于个体而且对于个体所处的周边人际环境的关注，并注重改善个体的周边人际环境对个体思维和行为模式的影响。该治疗与其他疗法关系密切，有很好的兼容性，但又有自己独到的理论观点和技术。起初，系统治疗是作为家庭治疗的一个分支发展起来的。后来，系统思想不但影响了大多数家庭治疗师，而且还作为一种基本思想，被接纳进入个别治疗、集体治疗和大型组织机构的咨询之中，成为日益重要的一类治疗。

ACBT 治疗其实也是一种系统治疗方法，面对来访者，强调从三个环节进行有效的治疗。一方面适当运用药物阻断患者患病的生物学病灶，一方面严格按照 ACBT 治疗的操作程序对来访者进行系统心理干预，最后还要充分发挥患者的社会资源（家庭、单位、社交团体等）和积极性力量，通过三个方面共同作用达到治疗的效果。因此，ACBT 治疗并不仅限于心理门诊的一对一的咨询和治疗，整个过程同时也在社会文化环境这样一个大的系统中进行的。

（二）ACBT 治疗的特色

ACBT 治疗的特色直接根源于其对异常心理本质的理论认识以及长期的、大量的而又富有成效的临床实践和科学检验。

ACBT 治疗认为，从生物医学的角度看，异常心理的本质主要是人的身体尤其是大脑的损伤和功能状态的变异；从心理学及异常心理学的角度看，异常心理的本质主要是指情绪两极性的分离、认知结构的破坏和行为的紊乱；从哲学和文化模式的角度看，异常心理的本质是它的价值世界与意义世界。由此可见，异常心理的质是由异常心理的量所引起的在正常心理的度以外的那些最本质、最核心的人性内容的表达。在心理学视野里主要表现为情绪两极性的分离、认知结构的破坏和行为的紊乱三个要素，在哲学和文化世界里主要表现为价值世界与意义世界两个系统。严重的心理障碍我们叫做疯狂或精神病，他们突出表现为对社会文化常模的偏离。但是，拉康、福柯等人的研究认为疯癫或精神病病人虽然是对社会和一般理性的偏离，然而这种偏离恰好却是对真实人性的回归，唯有疯癫才能理解真正的人和人性。疯癫不反映任何现实世界，而恰好只是迷恋自身、迷恋自以为是的梦幻，所以并不存在疯癫，只存在每个人自身身上都有的那种东西——真正的人性、人的弱点、梦幻和错觉。唯有疯癫者抛离了社会规范和一般理性的束缚而回归了真实的人性，没有疯癫将无法理解真实的人也无法成为真正的人[1]。正是建立在这样的理论基础上,从哲学的角度 ACBT 治疗尊重人、理解人、把人当人看,不歧视人的非理性而是把人的非理性也纳入理性的视野进行思考,从而强调人的积极性,强调来访者的自我探索、自我发展和自我更新;从心理学的角度看,正是情绪两极性的分离、认知结构的破坏和行为的紊乱,所以 ACBT 治疗面对患者的负性情绪时强调积极的对抗行为和有效强化,并反复进行认知重建、行为矫正。

在具体的临床心理治疗实践上,既往的心理治疗理论大概可以分为两大系统,即西方主流的心理治疗理论系统和东方治疗思想和理念(被广泛认可的即森田疗法)。西方的治疗系统又可分为现代心理治疗(即精神分析、行为主义、人本主义和认知疗法等主流方法)和后现代心理治疗(如积极心理治疗、叙事心理疗法、建构主义疗法等)。从这些疗法对心理障碍的治疗观点看,西方现代心理疗法认为患者是存在问题需要矫正的,对心理障碍持负性的看法;而东方的森田疗法则强调顺其自然、为所当为,将心理障碍视为人正常的组成部分,不必予以特别的关注,任其自然发展就行,从某种角度说就是并不认为存在何种心理障碍,它们不过是人正常的组成部分而已;西方后现代的心理疗法虽然说法多种多样,但一个显著的特征就是不把心理障碍视为负性之物,而强调心理障碍中的积极性因素、强调人所具有的积极性因素。ACBT 治疗正是在长期的临床实践中,运用种种疗法或此或彼,最后,通过总结、比较,吸取上述疗法系统的合理之处从而提炼得出的一种整合的、适用于中国来访者的治疗方法。因此,我们可以看到在 ACBT 治疗中既有从情境、认知、行为、情绪等维度对心理问题的分析,这是现代心理疗法的因素;同时,我们在运用时,有时候又对心理问题任其存在,并不马上做分析而只是直接寻求对抗行为,这是森田疗法的影子;最后,ACBT 治疗的全过程中,对积极性的强调,启发患者的积极性、发掘其积极性的力量和资源以致从始到终都要求患者积极参与、自我探索和主动行动,这又是后现代疗法的精髓所在。

从我们临床心理治疗的长期实践看,ACBT 整合的治疗方法适应性广、简洁易懂、操作性强、特别容易为中国心理患者所接受,显示其独有的特色和强大的生命力。按每年泸州医学院两附院门诊和学院心理健康教育咨询中心收治来访者大约 3 000 人次统计,我们对其中的约 1/3 的不同问题的求助者完全或部分采用了 ACBT 治疗方法,总有效率达到 95% 以上,临床治愈率达到 60% 以上,对部分采用药物及其他治疗方法无效的求助者应用本方法也收到了非常良好的治疗效果。

二、ACBT 与药物、仪器治疗

在 ACBT 治疗中,对一部分比较复杂的焦虑障碍和心境障碍患者,在治疗初期除了使用 ACBT 治疗外,辅助使用药物治疗和仪器治疗(如脑波治疗和生物反馈治疗等)也是必需的。

(一) 药物治疗与 ACBT 治疗

临床实践表明,ACBT 治疗对大部分的心理障碍都有较好的疗效。如对抑郁症的治疗,研究显示,通过 ACBT 治疗和服用新型抗抑郁剂(如氟西汀、帕罗西汀、舍曲林、文

---

[1] 唐平. 异常心理的哲学研究. 武汉:武汉大学博士论文,2005.

法拉辛等)治疗有几乎同等的效果,而且远期疗效优于药物治疗且不易复发。当然,在很多情况下,对于较为复杂的心理障碍通常需要配合药物治疗进行,但原则是以 ACBT 治疗为主,以药物治疗为辅。心理治疗联合药物治疗也是有研究根据的,Wright 等人的研究表明了药物治疗和心理治疗两者联用的几种可能作用机制[1],详见表 3-9。

表 3-9　药物治疗和心理治疗联用可能的相互作用机制

药物具有好的安慰剂效果
药物能改善注意力,促进心理治疗
药物减轻痛苦的情感和心理生理反应,从而提高对心理治疗的评估能力
药物能减少非理性想法,因此能加强心理治疗的效果
心理治疗具有好的安慰剂效果
心理治疗能改善病人服药的遵医行为
心理治疗有生物学作用,与药物联用能产生神经生化方面的改变

目前,ACBT 治疗与药物的联合使用,主要针对焦虑障碍和抑郁症,联合使用的药物也主要是抗焦虑药物和抗抑郁药物。如常见的惊恐障碍,是一种慢性复发性疾病,需长期治疗,而心理教育及联合药物的心理治疗可提高治疗有效率。一方面使用 ACBT 治疗,在药物使用上首选 SSRIs(选择性 5-羟色胺再摄取抑制剂),疗程至少持续一年[2],可短期配合苯二氮䓬类抗焦虑类药物(如氯硝西泮、阿普唑仑)。而对于抑郁症,由于患者存在自杀风险,因此在急性期使用药物治疗是必需的,同时配合使用 ACBT 治疗。对抑郁症治疗首选 5-羟色胺再摄取抑制剂(SSRIs),二线药物常用三环类抗抑郁剂、四环类抗抑郁剂、单胺氧化酶抑制剂(MAOI)、碳酸锂等药物。

(二)仪器治疗与 ACBT 治疗

仪器治疗的广泛使用得益于心理生物学的研究进展,目前临床配合 ACBT 治疗使用的仪器治疗主要是电击厌恶法、电痉挛疗法、生物反馈疗法和脑波治疗法等生物学手段。

1. 电击厌恶法

电击厌恶法实质是厌恶疗法的一种,只是它以电击作为刺激物。这种电击是一种袖珍式厌恶治疗仪。当患者有不良行为时,立即用此仪器施以 9 伏直流电予以电击。电击的瞬间引起患者强烈的触击和厌烦感,抵消原本不良行为所引起的不适宜的欣快感。如此多次运用可建立起对抗性条件反射,解决不良行为反复出现的问题。在临床上常用于物质依赖与滥用、焦虑症、妄想症、性变态或其他犯罪行为等。

2. 电痉挛疗法

也称电休克疗法。是一种对行为、情绪失常者的脑部施以微弱的电流刺激,使其进入休克状态,借以消除其意识中的焦虑。实施前,治疗者要对患者进行肌肉放松准备,将压力、痛苦和伤害降到最低水平。通常施予大脑右半球,数天内进行 6~8 次,与药物一起使用对抑郁症患者有显著疗效。

---

[1] 季建林,储展明. 认知治疗的国际动态. 中国临床心理学杂志,1994 (2):124.

[2] Bakker A, Van Balkom, Dan J. Stein. Evidence-based pharmacotherapy of panic disorder. International Journal of Neuropsychopharmacology, 2005, 8 (3):473-482.

3. 生物反馈疗法

生物反馈疗法又称为生物回授疗法。它是利用特定的仪器把人类个体通常察觉不到的心理、生理活动情况（信号）呈现给患者本人的过程。是利用现代技术手段，对个体不能明显意识到的生理变化信息（血压、心率、胃肠蠕动、生物电活动等）进行监视，并及时将测得的信息转变为易于理解的听觉或视觉信号，直接而又连续不断地显示给患者自己，使患者能够觉察到体内的变化，在经过特殊训练后，进行有意识的"意念"控制和心理训练，从而消除病理过程、恢复身心健康的新型心理治疗方法。现在运用于生物反馈治疗的设备有：肌电反馈仪、皮温反馈仪、脑电反馈仪、脉搏反馈仪等。生物反馈疗法常用来治疗身心疾病，在治疗焦虑、失眠、恐怖症、强迫症、多动症等方面有一定疗效。

4. 脑波治疗法

脑波治疗法是建立在脑波同步技术之上的一种心理生物学疗法。依据脑波同步原理，用专有技术编制的特殊声、光信号及电脉冲，分别作用于人的耳、眼和相关的经络穴位，利用声、光信号频率的节律变化，影响、调节人体的脑电活动水平及兴奋程度，增强脑供血，从而达到减轻焦虑紧张、放松生理心理、提高注意力、加速学习进程、提高记忆力和创造力、改善学习成绩、控制疼痛等目的。

我国科技工作者，从1990年开始引进国外技术并逐渐广泛应用于临床实践。国内部分医疗机构和科研机构通过对12个病种达数万人次的临床应用证明：该仪器改善大脑的功能作用明显。对顽固性失眠、神经衰弱、强迫症、焦虑症等神经症、抑郁症、心身疾病都有独特疗效。

作为一种整合的新型疗法，ACBT 治疗并不排除药物治疗和仪器治疗，而是根据具体情况有选择地使用。如对于较为复杂和较为严重的心理障碍患者以及治疗早期为了迅速改变患者症状和痛苦状态，通常会配合使用药物治疗和仪器治疗，但绝不滥用，一定视 ACBT 治疗为根本和长期的治疗手段。

（陈　屹，唐　平）

第三节　ACBT 的临床效果检验

下面，我们以实际案例形式来对 ACBT 在实际临床治疗的效果进行分析。

一、ACBT 治疗效果的临床检验与观察

（一）对象

1. 对象来源

于 2008 年 6 月至 2009 年 12 月来泸州医学院附属医院心理门诊就诊的患者，符合 CCMD-3 精神障碍诊断标准，并根据主治医师判断符合 ACBT 患者共 65 例。

纳入 ACBT 标准：

①愿意接受心理治疗；

②能够在门诊接受治疗；

③没有明显的智力障碍；

④年龄在 18～55 岁，文化程度初中及以上；

⑤未接受过药物治疗或药物治疗无效或因药物副作用过大，排斥药物治疗者；

⑥个体面临初始反应强烈、持续时间持久（一般大于 3 个月）、内容充分泛化和自身难以克服的沉重精神负担；

⑦社会功能基本受损；

⑧情绪波动较大，心理状态出现了某些病理性改变。

排除标准：

①精神分裂症；

②器质性躯体疾病造成的精神障碍；

③患有严重的心、肝、肾、脑等疾病；

④酒精、药物依赖及滥用；

⑤临床上判定有自杀危险者。

2. 临床资料

在这 65 例病例中，其中男 30 例（46.2%），女 35 例（53.8%）。年龄：18～20 岁 3 例（4.6%），21～30 岁 30 例（46.2%），31～40 岁 29 例（44.6%），41～50 岁 3 例（4.6%）。文化程度：初中 7 例（10.8%），高中或中专 25 例（38.4%），大专 17 例（26.2%），本科及以上 16 例（24.6%）。职业：无工作者 3 例（4.6%），学生 30 例（46.2%），公务员 10 例（15.4%），教师 6 例（9.2%），服务人员 9 例（13.8%），其他 7 例（10.8%）。婚姻状况：已婚 37 例（56.9%），未婚 28 例（43.1%）。曾用药 42 例（64.6%），未用药 23 例（35.4%）。曾接受过心理咨询或心理治疗 20 例，其余均未接受过任何心理辅导。平均患病时间 6.4±0.6 个月。

经诊断，该 65 例病例中，焦虑障碍共 32 例（其中强迫症 12 例，惊恐障碍 2 例，广泛性焦虑障碍 6 例，社交恐怖症 6 例，创伤后应激障碍 5 例，神经症综合表现 1 例），顽固性失眠 10 例，心境障碍共 2 例（均为抑郁症），躯体形式障碍 2 例，人格障碍 2 例，网络成瘾 2 例，青少年问题行为 15 例。

（二）方法

1. 病例处理流程

门诊医生在与就诊患者的第一次会谈中就患者的人口学资料、既往病史、家族病史进行询问，在患者主诉基础上，进行必要的躯体检查、精神检查，筛选出符合条件的患者。在第一次会谈中向患者及陪同家属（父母或配偶）介绍 ACBT，若患者愿意实施该治疗，签署知情同意书，确定基本的治疗目标，制订相应治疗方案。

不同病例治疗时间从数次到数十次不等，为能对多个病例采取标准化的临床效果检验，把患者 ACBT 治疗次数均设为 12 次，提取治疗前、治疗 8 次末、12 次末的测评结果进行对比分析。

为了能更客观地说明临床效果，我们采取多基线实验设计对某些典型病例进行个案研究，患者将在基线期、治疗期及追踪期接受相应的心理测试。

2. ACBT 治疗流程

ACBT 治疗过程一般分为四个阶段、六个核心环节。四个阶段是：①首次会谈与诊断评估（包括躯体检查）阶段，一般在一周内完成；②自我探索阶段，一般是 1～3 个月时间；③强化巩固阶段，一般是3～6个月时间；④效果评估和回归社会阶段。六个核心环节依次是：①临床访谈；②躯体和心理检查；③对来访者关于ACBT表格记录和表中关系要素的说明；④对抗负性情绪行为模式的自我探索；⑤非理性信念的批判及理性信念的建立；⑥有效对抗负性情绪行为模式的确定和强化巩固。在实际心理治疗过程中，我们按照以上操作程序严格执行。

ACBT表格中心境分三个等级进行记分：来访者的心境和情绪特别困难时，记0～3分；来访者的心情较差时，记4～7分；来访者心情较好到很好时，记8～10分。要求来访者根据每天生活中的3～4个时间段情景，最好是上午、下午和晚上各记录一次。在单一个案研究中，被评定的心境分数和相关心理测试一起，成为衡量ACBT治疗效果检测手段之一。其中在基线期心境的分数评定是从ACBT记录表中分离出来，单独进行。在治疗期，是直接利用ACBT记录表的心境评分进行评价。

3. 个案研究法

一方面，由于临床心理学研究的特殊性，找到病史、家族史、发病年限等完全匹配同质的患者非常困难，医学伦理道德对控制组的使用也构成了限制，同时足够量的大样本研究范式也会因为来自患者、治疗师和临床环境等不可预测事件等因素，难以获得。另一方面，个案研究能够有效及时发现个体差异，并进行深入追踪调查，全面提供个体信息，能够弥补大样本研究范式只是对平均个体的行为和改变进行测量，这一点对于重视个体行为改变的临床心理学研究来说至关重要。

个案研究法是临床心理学研究中的常用方法。但传统个案研究属于经验性的描述或评述，缺乏实验控制，其研究结果可能只对特定的个体有用，因而限制了个案研究的使用。针对此问题，Barlow和Hersen（1984）采用了单一个案实验研究（single case experimental study）。该研究方法是一种包括前测的重复测量，前测作为一种控制或作为基线。由于这种研究法把控制实验方法和个案研究结合起来，因此单一个案实验研究比个案研究法更严密，可以一定程度提高内部效度，减少混淆变量对治疗结果的影响。

在单一个案实验研究中，有多种实验设计方法可以利用，其中最常见的方法是基线设计（baseline experiment design）。基线即为治疗的前测，个体在基线阶段3～5周仅仅接受测评，而不接受任何的治疗干预，这作为一种控制，以获得个体症状的稳定数据。建立基线后，再对每个个体进行治疗干预。将基线数据与治疗后的数据对照，如果个体的症状在基线期没有变化，而随着治疗的进行才发生变化，这就说明治疗是有效的。多基线是指通常至少需要三重基线，即需要研究一个个体的三个问题或研究三个个体的同一问题。在国外的心理治疗文献中，许多对于心理障碍治疗的个案研究使用了单一个案实验研究和多基线实验设计。

因此，本研究采用单组前测后测实验设计方法宏观分析65例患者在ACBT治疗前后的心理状态变化来考察其治疗方法的效果，并选择有代表性的两例病例采用多基线实验设计进行单一个案研究，进一步展示ACBT的治疗过程及临床效果。

4. 数据处理方法

所有评估资料在电脑上用SPSS16.0软件包进行统计分析。对于病例组治疗前、治疗8次后、治疗12次后获得的连续型变量的比较采用方差分析，病例组治疗前后分别与全国常模的对比分析采用独立样本t检验。单一个案研究的数据处理方法采用社会学研究方法进行质的分析。

5. 研究工具

为客观检验 ACBT 的效果，采用定量化心理测验作为检验工具。由于患者的情况不同，所采取的心理测评工具就不同。如，对于有幻觉、妄想等病理性人格特征的个体，采用简明精神病量表（BPRS）、明尼苏达多项人格调查表（MMPI）；调查个体的气质类型，采用气质调查问卷；调查个体的心理卫生状况，采用症状自评量表（SCL-90）；调查个体的焦虑程度采用焦虑自评量表（SAS）；调查个体的抑郁程度采用抑郁自评量表（SDS）等。接下来我们就案例中使用到的几个心理测试工具进行简要介绍：

（1）SCL-90 症状自评量表（Symptom Checklist 90，SCL-90）

这是当前国内外调查个体心理健康水平使用频率最高的自评量表，具有良好的信、效度。该量表共 90 道项目，测查个体 10 个方面的心理症状的存在及其严重程度：

①躯体化：主要反映主观的躯体不适感，包括心血管、胃肠道、呼吸等系统的主诉不适，以及头痛、背痛、肌肉酸痛和焦虑等其他躯体表现。

②强迫症状：主要指那种明知没有必要，但又无法摆脱的无意义的思想、冲动、行为等表现。

③人际关系敏感：主要指某些个人不自在感和自卑感，尤其在与他人相比较时更突出。

④抑郁：反映的是与临床上抑郁症状群相联系的广泛的概念。抑郁苦闷的感情和心境是代表性症状，还以对生活的兴趣减退、缺乏活动愿望、丧失活动力等为特征，并包括失望、悲观、与抑郁相联系的其他感知及躯体方面的问题。

⑤焦虑：包括一些通常在临床上明显与焦虑症状相联系的精神症状及体验。

⑥敌对：主要从思维、情感及行为三方面来反映个体的敌对表现，包括厌烦、争论、摔物、争斗、不可抑制的冲动爆发等内容。

⑦恐怖：与传统的恐怖状态或广场恐怖所反映的内容基本一致，还能反映社交恐怖。

⑧偏执：主要指思维方面，如投射性思维、敌对、猜疑、关系妄想、被动体验与夸大等。

⑨精神病性：包括幻听、思维播散、被控制感、思维被插入等反映精神分裂样症状的内容。

⑩其他：主要反映睡眠及饮食情况。

每个项目按"没有、很轻、中度、偏重、严重"的等级以 1～5 分实行 5 级计分，由被试者根据自己"现在"或是"最近一个星期"的实际感觉对每个项目进行恰当的评分。具体说明如下：

①没有：自觉没有该项症状。

②很轻：自觉有该项症状，但对被试者并无实际影响或影响轻微。

③中度：自觉有该项症状，对被试者有一定影响。

④偏重：自觉常有该项症状，对被试者有相当程度的影响。

⑤严重：自觉该症状的频度和强度都十分严重，对被试者的影响严重。

按照全国常模结果，总分超过 160 分，或阳性项目数超过 43 项，或任一因子分超过 2 分，可考虑筛选阳性，需进一步检查。需要注意的是，筛选阳性只能说明个体可能患有心理障碍，但并不说明一定患有心理障碍。要作出心理疾病的诊断，还必须进行面谈并参照相应心理障碍的诊断标准。

（2）焦虑自评量表（Self-rating Anxiety Scale，SAS）

这是反映个体有无焦虑症状及其严重程度的常用症状自评量表，由20个与焦虑症状有关的条目组成。每个条目实行1～4级评分选择：①很少有该项症状；②有时有该项症状；③大部分时间有该项症状；④绝大部分时间有该项症状。由被试者根据自己"现在"或是"最近一个星期"的实际感觉对每个项目进行恰当的评分。

将所有项目评分相加，即得到总分（原始粗分）。用粗分乘以1.25以后取整数部分，就得到标准分（T分）。按照中国常模，SAS标准分的分界值为50分，其中50～59分为轻度焦虑，60～69分为中度焦虑，69分以上为重度焦虑。需要注意的是，量表总分值也仅能作为一项参考指标而非绝对标准，关于焦虑症状的临床分级，除参考量表分值外，主要还应根据临床症状，特别是要害症状的程度来划分。

（3）艾森克人格问卷（Eysenck Personality Questionnaire，EPQ）

该问卷是由英国伦敦大学艾森克（Eysenck）教授根据其人格三因素理论编制的，因施测简便，人格维度概念清晰，容易解释，而被广泛应用，分儿童和成人两种。成人问卷适用于测查16岁以上的成人，儿童问卷适用于7～15岁儿童。我国龚耀先的修订本成人和儿童均为88项，陈仲庚修订本成人有85项。EPQ由三个内容量表和一个效度量表组成。内容分量表为：①神经质（N），测查情绪的稳定性程度，②内-外向（E），测查内向和外向人格特征，③精神质（P），测查一些与精神病理有关的人格特征。效度量表为：掩饰（L）量表，测查个体诚实、遵从社会习俗及道德规范等特征。

EPQ结果采用标准T分表示，根据各维度T分高低判断人格倾向和特征。各量表的T分在38.5～43.3分或56.7～61.5分之间为倾向型，T分在38.5分以下或61.5分以上为典型型。EPQ还将N维度和E维度组合，进一步分出外向稳定（多血质）、外向不稳定（胆汁质）、内向稳定（黏液质）、内向不稳定（抑郁质）四种人格特征。

（三）结果与分析

1. 疗效评判等级

ACBT疗效评定标准以治疗前后患者的主诉以及主治医师的观察进行综合评价，分成无效、效果一般、效果显著和痊愈4个等级：

（1）治疗无效指的是患者接受治疗十二次后仍符合相应心理障碍的诊断标准或患者中途中断治疗。

（2）效果一般指的是患者接受治疗十二次后症状与治疗前比有一定的减轻，但仍具有诊断标准中的部分症状。

（3）效果显著指的是患者接受治疗十二次后不再具有相应心理障碍诊断标准的症状，患者主观感受良好。

（4）痊愈指的是患者不再符合相应心理障碍的诊断标准，随访3个月情况稳定。

由于收集到的病例接受治疗的时间长短不一，从几次到十几次、几十次不等，ACBT的治疗效果本来应该以每个个案结束治疗时的评估结果为依据，但为了满足大样本的条件，我们以治疗第十二次的效果作为ACBT的实验治疗效果（多数心理障碍患者接受十二次左右的治疗后症状明显减轻或治愈）（表3-10）。尽管这样，部分患者的最终效果还得在治疗结束时才能看到。

表 3-10 病例组疗效情况统计表

心理障碍名称	无效（例）	效果一般（例）	效果显著（例）	痊愈（例）	总例数	效果显著率（%）
焦虑障碍		2	4	26	32	93.8
强迫症		1	3	8	12	91.7
惊恐障碍				2	2	100
广泛性焦虑障碍		1	1	4	6	83.3
社交恐怖症				6	6	100
创伤后应激障碍				5	5	100
神经症综合表现				1	1	100
睡眠障碍（均为失眠症）		2	2	6	10	80
心境障碍（均为抑郁症）			1	1	2	50
躯体形式障碍			1	1	2	100
人格障碍	1		1		2	50
网络成瘾			1	1	2	100
青年问题行为		3	2	10	15	80
合计	1	7	12	45	65	

从表 3-10 可以看出，ACBT 治疗各类心理障碍均有效，治疗焦虑障碍、睡眠障碍、躯体形式障碍、网络成瘾、青年问题行为的疗效好于心境障碍、人格障碍。

分析其原因，有 1 例人格障碍患者在第 2 次心理治疗后出现遗失，因为心境障碍的治疗属于花费时间较长的治疗，12 次的治疗并未能很好地解决问题。同时，除焦虑障碍外，其他心理障碍的病例人数较少，ACBT 的治疗效果还未能很好地体现。

同时，我们发现，ACBT 的治疗效果与患者的主观积极性与治疗依从性密切相关，在治愈的 45 名患者中在第一次会谈中就有 37 人显示出积极性，愿意积极配合治疗师，并对以后的治疗表现出期待和信心，并且认真去完成治疗师布置的家庭作业，而在无效组和效果一般组的 8 名患者中，只有 3 人有类似的表示。

从以后的治疗依从性看，效果显著组和痊愈组共 57 名患者一共只有 5 人次曾经因为临时有事情更改预先安排好的治疗时间，而无效组人格障碍患者在治疗 2 次后没有再来，效果一般组有 1 人治疗 12 次，每次都是母亲陪同前来，并且有一次因为母亲没有时间，而拒绝到访，13 次后因为症状明显改善，而没有再继续治疗。病例组治疗前后 SCL-90 各因子均分与全国成人常模比较见表 3-11。

表 3-11 病例组治疗前后 SCL-90 各因子均分与全国成人常模比较（$\bar{x}\pm s$）

因子	全国成人常模	治疗前	t 值	P	治疗 12 次	t 值	P
躯体化	1.37±0.48	1.75±0.65	9.454	0.000***	1.51±0.49	5.770	0.000***
强迫	1.62±0.58	2.27±0.62	17.177	0.000***	2.05±0.58	14.706	0.000***
人际关系敏感	1.65±0.51	2.08±0.69	10.276	0.000***	1.87±0.58	7.350	0.000***
抑郁	1.50±0.59	1.96±0.74	10.055	0.000***	1.85±0.60	11.427	0.000***
焦虑	1.39±0.43	1.86±0.68	11.243	0.000***	1.72±0.56	11.586	0.000***
敌对	1.48±0.56	1.97±0.75	10.675	0.000***	1.72±0.62	7.628	0.000***
恐怖	1.23±0.41	1.77±0.70	12.623	0.000***	1.56±0.53	12.22	0.000***
偏执	1.43±0.57	1.89±0.70	10.746	0.000***	1.71±0.58	9.76	0.000***
精神病性	1.29±0.42	1.83±0.65	13.658	0.000***	1.62±0.50	13.116	0.000***

注：***：$P<0.001$。

从表 3-11 我们可以看出，心理治疗前患者的 SCL-90 所有因子均分都比全国成人常模高，且存在统计学上显著差异。心理治疗 12 次后，再次对患者进行 SCL-90 心理测试，所得各项因子均分比治疗前分值有所下降，但与全国成人常模相比，依然高于成人常模，且具有统计学意义。

尽管心理治疗进行到一定阶段时（8 次以后），绝大多数患者均报告症状有好转，情绪较轻松稳定，但经心理测试，他们的心理健康水平与正常人比较还是有一定差距的，这说明，心理障碍的彻底治愈是个长期过程，不能因暂时的情况好转而放弃治疗（表 3-12）。

表 3-12 病例组心理治疗前、治疗 8 次末及治疗 12 次末 SCL-90 各因子均分比较（$\bar{x}\pm s$）

因素	治疗前后			F 值	P	事后多重比较 ($P<0.05$)
	治疗前	治疗 8 次	治疗 12 次			
躯体化	1.75±0.65	1.66±0.56	1.51±0.49	14.871	0.000***	1<2, 3
强迫	2.27±0.62	2.20±0.64	2.05±0.58	11.015	0.000***	1<2, 3
人际关系敏感	2.08±0.69	2.00±0.69	1.87±0.58	9.276	0.000***	1<2, 3
抑郁	1.96±0.74	1.85±0.62	1.85±0.60	2.808	0.061	1<2
焦虑	1.86±0.68	1.84±0.66	1.72±0.56	5.143	0.006**	1<2, 3
敌对	1.97±0.75	1.94±0.72	1.72±0.62	14.088	0.000***	1<2, 3
恐怖	1.77±0.70	1.70±0.64	1.56±0.53	10.271	0.000***	1<2, 3
偏执	1.89±0.70	1.80±0.64	1.71±0.58	6.053	0.002**	1<2
精神病性	1.83±0.65	1.73±0.57	1.62±0.50	10.864	0.000***	1<2, 3; 3<2
其他	1.87±0.71	1.78±0.60	1.72±0.57	4.956	0.007**	1<2

注：1：治疗前，2：治疗 8 次，3：治疗 12 次。

为了定量说明 ACBT 的治疗效果，我们对病例组治疗前、治疗 8 次后和治疗 12 次后的 SCL-90 数据进行了对比分析，结果发现，随着治疗次数的增加，患者的 SCL-90 各因子分呈逐一下降趋势。经方差分析，除抑郁因子外，其他因子分在治疗后均比治疗前低，并具有统计学显著差异。事后检验显示，尽管治疗12次后的SCL-90各因子分比治疗8次后的分值低，但只有精神病性这一个因子具有统计学意义。

这说明，接受ACBT后，患者的症状在减轻，心理卫生水平比治疗前有了明显提高，即ACBT对各类心理障碍的治疗是有效的。事后检验的结果说明，治疗12次后个体的心理卫生状况与治疗8次后比，除精神病性症状有显著好转外，其他并没有显著改善（图3-2）。这也从另一角度说明了对心理障碍的心理治疗是个长期过程，心理治疗的显效在短期内（治疗8次）可以出现，但要达到治愈还需要一个较长周期，这与已有研究结果一致[1-3]。因此，在临床工作中，治疗师不能因为患者主诉情况好转而结束治疗，需要根据相应心理测量结果和CCMD-3或DSM-Ⅳ-TR诊断标准来共同权衡判断。

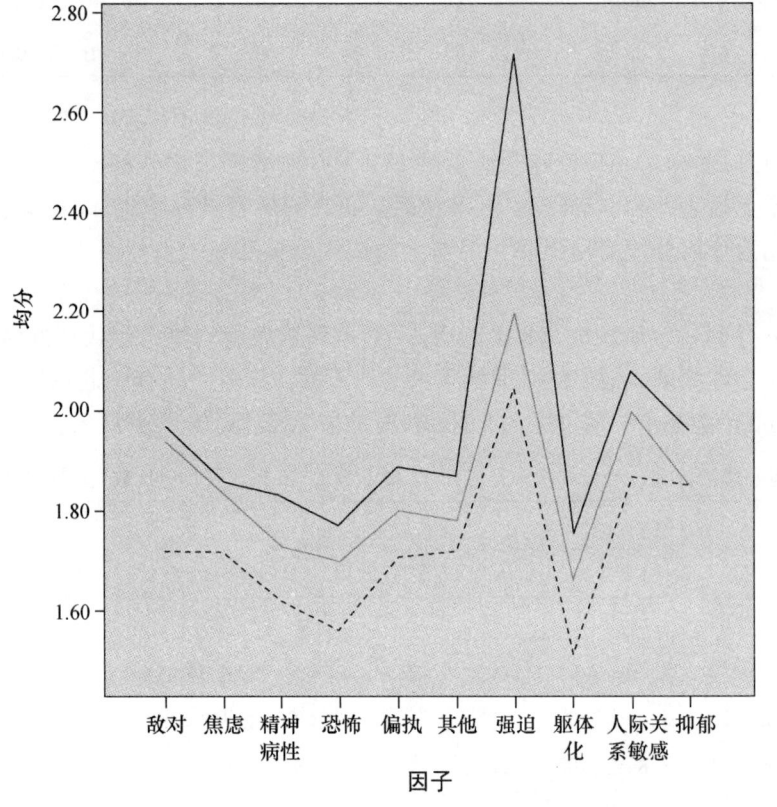

图3-2　ACBT治疗前、治疗8次及治疗12次SCL-90各因子均分走势图

（四）个案研究报告
1. 社交恐怖症的治疗报告
（1）研究设计
采用多基线设计的个案研究和3个月追踪研究治疗社交焦虑障碍来访者。来访者在首

---

[1] 曾文星，徐静. 心理治疗：原则与方法. 北京：北京大学医学出版社，2000：319-322.
[2] 黄晓琦. 青少年抑郁症的认知行为治疗研究. 四川大学，2005：52.
[3] 秦旻. 门诊心理治疗的效果评价研究. 西南大学，2010：10.

次会谈时接受临床诊断及艾森克人格问卷（EPQ）、症状自评量表（SCL-90）的心理测试；接下来一周左右作为基线期，每两天进行心境评定及焦虑自评量表（SAS）评定，考察来访者的社交焦虑症状是否稳定，稳定后进入 ACBT 治疗阶段；症状突显时每周治疗一次，每次治疗 40～60 分钟；症状好转时，根据个体情况进行 2～3 周一次的心理治疗，每次治疗前进行心境评定及 SAS 评定。最后一次治疗时再次进行 EPQ 及 SCL-90 的心理测试。治疗结束后是 3 个月的追踪研究，通过面谈或电话访谈的形式进行每月一次的复查，以评估治疗的维持效果。

（2）个案基本情况

个案 1，李某，女，19 岁，某医学院校大一临床医学专业学生，在治疗师给学生讲授"医学生心理健康"课程时在课间询问心理咨询与治疗的有关情况，治疗师初步了解其"害怕与人交往"情况后，因其课间时间短暂及四周嘈杂，约其第二天在心理门诊见面。来访者按时赴约，自诉从小就胆小害羞，不主动和陌生人说话，小时候家里只要来了客人或不熟悉的亲戚，就躲在房间不出来。进入初中，情况变得开始严重，课堂上不敢主动举手回答老师的提问，哪怕知道答案。当众说话会脸红，内心变得非常紧张，大脑一片空白，即使准备得很充分的内容，也会说得东拉西扯，没有条理，尤其在异性同学面前。为此很痛苦，不知如何是好。进入高中，因面临高考，全部心思投入学习，没太觉得该问题对自己的生活有多大影响。进入大学后，发现引以为傲的学习成绩在同一起跑线的同学面前变得没有优势，很多同学的人际交往能力、社会实践能力都比自己强，变得自卑起来，加重了症状。现已发展到碰到不熟悉的同学能躲即躲，尽量避开与异性同学相处；不得不相处时，就三言两语结束说话；谈话时面红耳赤，不敢看对方的眼睛，总侧着脸和他们说话。很讨厌自己这样，查阅了相关书籍，进行了自我调整，没什么效果。为此，怕同学发现自己的异样说自己有病，特别苦恼、焦虑，已影响到正常的学习和生活。最终鼓起勇气，前来寻求帮助。但对于父母、熟悉的同性同学和好朋友就相处自然，能够自由表达想法。

排除躯体疾病，根据 CCMD-3，诊断为"社交恐怖症（社交焦虑障碍）"。

由于来访者求治动机强烈，文化水平高，属可塑性强的年龄阶段，全过程使用 ACBT，效果良好。

（3）治疗过程

第一次会谈中，心理治疗师全面了解了来访者的症状、出现症状的时间、个人的成长经历、家庭背景等基本情况后，向来访者介绍了心理咨询与治疗的相关常识及原则性问题，进行相关心理测验的必要性，打消了来访者的顾虑。在取得来访者信任和情感协调后，为比较心理治疗前后的效果，对个体进行了 EPQ 人格测试、SCL-90 的心理测量。测量前，向来访者说明了心理测量的要求及注意事项。测试结果如下：

SCL-90：总分 208，阳性项目数 59 项，各因子均分如下：

躯体化 2.4，强迫 1.6，人际关系敏感 2.7，抑郁 2.7，焦虑 2.8，敌对 2.5，恐怖 3.0，偏执 2.3，精神病性 1.5，其他 1.6

EPQ：T 分：E 量表 35，N 量表 65，P 量表 45，L 量表 42

SAS 总分标准分：98

从 SCL-90 中可见，个体的心理健康水平很差，除精神病性、强迫及其他外，其余症状特征都很突显，SAS测试分数也显示，属于重度焦虑。从EPQ中可见，个体的个性属于典型的内向、情绪不稳定型，从E-N关系分析，属于抑郁质的气质类型。这与个体的主诉及临床观察结果一致。

鉴于来访者的文化程度及知识背景向来访者介绍了：精神疾病与心理障碍的区别，对来访者的问题诊断为"社交恐怖症"的依据，该心理障碍产生可能原因，在当前青年人群中的发生率状况及处理办法。当心理治疗师十分肯定地告诉来访者这不属于精神病，只要来访者积极配合，就能够彻底治愈时，来访者的紧绷的苦脸舒展了许多，表示将积极配合治疗。治疗师布置了家庭作业，要求来访者每隔1天独立认真地进行一次SAS心理测评及当时心境的打分。4次测量及心情打分完成后，在下周将结果带来。最后，治疗师在说明心境分数评定方法后，结束了第一次会谈。

1周后，来访者带着做好的家庭作业来到心理门诊，治疗师就上次来访者谈到的害怕交往的人进行归类：不熟悉的同性同学、异性同学、老师。让来访者分别谈谈与这三类人相处时头脑里都想到些什么。来访者谈到，面对不熟悉的同性同学，总会觉得她们比自己强："对方长得好漂亮，我好丑"、"她个性开朗活泼，总能让别人开心，不像我"、"她的人际交往能力比我强，肯定觉得我很笨"……面对异性同学，总是不能控制地想着"我看着他，他会以为我对他有意思"、"我不能让他以为我喜欢他"、"男的总会打女的主意"……想问老师问题，怕老师觉得"这么简单的问题怎么都不懂"，想回答问题"万一回答错了，怎么办"等等。治疗师分析了其之所以社交恐怖，很大程度是由于内心存在着大量自动思维及背后代表的不合理性信念，接着用了较长的时间向其解释了不合理性信念的特征，自动化思维产生的原因及艾利斯ABC理论，得到来访者的积极回应，并愿意按治疗师的希望，用合理的思维来代替其不合理的思维，改变其不合理性信念。从来访者的表情、态度、语言等方面可以看出来访者已经接受治疗师对自己问题的判断，迫切希望治疗师尽快改变和治疗自己的症状，治疗师认为良好的心理治疗关系已经建立，遂向来访者推荐和介绍ACBT的治疗措施。来访者表示愿意尝试。治疗师将ACBT的治疗原理、要求及过程的向来访者作了详细介绍。并告知来访者治疗需要持续一段时间，需要来访者积极地配合治疗，从而达到痊愈。

1周后，来访者带来了填写好的ACBT记录表，表格里显示了来访者1周内在每天生活中上午、下午和晚上经历的人际场景、当时的心情、头脑里出现的负性思维内容、自己尝试去做的应对行为及对应对效果的评价。可以看出，个体的非理性自动化思维相当多，这些思维阻挡了个体本来想去自我突破的行为，但个体依然在积极地尝试自我探索，但还没发现特别有效的对抗负性情绪和困难心境的方式。治疗师对来访者的ACBT记录表进行了分析，分析了对行为、情绪、思维、生理反应以及情境与环境这五大因素在个体身上的交互作用与影响，帮助来访者寻找"时间、事件、心境"的关系和"心境、对抗行为与效果"的关系。指出过去个体尝试了很多方法但收效甚微的原因在于个体没有找到或没有坚持用一些有效的行为来对抗自己的负性情绪和困难心境。指出心理治疗不同于躯体疾病治疗的一大特征就是心理治疗是一个长期、艰苦的过程，需要当事人付出意志力的参与和配合。来访者表示愿意坚持去做。

1周后，来访者复访。在对来访者带来的ACBT记录表分析中发现，尽管还是存在许多自动化思维，但来访者的焦虑心情开始有所好转，在应对方式中，不止一次地写到同班一个好朋友在场能让自己很好地走出与人打招呼的第一步。于是治疗师感觉到来访者开始找到了比较有效的应对方式，于是让来访者具体谈谈好朋友对自己的帮助有哪些。当得知好朋友很清楚来访者的问题及对来访者有效应对行为起监督作用时，治疗师提出下次来访时可否让好朋友一同前来时，来访者很爽快地答应了。治疗师及时地鼓励来访者按照ACBT的治疗进行下去。

1周后，来访者和好朋友一同前来，并带来了SAS测试结果和ACBT记录表。来访者有所好转的心情继续稳定，自我探索的应对方式中好朋友的作用依然存在。于是，治疗师就来访者的具体问题及心理治疗程序向好朋友进行了简要讲解，希望好朋友在未来半年中能起到监督作用，当来访者因非理性想法想退缩、躲避社交时，要帮助来访者阻断其后路。好朋友表示愿意配合。

1周后，来访者独自前来复诊，依然带来了SAS测试结果和ACBT记录表，治疗师按照来访者对人紧张害怕由轻到重的程度，将治疗过程分三个阶段进行：第一阶段主要对老师的害怕行为进行处理，当对老师的回避行为次数和频率下降并稳定后，进入对同性同学回避这一行为的治疗上，当对同性同学的回避次数和频率趋于稳定之后，最后对异性同学的社交恐怖进行干预。

在以后的2个月内来访者又主动单独来心理门诊7次，报告已能熟练使用ACBT治疗方法，自我感觉已经比较理想，焦虑情绪与治疗前比，已有明显降低，对老师的害怕、回避行为已消失，对不熟悉同学的紧张、回避行为已经不太明显，与异性同学相处没有以前那么害怕，尽管还是会脸红。但临近期中考试，复习时间很紧张，提出想结束治疗。治疗师认为离彻底治愈还有一段距离，且症状有可能反复，建议2周来一次，来访者同意。

在未来的3个月内，来访者又主动单独来心理门诊6次。最后2次，来访者报告已不再需要好朋友每天严格监督自己了，自己对同学、老师已不感到害怕，相处时心情常常处于平静状况，已不再焦虑、紧张，能自然表达出内心的真实想法，学会和自己纵向比较，能客观地看到自己的优势和不足。承认和性格外向、人际交往能力强的同学比还有很大差距，但愿意在以后的学习生活中，进一步改善。治疗师提出了提高人际交往能力的一些办法，指出能力的改变必须去实践行动，且是个长期过程。然后治疗师再次进行了EPQ、SCL-90及SAS的心理测试，结束治疗。

SCL-90：总分134，阳性项目数40项，各因子均分如下：

躯体化1.5，人际敏感1.5，焦虑1.5，恐怖1.8，精神病性1.1，强迫1.3，抑郁1.8，敌对1.6，偏执1.6，其他1.3

EPQ：T分：E量表35，N量表45，P量表44，L量表42

SAS总分标准分：60

从结果上可以看出，个体在SCL-90上无论从总分、阳性项目数或任一因子均分上均未达到筛选阳性的标准，SAS分值显示处于轻度焦虑的临界值水平，可见个体的心理健康水平有了显著提高。从EPQ上看，个体的性格内外性和情绪稳定性分值只有轻微量的变化，没有质的改变，E-N关系上看，依然属于抑郁质的气质类型。

治疗结束后，要求来访者在未来3个月，每月1次复查。来访者同意。

3个月的追踪复查，来访者情况稳定，心理治疗共接受治疗18次。

(4) 治疗结果及分析：见表3-13、图3-3。

表 3-13　个案 1 的 SAS 测试及心境测试

	来访次数	心境	抑郁自评量表（SDS）
基线期	第 1 次	0	98
	第 2 次	0	98
	第 3 次	1	96
	第 4 次	0	98
	第 5 次	0	100
治疗期	第 1 次	2	93
	第 2 次	2	93
	第 3 次	4	90
	第 4 次	5	88
	第 5 次	5	77
	第 6 次	7	71
	第 7 次	7	70
	第 8 次	7	70
	第 9 次	7	68
	第 10 次	8	65
	第 11 次	8	63
	第 12 次	8	62
	第 13 次	8	62
	第 14 次	8	61
	第 15 次	10	58
	第 16 次	10	55
	第 17 次	10	53
	第 18 次	10	60
追踪期	第 1 次	10	55
	第 2 次	8	50
	第 3 次	10	50

2. 睡眠障碍的治疗报告

（1）研究设计

采用多基线设计的个案研究和 3 个月追踪研究治疗入睡困难型睡眠障碍来访者。来访者在首次会谈时接受临床诊断症状自评量表（SCL-90）和焦虑自评量表（SAS）的心理测试，接下来一周左右作为基线期，每两天进行心境评定及焦虑自评量表（SAS）评定，考察来访者的症状是否稳定，稳定后进入 ACBT 治疗阶段，症状突显时每周治疗一次，每次治疗 40～60 分钟，症状好转时，根据个体情况进行 2～3 周一次的治疗，每次治疗前进行心境评定及 SAS 评定。最后一次治疗时再次进行 SCL-90 和 SAS 的心理测试。治疗结束后进行每月一次的追踪随访，通过面谈或电话访谈的形式进行，持续 3 个月，以评估治疗的维持效果。

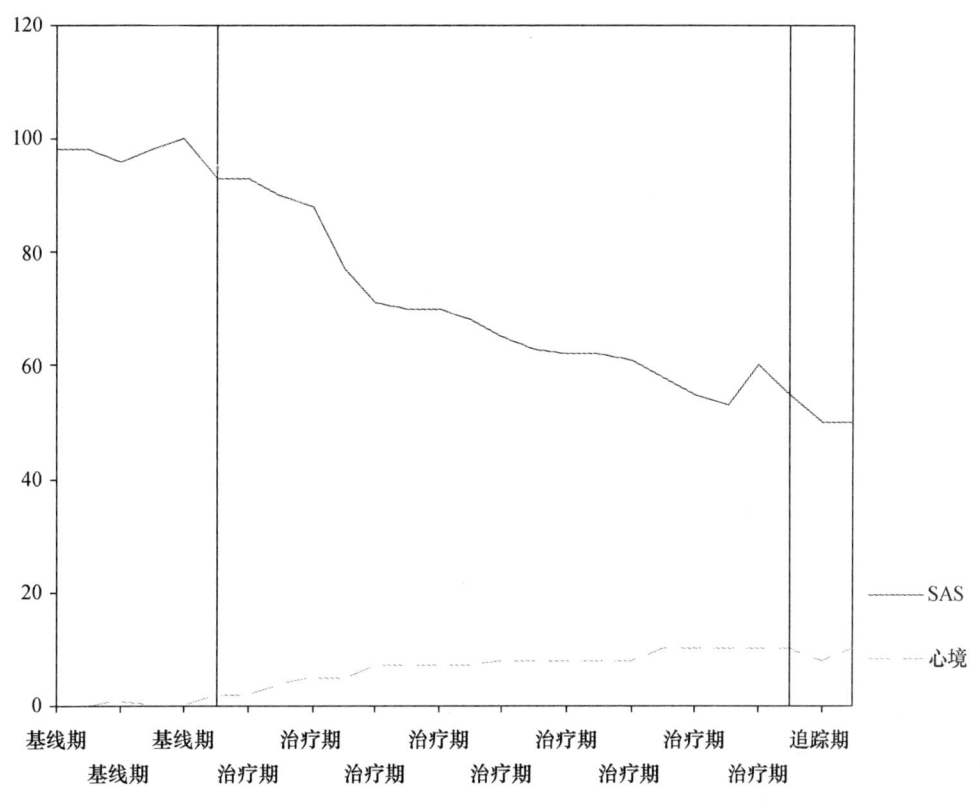

图 3-3 个案 1 在基线期、治疗期和追踪期的心境及 SAS 得分的变化趋势

(2) 个案基本情况

个案 2，王某，女，33 岁，已婚，大学本科，市某事业单位工作人员。

主诉：入睡困难已有 1 年半。

自我报告：从小到大，对睡眠环境要求特别高，周围不能有声响，哪怕空调、电扇声也不行，光线不能太强或太暗，如果不在自家床上睡，会彻夜失眠。一般在躺下半个多小时入睡。1 年半前，因单位加强内部管理，买了指纹机对职工严格考核上下班时间，如果迟到或早退，不单被扣奖金，还将向全单位通报批评。曾有一次，自己迟到几分钟，就受到该惩罚，从此觉得大家都看不起自己，在同事面前抬不起头，开始对按时睡觉看得很重。晚上 10 点刚过就上床躺着，结果往往凌晨一两点还没睡着，第二天醒来身体疲惫，头脑昏沉，精神不好。一连几天失眠，开始对睡眠变得害怕起来，恐惧失眠，一上了床就开始胡思乱想，担心这担心那，最主要就是担心自己睡不着。由于晚上睡不好，一到白天，就觉得自己对生活没信心，对任何事情都提不起精神。可只要一躺到床上，睡意立刻消失得无影无踪，有时眼睁睁地熬到天亮。由于越来越害怕失眠，一到夜幕降临时，就会无意识、不由自主地进入担忧恐惧程序，觉得日子无法过了。但失眠症状仅限于一周中的前五天，节假日和周末两天尽管也睡不着，但想到第二天不用上班，精神就不那么紧张，看半夜的电视，出现睡意时，才上床入睡，能在半小时内入睡。但一旦上班就绝对失眠，如此循环，无法控制。后在家人陪同下到精神病院就诊，医生开了一些安眠药（药名未知），一日一次，一次一片，睡前半小时口服，效果确实不错，躺下 15 分钟就能入睡，但一停药失眠就又出现，个体害怕产生药物依赖及长期服药对身体有副作用，在朋友的介绍下，前来心理门诊求助。

排除躯体疾病，根据 CCMD-3，诊断为"心因性失眠症"。

由于来访者求治动机强烈，文化水平较高，全过程使用 ACBT，效果良好。

（3）治疗过程

第一次：初诊会谈。

在收集信息、呈现问题的过程中，治疗师采用耐心倾听、支持理解等方法与来访者建立良好的治疗关系，消除来访者的不良情绪。通过来访者的言语、语气、面部表情和体态语言等判断，来访者对治疗师已建立起信任关系。让来访者进行了 SCL-90 及 SAS 测试，结果显示：

SCL-90：总分 198，阳性项目数 50 项，各因子均分如下：

躯体化 2.6，强迫 2.9，人际关系敏感 1.9，抑郁 2.5，焦虑 2.8，敌对 1.6，恐怖 1.8，偏执 1.6，精神病性 1.8，其他 1.6

SAS 总分标准分：90

SCL-90 显示个体的心理健康状况较差，突出的症状为强迫、焦虑、躯体化和抑郁。SAS 分数显示，有重度焦虑，这与个体的主诉及临床观察结果一致。

会谈结束时，治疗师要求来访者每隔 1 天独立认真地进行一次 SAS 心理测评及当时心情的打分，要求在下周复诊时将作业带来。

1 周后，来访者复访，家庭作业完成得很认真。治疗师进行了肯定，并就上次测验结果对来访者进行了讲解，且针对上次的自我报告问了有关问题。当治疗师询问个体的行为习惯时，来访者谈到具有很明显的强迫行为。如，每次带孩子从医院看病回来，就会觉得孩子身上有很多细菌，非得让孩子洗澡、换衣服，不这样做，会整天心里都不舒服。家里来客人了，如果别人不小心坐了一下床，等客人一走立马要洗床单，心里明知这样完全没必要，但仍忍不住要这样做。每天的作息不能打破，打破就会觉得生活乱糟糟的。然后，治疗师向来访者介绍了有关睡眠障碍的类型，诊断标准，产生失眠的各种原因，心身交互作用对睡眠影响。向来访者简要说明了 ACBT 治疗的目的、意义、效果，重点讲述了 ACBT 记录表的使用方法。要求来访者每周来心理门诊复诊一次，每次 40～60 分钟，并在每次治疗前进行心境评定和 SAS 心理测试。

第三次至第六次：来访者每周准时前来就诊，ACBT 作业完成认真仔细，记录详细。治疗师和来访者一起对来访者的重要家人、家庭背景及生活状况等进行深入探讨，帮助来访者深入分析个人问题的实质与根源，坚持无条件积极关注和关注积极面，使来访者正视面临的问题，转变生活态度，树立生活信心，并培养健康的生活方式。在探索过程中，来访者发现失眠的直接原因是害怕失眠所带来的系列不良后果及对自我身心状况的强烈关注，其根源在于头脑中存在着许多对睡眠的不正确观点及自己长期形成的自动化负性思维，如"要想第二天精神好，一定要保证足够的睡觉时间"，"晚上没睡好，中午一定要睡午觉"，"中午睡觉时间至少要有 1 个小时才行"，"没睡好觉绝对会影响工作效率"……治疗师逐一对这些非理性观念进行批判，并介绍科学睡眠知识。

第七次至第十次时，来访者在治疗师的要求下认真进行自我探索，尝试各类对抗失眠的办法及调整自身的生物节律，如放弃过早上床睡觉，等有微微睡意才上床，如果睡不着，就起来做事，不管时间有多晚。缩短中午睡觉时间，睡前一小时稍稍做做运动。整个治疗中，隔周递减安眠药物的摄入量，由过去一天一片，减到一天半片，一天1/4片……最终，来访者找到适合自己的有效对抗行为：压缩午觉时间，晚上睡不着就看考职称的书，困得不行了，再上床睡觉，每晚坚持做半小时放松训练。期间，来访者的烦躁、焦虑情绪逐渐减轻。

第十一次，来访者的ACBT记录较以前少一些，自我报告这段时间情绪一直很稳定，已不再服药帮助睡眠，尽管每天只睡六个多小时，但精神状态很好。治疗师要求再进行一次治疗看看，如果情况稳定，下次治疗后就可结束了。

第十二次，来访者前来就诊。来访者的ACBT记录变得非常简单，自诉这半个月来，情绪一直较好，已能轻松入睡，睡眠质量尚好。在进行SCL-90和SAS测试后，结束了治疗。

SCL-90：总分132，阳性项目数39项，各因子均分如下：

躯体化1.6，强迫1.8，人际关系敏感1.5，抑郁1.3，焦虑1.8，敌对1.2，恐怖1.3，偏执1.3，精神病性1.3，其他1.4

SAS总分标准分：50

从结果上可以看出，个体的SCL-90无论从总分、阳性项目数或任一因子均分均未达到筛选阳性的标准，SAS分值显示处于正常焦虑范围，可见个体的心理健康水平有了显著提高。

结束治疗后要求来访者未来3个月，每个月1次复查。来访者同意。

3个月的追踪复查，来访者睡眠质量尚好，心理治疗共用时间为12次。

（4）治疗结果及分析：见表3-14、图3-4。

表3-14 个案2的SAS、心境测试及睡眠时间报告

	来访次数	心境	抑郁自评量表（SDS）	每周工作日夜晚睡眠时间均值数（自我报告，小时）
基线期	第1次	0	90	3.2
	第2次	0	90	3.2
	第3次	0	90	3.4
	第4次	1	89	3.6
	第5次	1	90	3.4
治疗期	第1次	2	89	7.5（服药，每天一片）
	第2次	3	86	7.0（服药，每晚1/2片）
	第3次	4	85	7.5（服药，每晚1/4片）
	第4次	4	85	7.0（服药，每晚1/4片）
	第5次	5	84	7.6（服药，每晚少于1/4片）
	第6次	5	80	7.5（服药，每晚少于1/4片）
	第7次	7	75	5.5（停药）
	第8次	8	70	6.3（停药）
	第9次	8	65	7.0（停药）
	第10次	8	62	7.5（停药）
	第11次	8	55	7.5（停药）
	第12次	9	50	7.5（停药）

续表

	来访次数	心境	抑郁自评量表（SDS）	每周工作日夜晚睡眠时间均值数（自我报告，小时）
追踪期	第1次	9	50	7.6
	第2次	10	48	8.2
	第3次	10	44	8.3

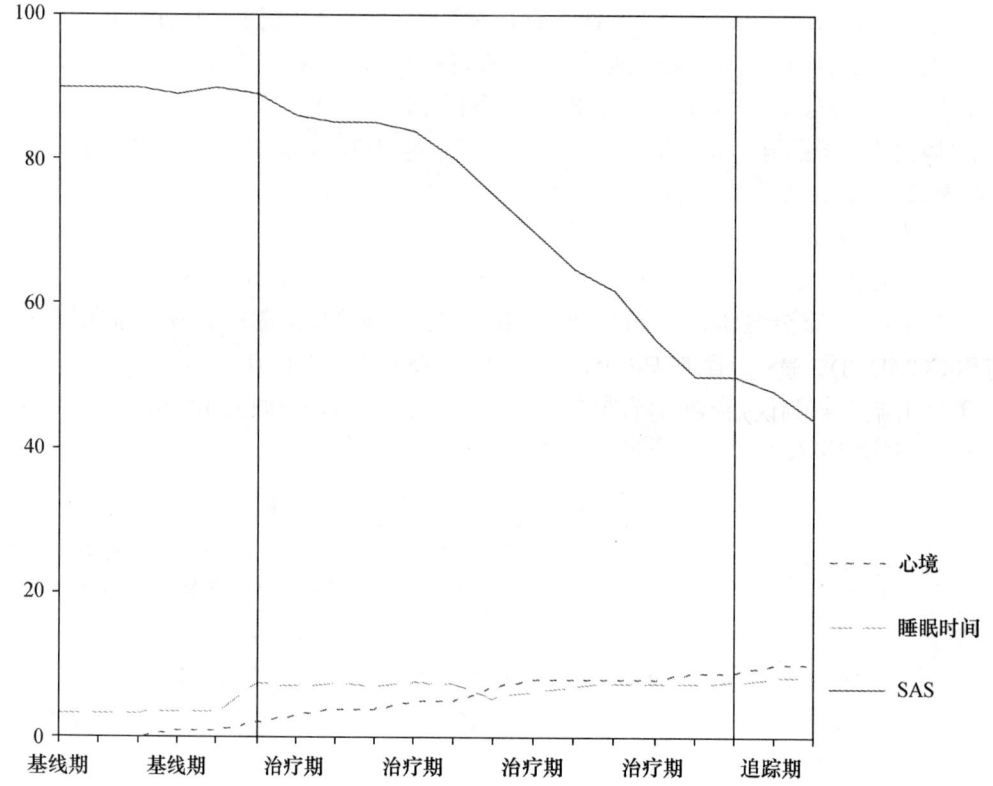

图 3-4　个案 2 在基线期、治疗期和追踪期的心境、SAS 得分及睡眠质量变化趋势

二、ACBT 检验的因素分析

（一）检验治疗效果的评判因素

评价一种心理治疗是否有效可以依据不同的标准。各种标准有着各自的性质与意义，长处与短处。只有综合分析各种评判因素，才能对治疗效果作出可靠而全面的评价。ACBT 也不例外。总的说来，检验心理治疗效果的评判因素包括以下几类：

1. 来访者的主诉

按照传统医学观念，"疾病"是由患者或家属所主诉的症状与可被观察或检验出来的症候所表现的，症状与症候的减少或消失，也就意味疾病的改善或治愈。这也是异常心理诊断的基本取向。因此，根据患者的主诉症状，或者家属、他人或医疗者观察到的行为表现，而做疗效的评估，是判断疗效最通常的做法。譬如：患者原来陈述的各种心情症状，如焦虑、紧张、忧郁、恐惧等，经过治疗是否减轻或消失。

请患者自我描述与报告的方法比较简单，可以随时进行，但是这样获得的资料很主观，有时会受患者当时精神状况左右。譬如：患者情绪高昂时，会把症状描述得较轻；忧郁时，则描写得较重。有些患者，特别是精神病患者，有时主诉的症状，如睡得不好、胃口不好、嘴巴干等，跟他们所患的疾病的主要病情并没有直接的关系，因此无法用来作为评估症状是否改善的主要考虑依据。有的患者具有偏执、妄想的病理性人格，根本不会承认自己有毛病，当然也不肯陈述自己所患的症状。因此，单纯依靠患者对症状的主诉来判断治疗效果有时是很不可靠的。而他人对患者观察的主诉，在没有专业知识的前提下，也可能因为各人所持判断标准的宽严尺度不同而出现报告结果和客观情况不符的情况。

2. 治疗师的评定

治疗师因其有着专业的理论知识与技能操作水平，其对来访者心理治疗效果的判断是评判心理治疗效果最重要的一种做法。根据临床经验，评定的维度可以分为四个方面：

第一方面，异常心理的规范化诊断标准。当前国际通用的异常心理诊断标准有三个：①世界卫生组织（WHO）编写的《疾病及有关健康问题的国际统计分类》第十版（简称ICD-10），②美国精神医学会编写的《心理障碍诊断与统计手册》第四版修订版（简称DSM-Ⅳ-TR），③我国精神科学委员会通过的《中国心理障碍分类及诊断标准》第三版（简称CCMD-3）。这些标准既是诊断异常心理的评判依据，在很大程度上，又可当作来访者接受治疗后，评判认知、情感以及行为改变的依据，当来访者符合诊断标准的条目在治疗后减少或消失了，我们有理由相信该治疗是有效的。

第二方面，评价来访者诉说问题是否解决。即分析来访者遭遇的困扰在治疗后是否被处理或解除。比如：对于对社交恐怖的人，是否已能正常与人交往；患有失眠症的人，睡眠问题是否已经解决；网络成瘾的个体是否已能有效控制自己的上网行为；迁移到文化背景不同的社会里而难以适应的移民，是否可以适应新的社会与文化环境等。

第三方面，评价来访者在社会生活中的适应能力。即评价心理治疗后个体的社会功能是否恢复。比如：是否能好好读书；是否能长期维持在工作单位工作，表现其职业技能；是否有能力维持家计；是否与他人和睦相处等。这条评估标准，对于重型精神疾患患者的治疗效果特别有其意义。比如：患严重抑郁症的个体经过治疗后社会生活可以恢复到何种程度；患精神分裂症的患者，是否康复而可以回到社会里去；物质滥用的患者，治疗后是否能在社会里经营普通的社会生活等。

第四方面，人格成熟度及稳定性。许多心理障碍表面上看是睡眠问题、情绪问题、人际冲突问题，实质却是个体人格缺陷所导致的问题。譬如：癔症患者症状背后往往存在幼稚或自恋性的人格；抑郁症患者，抑郁的背后往往存在着要么具有依赖的性格特征，要么具有强迫的性格特征，要么由于其性格有追求完美的倾向，对自己或对事情总是不够满意。因此，治疗师处理这类异常心理，最终需要处理的是个体的人格问题。然而人格的变化，往往很缓慢，因此只能依靠长期性的追踪调查才能获得判断人格是否变化了的资料。我们的案例1就说明了这点，来访者在治疗前后，心理健康水平有了很大提高，对人的社交恐怖症状也消除了，但治疗前后的EPQ人格测试结果并没有多大变化。

3. 心理测验

心理测验是指根据一定的法则和心理学原理，使用一定的操作程序对人的心理现象进行数量化的评价。在临床心理学中，心理测验不但可以检验心理医生的判断是否正确，帮助医生对来访者的问题进行深入分析,还可作为判断心理咨询与心理治疗效果的依据,已成为检验心理咨询和治疗效果的又一种常规方法。但在使用心理测验时需要注意几点:①要正确选择测验材料。任何一种测验都有一定的适用范围,超出了一定的范围,测验就失去了信度和效度。②不要滥用心理测验。因为心理测验的方法至今尚未达到完美程度。③测验结果要可靠。施测上要由经过训练的专业人员,按照标准的指导语,标准的操作方法,标准的答案和统一的计分方法实施,这样才能获得个体真实的心理特征。④注意施测时机的选择,如未建立良好协调关系时不宜进行测试。

总之,我们要在现代生物-心理-社会医学模式的指导下,运用晤谈、观察、各种检查及测量等心理学方法对来访者的智能状况、人格特征和心理健康状况等心理素质及行为做出正常与否的判断,并对其生理、心理、社会功能恢复程度进行综合的心理治疗效果判断。

(二)影响治疗效果的相关因素

1. 治疗师的专业技术与个性品质

在心理咨询与治疗中,每位心理医生都不会只是把大致相同的理论与方法带入咨询或治疗过程,而是以一个活生生的完整个体投入其中。即心理医生的理论技术、专业经验、个人经历、个性特点乃至人生观、价值观都会不同程度地卷入到咨询与治疗中。心理医生的理论技术和专业经验是我们容易想到的对咨询治疗效果有影响的因素,那么与咨询治疗过程关系密切的个人特质呢?什么样的人更适合心理咨询与治疗?比较有代表性的当属斯特拉普(Strupp)的观点,他认为成熟、技能和敏感性这三种品质较为重要[1]。一些研究者甚至认为,心理医生的人格变量对咨询治疗结果的影响甚至大于他的专业经验。

2. 患者本身的因素与客观条件

不同心理医生的临床经验一再证实,患者是否感到自己处于困境,是否因为问题而感到内心痛苦而产生强烈的求助动机,是否对心理咨询与治疗的了解等因素都会直接或间接地影响心理治疗效果。再有,个体的年龄特征与受教育程度也会对治疗效果产生影响。一般来说,比较年轻的人,非理性信念还没有根深蒂固,人格的可塑性还比较强;而年纪越大,越难以与医生建立起良好的咨访关系,非理性信念越牢固,人格的可塑性越差。因此,年轻人的心理治疗效果往往好于年龄大的个体。再有,知识水平比较高的个体,往往在治疗的领悟力和配合度也会高些,更利于治疗的开展。当然这些都是一般性的说法,具体针对某个个体可有所不同,不能一概而论。

另外,从客观的立场来说,来访者的经济情况、交通与时间因素,都会影响治疗的结果。假如来访者住在比较远而交通不方便的地方,那么,定期且长期地来诊所接受治疗就比较困难。假如经济条件比较差,难以负担治疗费用,也就不容易继续接受治疗。这些都是很现实的影响因素,间接左右着治疗的结果。

3. 治疗效果的评价时期[2]

由于心理治疗是一个程序上的操作过程,在不同的阶段,来访者对效果的评价会有不同的结果与意义。

根据临床经验,当心理治疗开始时,常常马上可以观察到来访者的一些初期治疗效

---

[1] 唐平. 医学心理学. 北京:人民卫生出版社,2009:294.

[2] 曾文星,徐静. 心理治疗:学说与研究. 北京:北京大学医学出版社,2005:438-439.

果。主要为自觉症状的改善，如焦虑、不安、悲伤、忧郁、疑惑、气愤等负性情绪，会有显著改善。这种早期效果产生的原因是多样的，比如：治疗开始，来访者因有所依靠而放心；有机会能倾诉，把过去所累积下来的烦恼或压抑情绪发泄出来，感到心理上的舒适；受到治疗师的支持、鼓励与安慰，情绪振作起来；对治疗者有信心，对将来产生希望等等。这种早期效果，多半是经过暗示而产生的短暂效果，往往不持久。

治疗进行到三四周以后，早期效果逐渐消失，个体常常又恢复本来的病情，所以，在治疗中期，患者的病情常常不断反复。但如果坚持治疗的话，会逐渐稳定下来，进而慢慢出现中期的效果。所谓中期的效果，主要表现在行为表层的改善。如待人接物变得和蔼些；比较能听从老师、长辈的话；对自己的功课或工作渐有兴趣。这种中期的行为改善原因主要有：经治疗师的指点、解释，来访者渐渐了解自己问题的所在，发觉处理问题的方法，开始改善自己的行为。有时是因为内环境的调整改变，客观障碍因素的减少，来访者较能适应其环境而得到的效果。问题大致解决了以后，各种困扰的症状才会逐渐消失，这个过程起码要数月左右。认知上的改进和态度上的改变，则要等到一段时间（譬如数月到一年左右）以后才可看到。

后期的治疗效果，往往属于人格上的变化。对人生的基本看法，待人处世的态度，生活的方式，对自己的了解，人格变得比较成熟，采用比较有效的适应方法来处理挫折与困难，变得比较积极，享受人生在后期治疗中才能逐渐改变。一旦能达到这种地步，其效果维持得比较持久，可以影响以后的生活。当然个性的改变，是缓慢发生的（起码一两年）。因此，在实行长期性治疗时，才可以观察到结果。有时，还得等到治疗结束后若干年，才可以发现长期性的效果。

由此可见，影响心理治疗效果的因素众多，我们需要根据评估内容选择适当的方法进行评估。并且要了解不同评估方法所代表的意义与作用。

（宋丽娟，唐　平）

第四章 ACBT 的典型案例分析

第一节 ACBT 对神经症的应用

一、神经症的本质及特点

神经症（neuroses）不是一个特定的疾病单元（disease entity），而是包括病因、发病机制、临床表现、病理和预后颇不一致的一大类精神系统疾病[1]。英国临床医生 William Cullen（1710—1790）于 1769 年首先提出了"神经症（neuroses）"这个词，他对神经症的定义为"没有发热和局部病变的感觉和运动病，是神经系统的一般性病"。到 19 世纪晚期，关于神经系统功能性疾病的心因学研究开始兴起，神经症一词逐渐被广泛使用，并被公认为一组没有病理形态学改变的神经功能障碍。之后，由于精神分析等各种心理学和精神病理学派的兴起，神经症是一种精神障碍的观念也逐渐深入人心。在这里，应该注意到神经功能障碍和精神障碍是两个完全不同的概念，这种区别来源于功能性和心因性两个概念的差别：前者是指某个没有病理形态改变的疾病，后者则是指某种与心理社会因素有着紧密联系的疾病。从这个角度来看，1949 年以后，由于受前苏联医学思想的影响，我国一直把"neuroses"翻译为"神经官能症"，这显然是不恰当的，直到 1984 才正式定名为神经症，而不再使用神经官能症一词。

神经症作为一大类精神系统疾病，有着复杂的病理学和发病机制，很难用单一的理论模式予以表述。不同类型的神经症不仅临床表现不同，其致病因素、发病机制、病程、预后以及对治疗的反应也不一致。1992 年世界卫生组织出版了《ICD-10 精神与行为障碍：临床描述与诊断要点》，将神经症改称为神经症性障碍（neurotic disorders），下设：恐怖性焦虑障碍，其他焦虑障碍（包括惊恐障碍、广泛性焦虑障碍）、强迫障碍、分离（转换）障碍、其他神经症性障碍；而将应激相关障碍、躯体形式障碍与神经症性障碍并列。1994 年美国精神医学会出版的 DSM-Ⅳ 则未再使用神经症一词，而将原属于神经症的一些类型，分解成焦虑障碍、躯体形式障碍和分离障碍 3 类。我国的精神疾病诊断与分类也在尽量向国际标准靠拢，但国内部分学者仍然认为神经症这一名词便于叙述和归纳，因此这一名词仍然是具有实践和理论意义的术语和概念。2001 年我国的 CCMD-3 出版，仍使用神经症一词，包括了恐怖症、焦虑症（惊恐障碍、广泛性焦虑）、强迫症、躯体形式障碍（躯体化障碍、疑病症、躯体形式自主神经紊乱、持续性躯体形式疼痛障碍等）、神经衰

---

[1] 沈渔邨. 精神病学. 北京：人民卫生出版社，1980.

弱等。

尽管神经症各类型各有其特点，但也存在一些共同的特征。在 CCMD-3 中对神经症给出的相对完善的描述性定义是："神经症是一组主要表现为焦虑、抑郁、恐惧、强迫、疑病症状或神经衰弱症状的精神障碍，本障碍具有一定的人格基础，起病常受心理社会（环境）因素的影响，症状没有可证实的器质性病变作为基础，与病人的现实处境不相称，但病人对存在的症状感到痛苦和无能为力，自知力完整或基本完整，病程多迁延。各种神经症性症状或其组合可见于感染、中毒、内脏、内分泌或代谢和器质性疾病，称神经症样综合征。"[1]

从上述的定义可以归纳出神经症的如下共同特征：

①主要表现为焦虑、抑郁、恐惧、强迫、疑病症状或神经衰弱症状，这些症状可以单独存在（抑郁除外），但大多是混合存在，尤其是焦虑症状。

②无任何可证实的器质性病变基础。

③患病前多有一定的素质和人格基础，起病可能与精神刺激和心理社会因素有关。

④症状与现实处境不相称，感到一种无能为力的痛苦，但一般的社会适应能力良好。

⑤不存在精神病性症状。

⑥对自己的病有相当的自知力，常常有较强的求治欲望。

⑦病程迁延，需至少持续 3 个月方可下诊断（惊恐发作除外）[2]。

病程不足 3 个月或仅有一次短暂发作者称为神经症性反应（neurotic reaction）。

近年来，由于对神经症尚找不到一个基本令人信服的定义，故在精神病学领域中抛弃神经症这一术语的思想逐渐流行起来，我国许多学者根据临床工作的潮流，将神经症演变并分割为几大类：①焦虑障碍，其中包括惊恐障碍、广泛性焦虑、恐怖障碍、强迫障碍；②废弃癔症这一带有贬义的概念而用转换性障碍；③躯体形式障碍则包括了躯体化障碍、疑病症、躯体形式自主神经紊乱、持续性躯体形式疼痛障碍等；④创伤后应激障碍仍然归入应激相关障碍中；⑤神经衰弱则建议不再使用。

另外，神经症的心理学特征可以归纳为：

①过分的压抑或自我否定性压抑。这是惩罚或害怕可能的惩罚造成的恶果，也是缺乏利他主义的爱和奖励的结果。自我否定意味着抹杀个人的情欲，回避内心的现实，不接受真实的自我。因此，正视现实，作为心理治疗的一个操作性概念，意味着不去压抑并觉察个人的情欲，理解个人的情欲和接受真实的自我。

②逃避责任。社会要求每一个人对他自己的行为负责，而神经症患者普遍具有强烈的逃避个人责任的倾向，这就使患者与社会处于冲突之中。神经症患者心理冲突的社会根源便是如此。一种形式是，患者常常把个人的不快归因于客观环境、他人、遗传或疾病，表现为怨天尤人。这意味着把原因和责任这两个不同的东西混为一谈。任何一种行为都有它的原因，这是行为的自然观。无情的社会现实是，人必须对自己的行为负责任，而神经症患者把他们的责任推得一干二净。另一种形式是，对过去忏悔或对未来担心害怕，纠缠于

---

[1] 中华医学会精神科分会. 中国精神障碍分类与诊断标准. 3 版. 济南：山东科学技术出版社，2001.

[2] 孙学礼. 精神病学. 北京：高等教育出版社，2008.

过去和未来，唯独抹杀了现在。投身于现在，也就意味着对现在的行为承担责任，也就是面对现实。不负责当然有所得，但所失更大，它使人丧失独立自主精神，丧失自信和自尊，不能体验到真正的自由，无法满足个人的基本需要。还有一种的形式是，长期或经常沉溺于有关义务的思虑之中。占领患者心理活动舞台的是对父母、配偶或子女的义务，对职业和社会的义务等等。总之，患者感到自己未能履行义务，背上了沉重的包袱。心理治疗必须帮助患者懂得，在一定条件下对别人不履行义务并非精神障碍的特征。也就是说义务不等于责任，不能用义务取代责任，神经症患者只有首先争取做一个心理相对健康的人，才有可能进一步成为一个道德高尚的人[1]。

③缺乏积极的行动。神经症患者往往长时间纠缠于各种不快经验的思考之中深感痛苦而很少行动。同时也担心行动的失败，或者行动的不完美。注重结果而忽略过程，因而难以激发情感与激情。神经症患者只有通过投入情感、积极的行为来争取改变，争取达到更好或获得更好的结果，而永远不可能做到或获得绝对的完美。

二、运用 ACBT 治疗神经症的典型案例

1. 焦虑障碍

焦虑障碍是以焦虑综合征为临床表现的一组精神障碍。它们包括：惊恐障碍、广泛性焦虑、恐怖症、强迫症、急性应激障碍、创伤后应激障碍。遗传因素、个性特征及心理社会因素在焦虑障碍的发病中具有重要的作用。预感到非现实的危险、与客观现实不相称的恐惧和回避、对危险过高的评价和情绪反应是各种焦虑障碍的核心病理心理。持久的、与现实不符的过度紧张、担心、增高的交感神经活动及运动不安构成焦虑综合征的主要部分。目前，临床上主要使用各种抗抑郁药物、苯二氮䓬类药物、非苯二氮䓬类药物及丁螺环酮类药物。单纯的药物治疗对症治疗效果虽好，但很难从根本上治愈。下面是运用 ACBT 治疗焦虑障碍的典型案例。

案例 1：患者，女，38 岁，个体工商户，大专文化。因为"担心、心慌、失眠 3 年，发作性心慌、胸闷、濒死感、精神崩溃感伴不敢独自外出与乘车半年"在家人的陪伴下来我院心理门诊求治。自诉近 3 年来常常担心父母及两个小孩的身体、生意上的资金周转、货物的销售与人际关系、朋友的不良评价、自己的身体以及与丈夫之间的感情等等。感到非常累、非常疲惫，也常常无明显原因地感到心慌，脾气也变得很不好，晚上睡眠不好。而据其丈夫反映，家里一切都很好，患者所担心的情况基本上都不存在。半年前在一次乘坐长途空调汽车的途中，突然出现心慌、胸闷、窒息感、濒死感，患者非常恐惧。十余分钟后被送到附近的县级医院抢救，但并没有做什么特殊的处理，仅仅输了一些液体和给氧，半小时后一切恢复正常，一切常规检查也没有异常发现，包括心电图、心脏彩超、X线胸片、脑电图、头颅 CT、腹部 B 超、血液常规检查。住院两三天无任何异常发现后出院。可是以后又多次有类似的发作现象，但没有什么特殊的原因或诱因，不分时间，也没有任何规律。发作时感到心慌、胸闷，并出现马上要死去的感觉和精神要崩溃的感觉，每次发作持续几分钟或一二十分钟，往往要求立即送往医院抢救，常常是车还没有到医院或刚到医院急诊室，医生都还没有来得及检查，症状就消失了，但患者还是要求医生检查与

---

[1] 许又新. 许又新文集. 北京：北京大学医学出版社，2007.

治疗,并输液、打针等,住院两三天后无特殊异常,然后出院回家休息。每月类似发作五至十余次不等。以致患者非常担心再次发生类似的现象,担心承受不了那种感觉,"会发疯",也有濒死的感觉,担心就此死去。近半年来,患者不敢独自外出,更不敢乘车,害怕发病后得不到及时的救治。曾多次到医院内科检查,医生都告知"没有病",为此,常常与医生发生矛盾与冲突,也曾有医生建议看心理门诊,但患者不接受。1个月前一位专家再次建议看心理门诊,患者半信半疑地来到心理门诊求医。治疗师结合心理测试结果为重度焦虑、轻度抑郁,综合评估诊断为"1、广泛性焦虑伴惊恐障碍,2、恐惧障碍(乘车)"。

治疗师在与患者的第一次会谈中了解到,近几年随着生意上的红火、稳定,患者已经很少打理自己的生意了,逐渐交由丈夫来管理,自己更多地是管理家庭内务。但却感到焦心的事在逐渐增加,似乎什么事都要自己操心,对什么事都不放心,老是担心发生一些不好的后果或发生灾难,成天忧心忡忡,并影响到自己的睡眠,晚上难以入眠,睡眠很浅,似乎整晚都没有真正睡着。只要一想到可能要发生灾难,就感到非常难受。如担心父母亲生病,就反复打电话去询问,即使对方告知很好、很正常,仍然不放心,又担心父母没说实话,如此反复"折腾"。到心理咨询门诊的主要目的是想了解自己"会不会发疯"。

治疗师从普通医学、心理学、精神医学等方面向患者简要、系统地解释了其临床表现、患病的过程,符合"1、广泛性焦虑伴惊恐障碍,2、恐惧障碍(乘车)"。并向患者指出为心理方面的问题,而不是器质性病变,不是严重的精神病性表现,不会"发疯",也不会直接导致死亡。从患者的表情、态度、语言等方面可以看出患者已经接受治疗师对自己问题的判断,迫切希望治疗师尽快改变和治疗自己的症状,治疗师认为良好的心理治疗关系已经开始建立,遂向患者推荐和介绍ACBT的治疗措施。患者表示愿意尝试。治疗师将ACBT的治疗原理、要求及过程简单地向患者作了介绍。并告知患者治疗需要持续一段时间,需要患者积极地配合治疗,从而达到痊愈。只给予药物佐匹克隆7.5 mg每晚1次以改善睡眠,其他抗焦虑、抗抑郁药物患者不太愿意使用而暂时没有给予处方。最后患者放心地离去。

3天后,患者在家人的陪伴下如约而至,表示睡眠有所改善,但仍有惊恐发作,而焦虑的感觉也没有减轻。同时,发现患者没有按照ACBT的治疗要求进行自我探索,也没有填写ACBT治疗表。治疗师首先肯定了患者的求治愿望的积极性,但也指出患者忽略了ACBT的治疗原则与治疗方法,表明患者仍然过分地关注目前的躯体症状与不良的内心体验。治疗师耐心地解释心理治疗对神经症的有效性,并再次阐述了ACBT的治疗原理、要求及过程。通过观察发现患者非常注意治疗师的介绍,并就有关问题提出自己的疑问,进一步表明患者愿意积极地参与该项治疗。药物治疗方案不变。

1周后患者在其丈夫的陪伴下按时来到心理门诊,表示睡眠已经不存在问题,并带来了填写好的ACBT治疗表。从治疗表中发现患者在许多时间里仍有焦虑、恐惧情绪,并且心境评分多在4~7分之间,偶尔为1~2分,填写其自动思维有:"我心慌这么难受,一定有严重问题没有查出来,如果不及时诊治就会发疯或者死亡"、"我儿子上学被汽车撞了怎么办"、"我母亲没有接我的电话,一定是生病了"等等。治疗师用了较长的时间分析了其自动思维所代表的不合理性信念是"绝对化思维"以及"糟糕至极"。得到患者的积极接受,并愿意按治疗师的希望,用合理的思维来代替其不合理的思维,改变其不合理性信念。患者征求治疗师的意见，询问是否可以在不良情绪出现时采用唱歌的形式作为自己的代替行为。治疗师予以支持。药物治疗方案仍然不变。

2周以后患者独自来到心理门诊，带来了新填写好的ACBT治疗表。从表中看出负性自动思维仍然非常明显，对患者的情绪影响很大，但患者能够积极地采用ACBT的方法去积极地关注唱歌的歌词、曲调，并在唱歌后体会到情绪的改善。患者表示尽管现在焦虑、恐惧仍然存在，但愿意按照ACBT的治疗进行下去。治疗师及时地鼓励患者，强调治疗是一个长期、艰苦的过程。同时，建议药物佐匹克隆减量为3.75 mg，每晚1次。

2周以后患者再次独自前来就诊，从带来的ACBT治疗表中发现患者近期仍然存在严重的情绪异常。患者还表示对ACBT治疗的怀疑，担心病好不了。治疗师指出，神经症的心理治疗需要一个过程，不能急于求成，一蹴而就。患者希望尽快痊愈的愿望很正常，但需要尊重科学、尊重客观规律。

在以后的1个月内患者又主动单独来心理门诊3次，睡眠自我感觉已经比较理想，焦虑表现已经不太明显，能积极地按照ACBT的治疗措施进行训练。

2周后治疗师认为患者的焦虑症状已经明显改善，对于其乘车恐惧改用针对性的行为治疗，并与患者一起共同设计了几个治疗阶段：①在家人的陪伴下，去公共汽车站；②与家人共同乘坐短距离一站路的公共汽车；③与家人共同乘坐较长距离的公共汽车；④独自乘坐短距离一站路的公共汽车；⑤独自乘坐较长距离的公共汽车。并在此过程中继续原ACBT治疗要求。患者对此感到新鲜与有趣，表示会积极地去做。

2周后，患者在家人的陪伴下如约而至，表示每天都去公共汽车站，并在那儿一待就是几小时，刚开始时感到很不舒服，但五六天后就没有什么感觉了，现在和丈夫或母亲已经能够一起乘坐一站路汽车了，对乘坐远一点的距离还是有些担心发病，更不敢独自一人乘车。问要到什么时候可以多坐几站路。治疗师积极地鼓励了患者的勇气与行为，望继续努力。同时，也指出患者仍然存在不合理性信念，还认为自己有病，并担心发病是不合理的。患者点头接受。希望患者还按照ACBT的治疗方法，用积极的行为去对抗，并进行自我批判。治疗师指出，患者现在可以与家人乘车时适当增加一些距离，但在此期间可能再次出现不舒服的感觉以及不合理性自动思维，只要患者积极地运用ACBT的方法去做，症状就会逐渐减轻，直至消失。由于患者睡眠明显改善，焦虑也不太严重，让患者药物佐匹克隆减量，每晚使用3.75 mg。

3周后，患者独自来到心理咨询门诊，表示近几天已经能够独自一人乘坐短途公共汽车，基本上没有什么异常感觉。睡眠比较理想，不太担心失眠。治疗师建议佐匹克隆隔日每晚使用半片。

1个月后，患者再次独自来到心理咨询门诊，表示近几天已经能够独自一人乘坐长途公共汽车，基本上没有什么异常感觉，并准备学习驾驶技术。患者表示睡眠很好，问是否可以停用药物。治疗师了解到患者对睡眠已经表现出自信，同意患者停药。

2个月后来院复查，一切恢复正常。患者心理治疗共用时间为21周。

案例2：患者，女，36岁，全职太太，大学本科学历。因"过分爱干净、担心容貌受损伴反复洗手8年，加重1年"主动来我院心理门诊求治。患者于8年前结婚，嫁给了一位成功的大型企业家。婚后，丈夫也非常疼爱自己，自从有了小孩以后，遂离开工作岗位，在家做全职太太，自己也非常珍惜目前的一切。在结婚以后患者更加爱打扮、爱干净。常常反复多次地洗手、洗脸，特别注意自己的容貌，只用国外的高级化妆品，平时也非常注意保护自己的容貌，并担心变化、受损。近一年来上述症状加重，每天会花很多的时间和精力去关心自己的卫生与容貌。每天洗手多达几十次，任何人（包括自己的丈夫）手里拿着东西在自己的面前出现，也担心会伤及自己的面容，常常采取一些让别人看来非常夸张的保护性动作。常常反复询问丈夫："你看我的脸有问题吗？""我的皮肤是不是有变化？""请立即把东西从我面前拿开。"让丈夫感到非常疲惫、非常累，也让丈夫逐渐感到非常无奈、非常烦恼。而自己仍然不可克制地要反复地去照镜子，检查自己的脸是否有变化、是否有受损。并且，近来夫妻关系也非常紧张，患者自己也非常苦恼。自述看了许多医学书籍，承认患有"强迫症"，但却"没有办法改变"，遂专程回老家求助心理医生治疗。治疗师最后诊断为"强迫症"。患者表示拒绝药物治疗，因为担心其可能的副作用，但愿意接受心理治疗。

治疗师在与患者的第一次会谈中还了解到，患者父母对其要求从小就非常严厉，学习上要求很高，生活上要求也高，同时严格限制其交朋友，尤其是不准与男孩玩耍，从而养成了很强的孤僻性和独立性。对自我要求很高，严于律己，做任何事都要求完美，特别讲卫生，爱干净。长大后一直在外地读书、工作，后到沿海地区企业打拼，直至做到企业部门主管，并嫁给了一位成功的企业家。婚后，丈夫也非常疼爱自己、呵护自己，总是称呼自己为"心肝"、"宝贝"，这种感觉让自己很满足、很享受、很快乐，也总想永远保持，因而更加注意自己的容颜与打扮。治疗师最后综合评估该患者确实存在明显的"强迫症"症状。由于患者的领悟能力很强，又有一些相关的医学常识，治疗师与患者详细地讨论了强迫症病因、病理机制与临床表现，同时还与患者讨论了一些医学、心理学理论，患者感到很有兴趣，并得到了患者的高度支持与信任。治疗师然后向患者推荐与介绍了ACBT的理论、措施与方法，患者表示出了好奇与兴趣，愿意接受该治疗方法。

1周后，患者如约前来，患者自我主动介绍了自己的不合理性的自动思维，如"女人如不注意自己的形象和打扮，尤其是不注意自己的面容，就会变老，丈夫就会不喜欢，自己也绝不接受自己变老"。治疗师指出这是不合理性信念中的核心问题，是"绝对化要求"和"糟糕至极"，是把可能出现的不良后果绝对化，以及把不良后果灾难化。治疗师指出，任何事情都不可能是绝对完美的，也没有任何事情是绝对安全的，而患者是处在相对安全的状态。患者表示同意此观点，并愿意修正自己原有的不合理性信念。并愿意通过积极主动的自我探索来发现并找到对自己有用的行为方式，从而逐步来解决自己的问题。

2周后，患者自动前来心理咨询门诊，表示近期自己在不断地努力，控制自己的不合理性的自动思维，但是发现效果不好，同时，自己"没有办法控制不去注意自己的容貌，也没有办法控制不去注意别人对自己的影响或伤害"，尽管自己也认为这是完全不合理的。表情非常痛苦。治疗师从患者此次带来的ACBT治疗表中也看出，患者尽管较好地分析了自己的不合理性思维，也在努力地试图改变，但是，患者对自己的不合理的核心信念："绝对化要求"，如"我的皮肤不能受到伤害"、"我的脸不能出问题"、"我必须注意卫生而不能生病"等，并没有从内心愿意放弃。故治疗师希望患者不断地去自我反省、自我批判，用合理的思维去取代不合理的思维，并不断地强化这些合理性思维。

在以后的1个月的3次会谈里，治疗师不断地重复上述治疗。直至患者完全接受并建立了合理性信念。同时患者表示，自己愿意在不良情绪、思维及行为出现时，考虑运用运动（跑步或做健美操）来训练，治疗师首肯。

在以后长达2个月的训练里（来心理门诊6次），治疗师不断地帮助、指导患者以积极的态度进行积极的训练。直到患者不再过分地关注自己的皮肤与脸面，也不反复去洗手，自我感觉很轻松、很愉快，完全像变了个人似的，也恢复了自信。以后半年内复查2次，无异常现象，临床治愈。前后治疗共16周时间。

2. 躯体形式障碍

躯体形式障碍是一类精神障碍的总称。主要特征是患者反复陈述躯体症状，不断要求给予医学检查，无视反复检查的阴性结果，即使医生关于其症状已再三说明并无躯体疾病基础。患者有时也会存在某种躯体疾病，但其躯体疾病并不能解释其症状的性质和程度，也不能解释患者的痛苦与先占观念。患者这些症状的出现往往和长期存在的不愉快的生活事件或内心冲突密切相关，但患者通常拒绝探讨心理原因，常有一定程度寻求注意的行为，存在明显的抑郁和焦虑时也是如此。由于医学检查结果常使患者失望，医患对症状的理解不统一和一般药物治疗效果不理想而容易导致医患关系出现问题。

在 CCMD-3 中，躯体形式障碍包括：躯体化障碍、未分化躯体形式障碍、疑病症、躯体形式自主神经紊乱、持续性躯体形式疼痛障碍、其他或待分化类躯体形式障碍。下面是运用 ACBT 治疗躯体形式障碍的典型案例。

案例3：患者，女，46岁，教师，大学本科学历。因为"躯体多处不适伴失眠2年"来我院心理门诊求治。治疗师在与患者的第一次会谈中了解到，患者的一位同年龄段的好朋友兼同事在2年前一次体检中偶然发现自己患有胃癌，此后身体急剧消瘦，胃部疼痛明显持续加剧，伴全身多处不适，精神状态恶化，半年后去世。该女教师在同事去世两三个月后，开始逐渐出现身体不适，首先是偶尔上腹部不舒服，一段时间后症状仍然没有减轻，去看了中医，服了一个月的中药，还是未见好转。遂到某大医院去做了一些检查，如血液化验、腹部B超、心电图以及胃镜，均无特殊异常发现，也要求医生开了一些药物回家服用。之后症状非但没有好转，反而进一步加重，还出现下腹部疼痛、四肢疼痛、头晕、心慌、胸闷、失眠等。近两年来，四处求医，中医科、消化内科、心内科、神经科、妇科等许多科室都反复去就诊过，又重复做了许多化验和检查，也没有异常发现，但自己总感觉身体"到处都有病"。同时，失眠现象也由偶然发生到后来发展到每天严重失眠，每晚只能睡1~2个小时，非常痛苦。治疗师结合患者的病史、检查（辅助检查、焦虑及抑郁量表的测试），综合评估患者为"躯体化障碍"，并向患者进行了较为详细的解释，获得了患者逐步的接受，表示愿意积极地配合治疗，只是希望尽快缓解躯体症状及失眠现象，但又不太愿意服用地西泮等苯二氮䓬类药物。因此，我们给予盐酸度洛西汀20 mg，1次/天，佐匹克隆7.5 mg，每晚1次。

1周后，患者再次来到心理门诊，情绪与睡眠明显改善，身体不适没有减轻，但仍然比较担心、怀疑自己存在躯体疾病。治疗师认为患者比较信任自己，遂向患者介绍并推荐ACBT的治疗情况，得到患者的积极响应，并表示愿意配合的愿望与决心。治疗师向患者进一步介绍了ACBT治疗表的填写要求与注意事项。患者当场就写出其自动思维是"我身体不舒服，肯定有病"。治疗师对其自动思维分析后指出，其非合理性信念为"绝对化要求"和"糟糕至极"。患者认为自己"必须"或"应该"是健康的，不能有病，因此不能有身体上的不舒服，如有就是有病，如果有病就会发展到癌症，这是非常糟糕的、可怕的。希望患者对此认识、理解与批判。通过了解，患者叙述过去最喜欢做的事就是朗诵名诗、名词，希望患者在以后感到躯体不适，并怀疑有病感到痛苦的时候，就用朗诵名诗、名词来代替，并记录其效果，下次就诊时带来。盐酸度洛西汀加量，20 mg，2 次/天，佐匹克隆 7.5 mg，每晚 1 次。

2 周后再次来到心理门诊，叙述情绪与睡眠良好，身体不适有所减轻，同时，表示回家后，按照 ACBT 的治疗原则和方法积极地运用，只是仍然有身体不适的时候出现担心的感觉。患者带来了 ACBT 的治疗表，表中详细记录了患者运用 ACBT 的治疗经过。从治疗表中看出，患者回家后对自己存在的问题进行了积极的探索，并找到了对抗不良情绪的积极办法。患者体会并领悟到，过去自己过分地关注自己的身体，过分地担心自己的身体出问题，尤其是担心患癌症，现在虽然也非常地关心自己的身体，但已经不是过分地害怕了，相信自己的身体目前是比较健康的，过分的担心是没有必要的，在感到躯体不适及担心、恐惧的痛苦状态时，就大声朗诵名诗名词，表示"当我在做这些喜欢的事情时，不好的感觉就不知不觉地减轻或消失了"，进一步坚定了治疗的信心。治疗师希望继续坚持 ACBT 治疗，以及继续盐酸度洛西汀 20 mg，2 次/天，佐匹克隆逐渐减量，佐匹克隆半粒，每晚 1 次。

2 周后再来心理门诊时，患者表现出良好的精神状态，面带微笑。从患者的描述及治疗表中显示，患者睡眠已经改善，但还是会常常想到自己的身体，出现对自己身体的担心与怀疑，出现消极观念，同时，身体上也常常出现不舒适的感觉。但患者能够运用积极的行为去对抗，并自我评价对抗后的感觉良好，很有信心。治疗师建议停用改善睡眠的药物佐匹克隆，继续使用盐酸度洛西汀 20 mg，每天 2 次。

在以后 2 个月的时间里，患者没有到心理门诊来求助。当患者 2 个月后再来时才表示，在此期间，由于患者又再次主动要求担任班主任的工作，压力增加，加上与丈夫之间出现了一些感情问题，躯体不适与情绪障碍问题又再次加重。同时，患者运用 ACBT 治疗的对抗方式，感到效果不好，已经放弃治疗，包括停用药物。是在其老母亲的严厉要求下，才再次来到心理门诊。治疗师向其表达了心理治疗的长期性与艰巨性，以及治疗的有效性。并再次指出其躯体异常是来自于心理的异常的转换，只有继续改变其不合理的认知结构，并坚持长期的、积极的行为训练，才能改善其躯体的异常，并最终治愈心理异常。

在以后的 3 个多月的治疗里，患者严格地遵循 ACBT 的治疗规范，继续进行合理性思维的强化，并积极地按照 ACBT 的治疗表进行行为训练。同时，继续使用盐酸度洛西汀 20 mg，2 次/天。最终躯体不适基本消失，情绪不良明显改善。

1 个月后药物盐酸度洛西汀开始逐渐减量，10 个月后完全停用。半年后复查 2 次，无异常现象，临床治愈。前后治疗共用时 16 个月。

案例 4： 患者，男，62 岁，退休返聘工程师，大学本科学历。因为"坚信自己患有狂犬病伴失眠 1 年"由家属带来我院心理门诊求治。患者一年多以前在办公室听到两个年轻人在谈论有关狂犬病一事，说到一个远房亲属不久前因患狂犬病去世了，还听到狂犬病可以有很长的潜伏期，但一旦发病，就是 100% 的死亡。不待两位年轻人说完，老工程师突然感到心慌，全身出冷汗，很难受，立即回家休息。两位年轻人的话一直在老工程师的脑海里闪现，他联想到自己几年前也被家狗咬伤过，会不会自己也有狂犬病，尽管过去一直没有问题，但有可能存在于狂犬病潜伏期内。开始怀疑自己也患有狂犬病。从此听到狗叫都非常紧张，晚上睡不着，白天一阵阵紧张、害怕、恐惧。反复多次去过市里、区县及外地的防疫部门，每次都做血液狂犬病毒的化验，同时每次化验结果都提示正常，但他也都要求注射狂犬疫苗。仅仅是打狂犬疫苗前后就打了十余次，搞得防疫部门的许多人都认识他，一些人都害怕见到他来纠缠，尽量躲着他，不想给他做化验和注射狂犬疫苗。但他仍旧不放弃去咨询、去检查和想再注射狂犬疫苗，仍然相信自己患有狂犬病，自己也为此被折磨得异常地痛苦。

治疗师在与患者的第一次会谈时，患者承认几年前就注射过狂犬疫苗，但当时没有注意药物有没有过期。在被问及为什么多次注射狂犬疫苗时，患者解释是因为要么没有注意药物有没有过期、要么怀疑注射部位不恰当、要么认为剂量不够（自认为自己比较胖，剂量应该是普通人群的两倍）。表示现在自己常常出现手抖、心慌，害怕接触水，并伸手给治疗师看，自认为这些都是狂犬病的症状。并埋怨家属及子女都不理解自己，不关心自己，非常伤心，非常痛苦。显然患者坚信自己患有狂犬病，希望医生救救他，但又不认为自己是心理疾病。心理测试 SCL-90 也提示患者的疑病、精神病性症状、焦虑分值明显增高，抑郁分值轻度增高，综合评定诊断为"疑病（症）障碍"。由于患者对自我的疾病认识不科学，对存在的心理疾病不接受，只给患者提供了药物治疗，使用：帕罗西汀 20 mg，1 次/天；阿普唑仑 0.4 mg，每晚 1 次；佐匹克隆 15 mg，每晚 1 次。并希望患者下周来复查。

1 周后，患者仍由家属带来，家属认为患者情绪与睡眠有所改善，但患者自述情绪与睡眠改善不明显，仍坚持认为自己存在狂犬病，而不太相信自己存在心理问题。治疗师再次将狂犬病的医学知识耐心地告知患者，并逐步指出患者存在问题的不合理性，以及心理治疗对此类问题解决的有效性，患者半信半疑。同时，继续使用药物治疗：帕罗西汀加量，为 20 mg，2 次/天，阿普唑仑与佐匹克隆每晚剂量不变。

2 周后，患者再由家属带来心理门诊，自述情绪与睡眠有点改善，但仍然一想到"狂犬病"、"狗"就感到紧张、恐惧与不安。同时表示，回家后也反复进行了认真的思考，承认的确害怕"狂犬病"与"狗"有点过分，但自己没有办法控制自己。治疗师及时地对患者再次耐心地解释"狂犬病"的有关医学知识，指出其思维上的不合理性，以及由此带来的情绪、身体及行为上的问题，患者目前所有的问题都是心理疾病造成的。但从患者关注的内容看，重点还在自己对狂犬病的恐惧与害怕方面，而对心理治疗的有关情况显得并不热心。治疗师认为患者目前还不适应进行系统的 ACBT 治疗。继续原药物治疗，使用帕罗西汀 20 mg，2 次/天，阿普唑仑与佐匹克隆每晚剂量不变。

2 周后，患者仍由家属带来心理门诊，家属反映患者本周情况与上周基本一致，情绪与睡眠有明显的改善，患者本人认为治疗是有效的。治疗师解释目前情况只是在药物的作用下症状部分改善，并未彻底地治愈，如果要进一步地改善或彻底地治愈配合心理治疗会更容易达到目的。治疗师发现患者开始对治疗师表现出信任，即向其推荐 ACBT 的治疗措施。患者最终勉强表示愿意一试。药物治疗不变。

3 天后患者家属来电话，讲述患者近几天情绪激动，惊恐不安，并拒绝服药、拒绝治疗。治疗师希望家属耐心地劝其治疗，并希望带患者再来心理门诊。1 周后患者被家属再次带来心理门诊，治疗师发现患者还是只关注自己的病，坚持认为自己"患有狂犬病"，同时，又非常地害怕狂犬病，感到极度的痛苦。治疗师在接下来的时间及以后的 3 次心理治疗（1个月内）都不断地、耐心地对患者的不合理的思维观念给予帮助、指导、对峙。

1周后，治疗师发现患者再来心理门诊时，情绪已经比较稳定，睡眠明显改善，愿意积极配合心理治疗，愿意认真服药。更重要的是，患者已经对"狂犬病"及"狗"有了科学合理的认识，并对自我存在的心理问题进行自我剖析，表示自己现在仍然非常害怕"狂犬病"及"狗"，但确信自己没有患有"狂犬病"，以前的思维非常荒诞。治疗师及时给予鼓励，同时指出，要彻底解决其心理异常，需要长期进行心理治疗，并再次详细介绍ACBT的治疗原理及方法。逐步停用阿普唑仑与佐匹克隆。

在接下来的3个月左右的时间里，患者不定时主动、独自或由家属陪伴来到心理门诊，每月2次，从不间断。虽然患者没有严格地填写ACBT治疗表，但是患者的治疗态度一直是积极的，认真地按照治疗师的安排积极地进行系统的行为训练，并最终不再对"狂犬病"及"狗"存在明显的担心与恐惧。帕罗西汀逐渐减量。

以后的半年内两次来心理门诊情绪都比较稳定，也不再对"狂犬病"及"狗"产生明显的担心与恐惧，尽管还是会偶尔联想到"狂犬病"及"狗"。表明该患者已经达到临床治愈，停用帕罗西汀。前后治疗用时五月余。

3. ACBT对神经症治疗的效果分析

上述几例均为运用ACBT治疗成功的典型案例，可以看出治疗效果都比较理想。在我们的临床实践中，许多神经症患者单纯使用药物治疗，对焦虑症状的缓解也是比较理想的。相对来说，强迫症和疑病症的治疗较为困难，这与国内外对神经症治疗的总体情况是一致的，即便是正规、系统的药物加心理治疗也是如此。对于一些存在严重的强迫观念、疑病观念和强迫行为的、伴有躯体症状的、持续时间较长的患者，仅依赖药物很难动摇其观念，改变其行为，消除躯体症状，从而很难从根本上治愈患者的精神障碍。因此，对于严重的强迫症、疑病症以及躯体形式障碍的患者，治疗师需要拥有足够的耐心，循序渐进，逐步深入。首先，需要与患者建立良好的治疗关系；其次，需要足够的时间、足够的理由让患者接受心理治疗、相信心理治疗的有效性；再者，才是具体地运用ACBT进行治疗，并完成其治疗过程。

值得注意的是，部分治疗师往往更加关注ACBT的具体运用方法与措施，忽略与患者建立良好治疗关系的重要性。良好治疗关系的建立是治疗的基础，在没有达到这一基础之前，就盲目开展ACBT的治疗，往往是失败的。如何让患者调动起积极的态度来参与ACBT的治疗也是极其重要的。部分患者由于对心理治疗不了解，缺乏足够的认识，在数次治疗未见好转或症状波动的情形下，就会放弃或中断治疗。在运用ACBT的治疗过程中，常常需要多次地、耐心地让患者了解ACBT的治疗原理、治疗过程；鼓励并帮助患者积极地参与ACBT的治疗，鼓励、引导、帮助患者进行有效的自我探索，分析其异常表现与不合理性思维与信念的建立有关；帮助患者转变认知结构，逐步放弃不合理性思维与信念，建立并强化合理性信念；通过ACBT治疗表的运用，引导或指导患者进行积极的行为训练、行为治疗。

我们发现，ACBT对于具有一定文化程度（高中、中专以上）或领悟能力较强的青年与成年人、存在较强的求治欲望、对心理治疗接受或认可以及能够与治疗师建立良好的治疗关系的神经症患者总体治疗效果均好。

当然，部分焦虑、抑郁及躯体症状明显的患者配合适当的药物治疗，能够更快地缓解临床症状，增强治疗的依从性，并为从根本上完全治愈神经症患者提供了更为有力、有效的手段与方法。

总之，ACBT治疗吸纳和融合了现代主要的认知治疗、行为治疗的精华，尤其适用于对神经症的治疗。

4. ACBT治疗神经症的过程中值得注意的问题

(1) 医患关系：在应用ACBT的治疗过程中，尤其是在与患者初次接触、初次会谈时，详细地了解患者的病史非常重要，包括了解目前的主要临床表现和症状，还需了解患者的个性特征、早年生活经历、人际关系和社会适应功能，以及自我的价值观、对事物的评价体系。这非常有利于获得患者的好感和信赖，建立良好的心理治疗的医患关系；也有利于全面收集患者的信息，对患者进行全面的科学评估。在没有建立良好的医患关系前、患者没有主动接受自己存在的心理问题前，不轻易向患者推荐ACBT的治疗措施，否则很容易导致治疗的中断、失访或失败。良好的治疗关系的建立对治疗的依从性尤为重要。

(2) 认知改变：大多数神经症患者自知力存在，对自我存在的问题也有部分合理性思维，但同时又存在与之矛盾的许多不合理性思维，而自我的情绪与行为又常常受此不合理性思维的影响，或过分担心灾难性事件的结果发生，导致患者深感痛苦。患者均想极力、尽快地摆脱其痛苦的情绪和不合理性思维，而感到自己做不到。由于过分地关注这些不合理性思维，而导致这些不合理性思维更多地在自己脑海里涌现，从而更会加剧自己的不良情绪和不去关注自己是否坚持正常的行为，这样也更会强化自己的不合理性思维，形成恶性循环。而我们要改变患者的不良认知，需要向患者反复强调：一方面，要患者用合理性思维代替不合理性思维，并积极批判不合理性思维，强化合理性思维；另一方面，希望患者暂时接受目前的非正常的现状（称为异常状态，简称异态），即接受目前存在的不合理性思维，接受暂时的异常情绪，以及异常的躯体反应或躯体症状。这种异态的本身并不会导致人们"发疯"，更不会带来更多的灾难性后果或死亡。

(3) 核心问题：多数神经症患者所表现的症状是多样和复杂的，在运用ACBT的治疗时，究竟选择什么作为我们针对性治疗的主题，就是要寻找主要的、核心的问题，那就是首先从患者的各种症状里分析出不合理性思维，然后找到不合理性信念，并围绕不合理性信念去向患者展开讨论、分析、解释与批判或对峙。不再过多地纠缠其情绪问题或躯体问题。而大多数神经症患者虽然存在强烈的求治欲望，但他们更为关注的是自我的问题能不能解决，什么时候解决。尤其是常常沉迷于自我的不良情绪及躯体反应之中，难以调动自我的优势资源来开展积极的行为。

(4) 积极行为的选择：别人的行为构成"我"的社会现实，"我"的行为使"我"参与到社会现实当中去，正是基于这一显而易见的道理，采取积极的行动意味着面对现实[1]。神经症患者往往长时间纠缠于各种不快经验的思考之中而很少行动。这是可以理解的。情欲本身无所谓善恶，别人也不可能对某人的内心活动本身有直接的了解，而行为表情总是会影响着他人，所以行为有好有坏。神经症患者对别人的态度和评价十分敏感，受不了轻视、忽视、拒绝和批评，这使患者误以为独自苦思苦想似乎万无一失，而采取行动却要冒一定的风险。然而，生活的真理是，有所得就必所失；有所得而不付任何代价，这

---

[1] 许又新. 许又新文集. 北京：北京大学医学出版社，2007.

是从来没有的事，将来也不会有。人生不可能没有风险。我们不能因噎废食。因此，心理治疗必须帮助患者懂得，只有积极的行为才能创造价值，只有积极的行为才能满足心理的需要，只有积极的行为才会给人带来成就和满意感，只有积极的行为才能使人体会到生活的充实和意义。

而积极的行为是指对自己、对他人、对社会都比较有利的事情，是在恰当的时间、地点的行为，行为方式可以是运动、歌唱、劳动、工作，甚至是发短信、打电话等。同时，积极的行为也是指对于患者本人来说是很乐意接受，或者是平时喜欢做的事，因此，常常是治疗师希望患者自己来确定或自己来寻找，只有当患者难以确定时，治疗师才会帮助患者来共同分析并寻找和指导。

（5）积极行为的依赖性问题：在运用 ACBT 的治疗过程中，有一个问题值得治疗师特别地注意，那就是如何避免患者对积极行为的依赖性问题。由于积极的行为持续以后会产生良好的情感体验，并可有效地对抗不良的负性体验，以及强化合理性思维。但同时也可能让患者对此产生依赖，并由此产生强迫行为。因此，对积极行为的选择就很重要，如果选择的行为是在心理异常缓解之后仍然对自己有好处的、有利的，同时对他人也是有利的或者没有构成严重影响的是最好；如果仅仅是为了近期或暂时对抗不良的负性体验的行为，那就需要在心理异常缓解以后指导并训练患者拥有更多的对自己、对他人、乃至对社会有利的行为，以避免对某单一行为的依赖，甚至造成新的焦虑障碍。

（6）积极行为的效能问题：在运用 ACBT 的治疗过程中，由于治疗师的大意或者患者对治疗方法掌握与运用得不合理，可能造成治疗效能的减退以至于患者放弃或中断治疗。在治疗师方面，往往是治疗师对该疗法过于自信、指导、解释不到位、不具体，或者时机把握不恰当所致；在患者方面，患者的主动参与意识不足，积极性不高，对 ACBT 治疗的领悟不够、操作过程与细节了解不够或不太恰当与合理，也是导致治疗效能减退的因素。

（张　涛）

第二节　ACBT 对心境障碍的应用

一、心境障碍的本质及特点

1. 心境障碍的定义和分类

心境障碍（mood disorder）又称情感性精神障碍（affective disorder），是以显著而持久的情感或心境改变为主要特征的一组疾病。其基本临床表现为情感高涨或低落，伴有相应的认知和行为改变，可有精神病性症状，如幻觉、妄想。疾病有反复发作倾向，间歇期完全缓解，部分可有残留症状或转为慢性。心境障碍包括躁狂发作、双相情感障碍、抑郁发作和持续性心境障碍等几种类型[1]。

抑郁发作以心境低落为主，与其处境不相称，可从闷闷不乐到悲痛欲绝，甚至发生木僵。严重者可出现幻觉、妄想等精神病性症状。某些病例的焦虑与运动性激越很显著。躁

---

[1] 孙学礼. 精神病学. 北京：高等教育出版社，2008：296.

狂发作以心境高涨为主，与其处境不相称，可从高兴愉快到欣喜若狂，某些病例仅以易激惹为主。病情轻者社会功能无损害或仅有轻度损害，严重者可出现幻觉、妄想等精神病性症状。双相障碍也称双相情感障碍，一般呈发作性经过，具有躁狂和抑郁交替发作的临床特点，也可以混合方式存在，症状往往持续相当长的时间。病情严重者在发作高峰期可出现幻觉、妄想或紧张性症状等精神病性症状。持续性心境障碍指持续性心境恶劣障碍，包括环型心境障碍和恶劣心境。环型心境障碍是一段时间的抑郁之后即出现一段时间的轻躁狂。心境恶劣（dysthymia）指一组以前可能包括在抑郁性障碍内的异源性障碍，是一个独立于重性抑郁障碍的诊断。

2. 心境障碍的疾病负担问题

由于心境障碍特别是抑郁障碍的患病率逐渐上升，而人们对抑郁障碍的识别率和治疗率低下，再加上抑郁障碍的共患病（尤其是焦虑障碍、酒依赖及人格障碍）的比例高，有一部分患者出现了心理社会和躯体功能的损害。目前认为，患者心理社会功能的损害包括：不能上班、工作能力低下、婚姻不和以及父母与子女间的关系出现问题。这些后果可能是心境障碍的结果，也可能是疾病的复发源。

现在，人们已充分认识到抑郁障碍的易复发特征。更重要的是，抑郁症患者的自杀、自伤甚至杀害亲人的危险性增高，抑郁障碍患者常常会以故意自杀行为来寻求关注。自杀在青年及老年人中发生率较高，可能与酒精和药物滥用率的增加有关。美国的资料显示，抑郁障碍人群中的年自杀率为 83.3/10 万，是一般人群自杀率的 8 倍，自杀死亡已成为继事故后的第二位死因。我国目前的自杀率为 22.2/10 万，并且农村自杀率高于城市 3～4 倍，尤其是农村年轻女性的自杀率达 40～55/10 万，已经给社会造成了极大的损害。

由于抑郁障碍具有高发病、高复发、高致残的特点，给社会带来沉重的经济负担，造成了惊人的经济损失。美国（1994 年）总的健康费用中 4% 即 430 亿美元用于治疗抑郁障碍，但是其中仅有 90 亿美元（28%）是直接医疗费用，余下的 340 亿美元则是因患者患病或致残后所造成的各种损失。1993 年，英国的一项调查显示，抑郁障碍所带来的间接损失高达 30 亿英镑，占总经济损失的 88%；而直接治疗的花费，如住院费、诊疗费及家庭看护费等仅是其中极少的一部分。

世界卫生组织、世界银行和美国哈佛公共卫生学院对全球疾病负担（GBD）的合作研究（1993 年）分析了 1990 年各国的疾病负担，并对 2020 年的疾病负担情况作了预测。结果显示，1990 年，抑郁障碍列全球疾病负担第五位；在 15～44 岁年龄组的前 10 位疾病中，有 5 项为神经精神疾病（抑郁障碍、自杀与自伤、双相情感障碍、精神分裂症和酒精/药物依赖）；全球的神经精神疾病负担占总疾病负担的 1/5，其中抑郁障碍、自杀分别为 17.3%、15.9%，高居榜首；抑郁障碍占伤残调整生命年（DAH）减少的 4.2%，而单相抑郁、自杀/自伤是精神障碍中导致疾病负担损失最大的问题，应该予以重视。研究还预测，到 2020 年，抑郁障碍将成为继冠心病后的第二大疾病负担源。据 WHO 公布的 1998 年度的调查资料，中国与发达和发展中国家伤残调整生命年损失最高的前 5 位疾病的比较显示，某些疾病（如：单相抑郁、脑血管疾病和自杀/自伤）在中国所导致的疾病负担已接近或超过发达国家。

在我国，1990 年抑郁障碍占中国疾病负担的第二位。调查预测 2020 年精神障碍与自杀所占总疾病负担将名列第一、二位，双相情感障碍将上升为第十三位，其中抑郁障碍、自杀与自伤以及老年痴呆的疾病负担将明显增加，而抑郁障碍仍将是精神疾病负担的最主要问题。而在 2001 年的 WHO 年报中，抑郁障碍已经跃升为全球疾病负担首位（11.9%）。

3. 心境障碍的本质（病因和发病机制）

关于心境障碍的病因和发病机制研究已经有很多，但至今尚未形成完整的、公认的病因学理论。

有关心境障碍的遗传流行病学研究已有数十年之久。家系法、双生子法和寄养子法研究均清楚地显示，这类疾病具有明显的遗传倾向。

情感障碍可能存在多种生物胺的功能异常。20 世纪 50 年代人们发现用利血平治疗高血压患者时，引起很多患者严重抑郁情绪，使用异烟肼治疗结核病患者时引起了患者的兴奋，从而将单胺氧化酶（MAO）抑制剂作为抗抑郁药使用。单胺氧化酶抑制剂（MAOI）是肼类和非肼类的化合物。它们抑制单胺氧化酶，表现抗抑郁的作用，异烟肼为肼类MAOI，所以用来治疗抑郁症。此后不久，三环类药物丙米嗪开始作为有效的抗抑郁剂。这些临床上的成就使人们对中枢单胺系统的神经生化和功能的认识有了飞跃性地提高，阐明了利血平（耗竭儿茶酚胺和 5-羟色胺）、单胺氧化酶抑制剂（MAOIs）及三环类药物（TCAs）[通过阻断 MAO 或单胺类神经元的摄取以提高去甲肾上腺素（NE）和（或）5-羟色胺的功能]的药理性质。反过来，这些资料又为情感障碍的儿茶酚胺和 5-羟色胺假说提供了科学基础。研究发现：①中枢神经系统（CNS）神经递质功能的改变，是因为突触前膜和后膜上受体敏感性的改变，但递质本身的数量并无变化；②尽管神经递质水平变化迅速，抗抑郁药的治疗效果却要延迟几周出现。这些现象也系统阐述了与受体敏感性有关的抗抑郁药作用机制假说，即抗抑郁药的治疗作用与 NE 和 5-羟色胺（5-HT）受体的时间依从性变化有关。

对于其他神经递质在抑郁障碍中所起的作用也进行了研究，如胆碱能、多巴胺能和 γ-氨基丁酸（GABA）能系统均被认为与抑郁障碍有关，并且有大量详细的阶段性证据支持各种神经递质假说。

基于抗抑郁药物和心境稳定剂的治疗机制，可以推测，单胺类、γ-氨基丁酸、兴奋性氨基酸等神经递质以及其受体和细胞内信号传导系统都参与了该疾病的病理生理学过程。另外，心境障碍还存在着转录因子和基因表达的异常。以患者为对象的研究表明，抑郁症患者存在着下丘脑-垂体-肾上腺皮质系统的功能亢进和海马体积的缩小等异常。但是，这些假说都还不能形成一个统一的理论框架来解释心境障碍这一疾病的发病、症状形成和治疗机制等整个过程。小山司[1]以各种精神障碍为对象，发现双相性障碍和重性抑郁症存在着特异性的 5-HT 和凝血酶（thrombin）刺激性血小板内钙动员系统的亢进。通过各种药理学的实验结果，我们推测在这一疾病中，存在着钙动员系统的调节机构小胞体钙泵（Ca^{2+}-ATPase）、蛋白激酶、钙调蛋白等钙离子内稳态系统的紊乱。我们认为，钙动员系统的异常亢进引起了小胞体的应激性反应，促进了细胞凋亡信号的活化，进而导致了心境障碍患者大脑结构的改变。心境稳定剂可能对钙内稳态系统的紊乱和小胞体应激反应导致

---

[1] 小山司. 心境障碍的病理与治疗的新见解. Shanghai Archives of psychiatry, 2006, 18 (2): 122.

的凋亡过程起到了缓冲的作用,进而发挥了神经保护的功能。

心理社会因素研究表明,抑郁障碍发作具有"应激-素质"模式,心境障碍的产生是个体发病脆弱易感性和环境应激因素相互作用的结果。其中心理因素的特征很明显,可划分为三个主要方面:个体内在因素(心理动力学和认知假说,病前人格)、人际交往因素(与他人的相互作用,社会支持网)和环境因素(早期不幸,近期生活事件)。虽然这些因素可以促发(如近期生活事件)抑郁或使个体的抑郁易感性增加(如缺乏自信),但也可能是通过别的机制起作用。

4. 心境障碍的特点

从心境障碍的定义和诊断标准可以归纳出心境障碍的如下特征:

①主要表现为显著而持久的情感或心境改变,其基本临床表现为情感高涨或低落,伴有相应的认知和行为改变。

②症状与现实处境不相称。

③社会功能受损,给本人或别人造成痛苦或不良后果。

④实验室检查尚未确立可资诊断的器质性病变基础。

⑤患病前多有一定的素质和人格基础,起病可能与精神刺激和心理社会因素有关。

⑥严重者可出现幻觉、妄想等精神病性症状。

⑦排除器质性精神障碍,或精神活性物质和非成瘾物质所致。

⑧易再发,发作间歇期可正常。

二、ACBT对具体案例治疗过程介绍

在心境障碍中,抑郁障碍具有高发病、高复发、高致残的特点,给社会带来沉重的经济负担,造成惊人的经济损失,引起全世界的普遍关注。对抑郁障碍的全面了解,正在成为这个时代的公共卫生事件。因此,这里在介绍两个临床案例之前,先对抑郁障碍的临床表现作一详细介绍。

(一)抑郁障碍的临床表现[1]

前驱症状:起病多缓慢,可由精神因素或躯体疾病诱发,常有失眠,疲乏,无力,工作学习效率降低,各种内感性不适。

典型症状:抑郁障碍的典型表现为抑郁综合征,包括主要表现和伴随症状两部分。

1. 主要症状

情感低落构成了抑郁综合征的核心。情感低落就是抑郁情感,主要体现在患者感到心情的压抑、沮丧、烦恼、悲伤等,其中以压抑感最为常见。在抑郁的内心体验基础上,患者可出现兴趣的下降或消失以及"三无症状"和"三自症状"。

(1)兴趣下降或消失主要是指患者不能从所从事的工作、学习、家庭生活以及娱乐活动中获得应有的快乐的感受,换言之就是这些活动对于这些患者的吸引力明显下降或者完全失去了吸引力,因此患者常常用"什么都没有意思"来表达这种情况。

(2)所谓"三无症状"是指患者感到无望(hopeless)、无助(helpless)和无价值(worthless)的情况。无望是患者感到自己无论是对于现在还是对未来都感到没有希望,

---

[1] 孙学礼. 精神病学. 北京:高等教育出版社,2008.

甚至是绝望;无助是指患者感到自己总是处于孤立无援的境地,尽管周围的人都在积极关心和帮助他,而患者自己仍然感到这些帮助都无济于事;无价值是指患者感到自己所做的任何事情,甚至自己的存在无论对于自己,还是对于他人或社会都毫无价值。

(3) 在"三无症状"的基础上,患者可以出现以自责、自罪和自杀为主要表现的"三自症状"。

1) 自责 (self-blame):主要表现为患者过分地责备自己或夸大自己的过失与错误。如某患者在病前是一位自信心很强、工作能力很强的企业主管,在出现抑郁综合征以后反复回忆自己的过失,检讨自己的错误。其中他回忆起在一次投资过程中,经过集体讨论决定对一个近千万的项目投资,事后发现决策基本正确,并带来了较大的效益,只是与原来的预算比较,多用了 2 万到 3 万元钱,当时患者没有介意,但在病中他却觉得这是自己的严重失误。因此,反复向上司写出检查,称自己的水平低、能力差,并认为自己这样做是浪费资源,挥霍人民的血汗。要求将自己撤职,并愿意承担法律责任。

2) 自罪:表现为患者在毫无根据的情况下,认为自己有严重的过失或错误,甚至坚信自己犯了某种罪恶,对不起家人、单位、同事或社会,应该受到惩罚。在此认识偏差的基础上患者可以用委屈自己,甚至伤害自己的办法来"赎罪"。如拒绝接受治疗、坚持不穿好的衣服、拒绝吃饱饭等,甚至采取自残行为。

3) 自杀 (suicide):是自觉地以结束自己的生命为目的的行为。患者感到活着没有意思,活着还不如死了好,因此经常想要主动采取行动以结束自己的生命,但同时又感到世上还有值得自己留恋的东西,或想到自己的家庭、社会责任尚未尽到,或想到自己的离开会使亲人感到难受、伤心,因而最终下不了决心,这种情况称为自杀观念 (suicide ideas);在想结束自己生命的欲望逐步开始支配患者的时候,患者会采取一些不太坚决的自杀行为,这种情况称为自杀企图 (suicide attempt)。自杀姿态一般不具有自杀的观念,患者作出自杀的行为往往是为了引起周围人群的关注,一般不会造成严重的后果,但有时可以出现"弄假成真"的情况,造成患者的死亡;当死的欲望完全支配患者时,患者会采取相当坚决的自杀行为,但由于客观条件的限制,造成自杀行动的失败,这种情况称为自杀未遂 (attempt suicide);当患者的主观愿望很坚决,而客观条件也具备的情况下,患者的有目的的行动直接导致患者的死亡,这种情况就称为自杀。自杀是抑郁情绪给患者本人造成的最严重的后果。重性抑郁障碍中可有 15% 的患者有自杀倾向。自杀的风险存在于整个重性抑郁发作的过程中,但在开始治疗的初期及症状消失后约 6~9 个月内危险性最高。

2. 伴随症状

在情绪抑郁的情况下,患者还可以出现许多伴随的症状。主要的伴随症状有:

(1) 思维迟缓 (retardation of thought) 和行为抑制:患者体验到自己的思维无法开动,表现为声音低沉、语流缓慢以及应答反应时间延长。此外,大约有一半的抑郁障碍患者可表现出缓慢或迟滞。与正常躯体活动相比,他们可能会表现出躯体运动的迟缓。患者可因感到精力不足,懒于料理家务和个人卫生,显得落魄潦倒,疲乏无力,常呆坐一隅低头凝视地下,目光呆滞,瞬目减少,双肩下垂,显得憔悴苍老。同时,有大约 75% 的女性患者和 50% 的男性患者在抑郁综合征的某一阶段表现出精神运动性激越并伴有来回踱步、不能静坐和手抖。

(2) 注意力不集中:患者的主动注意不能够指向心理活动的目标,带来的直接后果是感到"丢三落四",感到近记忆力明显下降。

(3) 幻觉、妄想：幻觉在抑郁障碍患者中很少见,一旦出现则多为幻听,多是第二人称性的、持续的、与抑郁症状相关的诸如犯罪、死亡、个人缺陷、疾病、被否定或受惩罚等内容的幻觉。与患者的诸多症状表现相比,并不突出,内容很不清晰。当患者听到某人讲话时,则讲话者多为患者的亲属,比如听到父母说:"你给我们带来不幸"或"你是一个又脏又懒的家伙"、"你真该死"等。命令性幻听的内容多为命令患者自杀、自伤或伤害他人或去做某件事,此时应详细了解患者是否存在被动服从表现,即患者感到在某种外力的控制下不得不服从这些指令,伴有被动服从的命令性幻听。被动服从表现提示病情有加重的趋势。对于抑郁障碍患者而言,真正的视幻觉很少见,患者产生的视幻觉内容多与自杀有关,如当患者看到一个清晰的套索影像时,则认为是暗示自己应该上吊自杀。其他形式的幻觉更少见。部分患者在情绪低落的基础上,可以出现关系妄想、被害妄想、罪恶妄想等。

(4) 焦虑症状：临床上的病理性焦虑主要表现为在没有明显的外界刺激的情况下,出现内心的不安和不安全体验,同时伴有自主神经功能紊乱和运动不安。这种症状在老年抑郁患者更为突出。焦虑情绪较为严重的情况下,可以导致患者极其痛苦的体验,并使患者由此而出现自伤的行为。

(5) 睡眠障碍：80%的抑郁障碍患者有某种形式的睡眠障碍。抑郁障碍患者的睡眠障碍可以表现为入睡困难、早醒、夜间觉醒次数的明显增多、缺乏睡眠感等多种形式。其中早醒性失眠是抑郁障碍患者最具有特征性的睡眠障碍表现,被称为抑郁障碍的生物学指标。同时被称为抑郁障碍生物学指标的症状还包括体重改变(一般是体重的明显下降)、性欲改变(一般表现为性欲的下降)、食欲改变(有大约70%的患者出现食欲减退并伴有体重减轻,仅有极少数患者出现食欲增加,而且通常是对某一特定种类的食物如甜食有强烈的渴求)和抑郁情绪的昼重夜轻的变化。

(6) 躯体症状：在情绪低落的情况下,患者可以表现出各种躯体症状,其中最常见的躯体症状为消化系统症状和功能性疼痛。消化系统的症状可表现为腹胀、腹泻、便秘、消化不良等；功能性疼痛可以发生在躯体的任何部位如肩、背部疼痛、腹痛、紧张性头痛等。疼痛部位可以是固定的,也可以是变换的。疼痛的程度可以较轻,也可以较为剧烈,使患者难以忍受。以功能性疼痛为主要症状在内、外科就诊的病例并不少见。近年来,越来越多的患者抑郁情绪并不突出,而首先以躯体症状为主要表现,造成临床上的误诊。

(7) 人格解体和现实解体症状：虽然不是抑郁障碍的常见症状,但往往较为严重。患者感到自己不真实,觉得自己的言行就像是在演戏。对于这种异常现象患者一般具有自知力,但难以用准确的语言来表达出这种极不舒服的感受,常常用比喻的方式来表达："我总觉得自己不真实,身体好像是木头做的,我完全成了另外一个人,机械地去做任何事情"。人格解体并非抑郁障碍的具有诊断意义的症状,正常人在应激状态下会出现人格解体,伴有强烈的焦虑或感觉剥夺。许多其他的精神疾病如器质性精神病(颞叶癫痫)、精神分裂症、广泛性焦虑等也会出现人格解体症状。轻度的现实解体症状表现为患者感到周围环境缺乏色彩,并且感到周围的人和生物都在故意对患者隐瞒他们的感情,较严重的现实解体表现为患者感到周围的任何事物均是人造的、不真实的,像演员的舞台布景："人们好像都变了,像机器一样,事物看起来都很神秘莫测,仿佛我在梦中,又像是在看电影"。这种现象与多种变化有关：环境感知的变化，如感到周围环境是非真实的、神秘的，如同演戏一般、缺乏生机；意识状态的改变，如变得迷惑、混沌、神秘和错乱；对生动表象的回忆能力丧失；时间体验改变等。

(8) 强迫症状：20%~35%的抑郁发作患者可有强迫症状。通常是抑郁发作前的前驱症状，某些患者在抑郁发作过程中出现强迫症状，抑郁症状恢复后通常强迫症状仍未得到缓解。抑郁障碍患者的强迫思维常带有攻击性或猥亵倾向。患者因反复产生毫无意义的想要杀死某人或某人亲属的想法，害怕弄伤自己或他人而不敢接触刀具。这种强迫思维通常是为了避免有害行为的发生，但当自杀或伤害他人的强迫思维转变为妄想则非常危险。

(9) 癔病样症状：Kraepelin 认为这种症状在抑郁障碍中很常见，其表现包括耳闻噪声、背部痉挛以及对气候变化的过分敏感，此外还有诸如轻微的癫痫小发作样表现、眩晕、舞蹈样阵挛、震颤等。在精神压力和不适的环境中，患者会表现出许多转换症状，如头痛、恶心。可出现夸大的、表演性的言辞和过分依赖的态度，病人会以博取同情的姿态寻求无止境的怜悯。这些表现可以看做是抑郁发作前癔症人格的体现，或是童年和婴儿期害怕被遗弃、强烈的依恋和占有欲所产生的行为模式。在抑郁障碍患者，多数为后一种情况。

(10) 抑郁性木僵：抑郁性木僵通常被看做是严重迟滞或精神抑制的极端临床表现，患者对周围环境没有任何反应。这种症状现在已经很少见，而较常见的症状为亚木僵状态。患者不饮不食，能简单对话，目光凝滞。症状缓解后，患者常常能回忆当时的感受，他们往往觉得非常痛苦。

患者的抑郁情绪再加上以上所描述的各种伴随症状，便构成了抑郁综合征。抑郁综合征的症状在不同的患者可以出现多种组合，例如有的患者在抑郁情绪的背景下，焦虑症状表现突出，有的患者睡眠障碍突出，有的患者以躯体症状作为主要伴随症状，有的患者则主要伴随出现幻觉和妄想。

(二) 案例一

1. 基本情况

患者李某某，女，48岁，中专文化。因"反复情绪低落、兴趣丧失五年余，情绪低落加重一月并自杀未遂一次"于2005年4月来院就诊。患者始于1999年11月无明显诱因出现心情不好、对日常工作和生活丧失兴趣，感到沮丧、孤独无助，觉得活着没有死了好，总说"死了算了"，但从未采取过行动，无法胜任工作。食欲差，早醒，曾主动到当地医院求诊，要求解决睡眠问题，诊断不详，予以药物治疗（具体药物和用法不详），睡眠虽略有改善，但情绪及食欲未恢复。至当地精神病院就诊，诊断为抑郁障碍，口服阿米替林150 mg/d，治疗一个月后，病情明显缓解，自行停药。此后至今上述情绪低落出现2次，每次经治疗后均能缓解。间歇期患者情况正常。一月前患者单位调整，患者下岗，患者再次出现情绪不好，有自杀想法，过量服药至昏迷，经抢救恢复常态，在女儿劝说陪伴下来门诊就诊。心电图、脑电图、B超、血压无异常。既往史、个人史、家族史无特殊发现。

患者对周围一切兴趣索然，不愿参加外界活动，以前热爱交际，但现在懒得动，也看不懂书，有自杀观念。食欲差，早醒。

精神检查：患者意识清晰，时间、地点、人物及自身定向准确无误，能准确区分周围人物，谁是病友，谁是医生，自我介绍与病史提供资料一致。接触被动，年貌相符，衣着整齐，个人卫生一般，同医护人员被动交流，对疾病有自知力。语速慢，语量少，语调低沉，未引出思维奔逸，未引出思维迟缓。自我评价低，悲观，认为自己痛苦得什么都干不了，无法独自生活，认为自己很倒霉，感到病治不好了，活着也没什么意思，对于继续治疗缺乏信心，认为自己拖累了家人。诉"自从下岗后，觉得痛苦得想死"，"非常孤独、无助、害怕，不知以后如何是好"。愁眉不展，说到痛处便双眼含泪，悲观绝望，自己感到一无是处，生不如死。兴趣索然，"以前喜欢唱歌、跳舞，现在一点兴趣都没有了"。"总是想死，但又不能真的去死，死了以后家人怎么办？我虽然活着，但已经死了"。患者对自杀行为感到后悔，认为与自己所信奉的宗教不符，但辩解称活得太痛苦，宁愿自杀。患者的注意力能唤起，并能保持。

主动注意、被动注意未见异常。瞬时记忆、近记忆力、远记忆力未见异常，与其生活环境、年龄、文化程度及学业相符。一般常识、推理能力、分析综合能力、理解力未见异常，与其生活环境、年龄、文化程度及学业相符。自知力存在，但对继续治疗无信心，认为病治不好了。求治愿望不强。

用抑郁自评量表（SDS）和症状自评量表（SCL-90）测试，SDS 得分为 73，SCL-90 抑郁因子得分为 3.5。

2. 治疗过程

综合患者的临床症状及其严重程度、持续时间，排除其他精神障碍，诊断为重度抑郁症。

鉴于患者无望、无助、无价值感强烈，且有自杀行为发生，自身求治愿望不强，在整个初次接触的过程中，治疗师特别注意治疗关系的建立，持续通过言语、语气、眼神、面部表情和肢体语言来表示对患者的关注、耐心、尊重和理解，特别是表达出对患者的关心、重视、肯定和信心。治疗师对患者病情给予了相关说明，达成药物治疗（帕罗西汀 40 mg/d，两周）和心理治疗同步进行的一致意见。同时对女儿关心母亲的行为进行肯定和鼓励，并通过女儿争取整个家庭成员对患者的关心和帮助，一方面防止自杀行为的再次发生，另一方面促进患者早日康复。

初诊后 1 周，患者在女儿的陪伴下，再次来到心理门诊，述食欲和睡眠有所改善。治疗师从精神医学、心理学以及普通医学方面向患者简要、系统地解释了其临床表现、患病的过程，并用普通人性的常识向患者指出她生活中的积极方面，特别是女儿孝顺、女婿对人好、孙子可爱等等。患者能够专注地听治疗师说话。治疗师对患者的问题进行深度的理解和解释而表现出的共情，使患者感到有价值并初步体会到了治疗的意义。治疗师还通过似乎不经意的方式传达出自己的专业职称、学术背景，并且已成功地帮助了一些同样的患者等信息，从而使患者相信这个治疗师对自己是合适的、有效的，愿意接受心理治疗，表示愿意下周再来复诊。

第二周，患者在丈夫的陪同下如约前来。自述饮食、睡眠进一步好转，能够从事一些简单家务，比如蒸饭、倒垃圾等。从患者走路姿势、面部表情、目光神态、言语表达等方面可以看出患者抑郁症状已有所减轻，且求治愿望增强。治疗师认为良好的心理治疗关系已经建立起来，遂向患者简单介绍几种常用心理治疗方法以及 ACBT 的原理和治疗措施并推荐 ACBT。患者表示愿意尝试 ACBT。治疗师将 ACBT 的治疗原理、要求及过程通俗易懂地向患者作了介绍。再次肯定患者生活中的积极方面，特别表示患者来看病还有丈夫"保驾护航"真是令人羡慕。继续药物治疗（帕罗西汀 40 mg/d，2 周），预约下周复诊。

第三周，患者未如约前来复诊。

第四周，患者在女儿陪同下来到心理门诊，称上周因家在外地的妹妹过生日，自己去祝贺而未能前来就诊，不断自责自己的失约。治疗师表达了体谅和关切，并对其与妹妹的感情进行了积极关注和解释，进一步激起其对生活的愿望和信心。患者一直坚持服药，未进行 ACBT 的练习。自述没有以前那么悲观绝望了，但还是对很多事情提不起兴趣。治疗师再次耐心地向患者解释心理治疗对抑郁症的有效性，并再次阐述了 ACBT 的治疗原理、要求及过程，同时鼓励女儿协助母亲完成家庭作业。药物治疗方案不变（帕罗西汀 40 mg/d，2 周）。

第五周，患者在其丈夫的陪伴下按时来到心理门诊，表示睡眠已经不存在问题，并带来了填写好的 ACBT 治疗表。从治疗表中发现患者在许多时间里仍有情绪低落，并且心境评分多在 4~7 分之间，偶尔为 1~2 分，填写其自动思维有："我真没用"、"我什么事都不想做"、"我什么事都做不好"、"我不能帮女儿带孩子，我太没用了"等等。治疗师用了较长的时间分析了其自动思维所代表的不合理性信念，并引导其回想自己曾有过的愉快体验，探索发现其情绪较好的时候主要是与小孙子在一起的时候。治疗师鼓励其多与小孙子在一起，并继续探索其他可使自己情绪好转的行为。

第六周，患者独自来到心理门诊，带来了新填写好的 ACBT 治疗表。从表中看出患者情绪低落时间有所减少，情绪好的时候主要是逗弄小孙子的时候。还有一次在邻居的强烈要求下去参加了一个活动，活动中大家对其表达了关注，都说她有福气，女儿孝顺，她觉得当时心情大好，还和大家一起唱了歌。回到家后还是常常会陷入"我什么事都做不好，我没有用"等等想法中。想过一次不如死了算了，但还是留恋家人，没有采取行动。

第七周，患者独自就诊，ACBT 表格填写较好。自己探索出参加集体活动、独自唱歌、逗弄小孙子这几件事可以使其情绪好。治疗师与其探讨进一步治疗问题，患者对于药物的作用很肯定，也不否认 ACBT 的作用。药物治疗方案不变（帕罗西汀 40 mg/d，4 周）。

第十一周，患者在女儿陪同下就诊，主动与在场的医护人员打招呼，自诉感觉好多了，觉得活着还是有点儿意思，毕竟女儿孝顺，虽然下岗了，生活还是不成问题，就是怕生大病。女儿也证实了母亲的说法。患者 ACBT 记录不是很完整，主要体现出做家务还是怕做不好，产生自己没用的想法。每周去参加集体活动，大家一起唱歌的时候感觉最好。治疗师及时地鼓励患者，强调治疗是一个长期、艰苦的过程，同时，建议药物减量为一半（帕罗西汀 20 mg/d，8 周）。患者感到 ACBT 的方法还是可以帮助到自己，愿意按照 ACBT 的治疗程序进行下去。

第十九周，患者自己前来，带来了 ACBT 记录，记得比较简略，反映出每周一次参加集体活动是其最期待的事，每天都带小孙子玩，做家务，时不时还是会情绪不好，冒出自己没用的想法。治疗师和患者详细探讨其生活的方方面面，指导其防止抑郁症的复发。药物治疗减量为一半（帕罗西汀 20 mg/2d，16 周）。约定患者继续应用 ACBT，16 周后复诊。

第三十二周，未到预约时间，患者在丈夫陪同下前来，述前一天听闻自己的大姐去世，心里很难过，未睡好觉。大姐比自己大得多，小时候对自己非常照顾，想起来就心酸流泪。治疗师对其进行了支持性心理治疗。未另行开药。

第三十五周，患者独自前来，带来了ACBT表格，反映出大姐的去世对患者的情绪产生了较大的影响，但在家人、集体活动的伙伴的陪伴开导下，自己仍然坚持用积极的想法和行为去应对。由于其抑郁症为复发型，治疗师建议其在继续巩固积极想法和行为的同时，继续维持药物治疗半年（帕罗西汀20 mg/2d，28周）。

其后两年内患者未再来就诊。治疗师电话回访，患者称自己每天带小孙子，买菜煮饭做家务，每周还要去参加集体活动（唱歌、读书、讨论），自己还成了小组长。"我已经好了，觉得没必要再上医院看。你们医生太好了，还打电话来关心我，谢谢你哟！"

（三）案例二

1. 基本情况

患者，李某某，女，22岁，大学三年级学生。主诉半年来经常情绪低落，经常有无助感，自怨自责，并有活着太累、想解脱、自杀等消极念头出现。言语及日常活动量明显减少，兴趣缺乏，什么课外活动都不想参加。觉得该学习，也想学好，每天坚持上自习，但注意力总是无法集中，学习效率极低，有两门课不及格，英语四级和计算机二级也没有考过。有明显睡眠障碍，主要是早醒，有时入睡困难。曾到医院就诊，诊断为抑郁症，医生开了药，但自己担心药物的副作用，并未服药。不认为自己有什么身体上的疾病。既往史、个人史、家族史无特殊发现。根据CCMD-3临床诊断为轻度抑郁症。

2. 治疗过程

由于患者对药物治疗抵触，求治动机强烈，文化水平较高，全过程使用ACBT，效果良好。

第一次：初诊会谈。

在收集信息、呈现问题的过程中，治疗师采用耐心倾听、支持理解等方法与患者建立良好的治疗关系，消除患者的不良情绪。通过对患者情况的整体分析，特别是对其状况的积极解释和对其生活中积极方面的关注，使其处于接受治疗的最佳心理状态，并树立战胜抑郁的勇气及增强生活信心。向患者简要说明了ACBT治疗的目的、意义、效果，重点讲述了ACBT记录表的使用方法。约定患者连续进行六次治疗，每周一次，每次一小时。

第二次至第五次：患者每周准时前来就诊，ACBT作业完成认真仔细，记录详细。治疗师和患者一起对患者的重要家人、家庭背景及生活状况等进行深入探讨，帮助患者深入分析个人问题的实质与根源，坚持无条件积极关注和关注积极面，使患者正视面临的问题，转变生活态度，树立生活信心，并培养健康的生活方式。在探索过程中，患者发现自己不良情绪的根源在于自己从小以读书为主，很少顾及其他方面的培养，因为成绩优秀，老师同学比较喜欢，自己也很有信心。到大学后，课外活动多，参加各种竞选总以失败告终，就想以成绩取胜。没想到成绩也不再是最好的，拼命想学好，反倒学不进去，思想不能集中，自怨自责，感到对不起父母，对不起以前的老师，经常处于抑郁情绪中。在ACBT的记录探索过程中，自己也发现了一些优点，不再只拿自己不如人的地方与人比。通过探索还发现，与好朋友一起学习比自己一个人学习效果好，效率高，也比较不容易陷入抑郁情绪中。

第六次时，患者自我感觉已较好，但还是希望能得到治疗师的帮助，对自己独自面对生活没有足够的信心。约定如无特殊情况，一个月后再复诊。

第七次，一个月后就诊，患者的ACBT记录较以前少一些，情绪低落的情况虽时有发生，但情绪一直较好。患者看了一些课外书，发现看课外书也能使自己保持良好情绪，并且带了一本书来推荐给治疗师。患者自述学习效率较以前高了，基本不再失眠。治疗师未再与其约定复诊时间，但嘱其觉得必要随时可前来就诊。

第八次，一个多月后，患者前来就诊。自诉情绪一直较好，每天学习很忙，未再做ACBT记录。现在邻近期末，有点儿担心考试会再不及格。治疗师与其一起就其担心的问题用ACBT记录表形式进行了最近两天状况的回顾性分析，继续强调了关注积极面，并就日常复习考试的时间安排和生活起居等进行了较为详细的讨论。

第九次，三个多月后，患者路遇治疗师，积极跑过来招呼，满面微笑，述称自己完全好了，生活再次充满阳光。

三、ACBT对心境障碍具体案例治疗效果分析

近二十年来，随着对抑郁症病因学和病理学研究的进展，逐步确立了药物治疗的主导地位。但由于抑郁症的确切发病机制仍然没有完全明确，针对病因进行治疗有一定的难度。因此，临床上对抑郁症的处理越来越趋于药物与心理治疗的综合应用[1]。

目前我国关于心境障碍的研究与西方发达国家相比还存在一定的差距，同时，单纯的药物治疗，即使减少了抑郁症状，但功能失调性认识仍在相当程度上存在。药物治疗与情感认知治疗相结合，临床证实疗效较好[2]。

目前认为抑郁障碍的心理治疗可以达到这样几个目的：①减轻和缓解症状；②恢复正常的社会功能；③预防复发；④改善对服药的依从性；⑤矫正因抑郁症状发作所产生的继发后果（如婚姻不睦、自卑等）。

在临床上，ACBT主要用于心境障碍中的抑郁障碍治疗。上述两例均为运用ACBT治疗成功的典型案例，可以看出治疗效果都比较理想。在我们的临床实践中，抑郁障碍患者单纯使用药物治疗，对抑郁症状的缓解也是比较理想的，所以国际国内药物治疗应用十分广泛，但容易复发，第一个案例有复发史。

上两例中的患者，一个是中专文化，一个是本科学生，领悟能力都较强。一个有强烈的求治欲望，一个有良好的家庭支持协助了患者求治欲望的培养，她们对心理治疗都能接受，能够与治疗师建立良好的治疗关系，这些都是患者能够康复的有利条件。具体分析，治疗取得成功，还与下述几方面有关。

首先，治疗师注重与患者建立良好的治疗关系，在治疗过程中，治疗师始终拥有足够的耐心，循序渐进，逐步深入地和患者一起探讨，对患者给了无条件的积极关注和关注积极方面，赢得了患者的信任。

其次，用了足够的时间、足够的理由让患者接受心理治疗、相信心理治疗的有效性。案例一的患者求治动机不强，治疗师并未急切地使用ACBT的具体记录表格，而是一再强调患者生活中的积极方面，鼓励患者的生活热情和信心，到第三次治疗时才提到。在患者

---

[1] 王玉峰，卫永霞. 抑郁症的心理治疗. 中国民康医学，2009（21）：911-912.
[2] 魏智慧，等. 国内心境障碍研究思路探讨. 陕西中医学院学报，2007，30（4）：3-5.

没有按时复诊，没有进行 ACBT 记录时，治疗师没有任何的责备和不满，依然无条件地关心患者，耐心细致地再说明和解释，并且具体指导。案例二的患者本身不愿意服药，而且是经信任的人推荐来就诊的，所以接受 ACBT 较快。

再者，在具体的运用 ACBT 进行治疗的过程中，具有相当的灵活性。在保证患者都有对于情绪状况的记录和思维、行为的探索的情况下，对于家庭主妇和大学生的要求是不同的，大学生侧重思考（抑郁情绪产生的原因分析），家庭主妇主要探索并强化自己的有效行为（参加集体活动、逗弄小孙子等）。

最后，治疗的有效还在于，通过具体可感的形式让她们看到自己的不断进步，并完成其治疗过程。ACBT 对积极性的强调有别于一般的认知行为治疗，更能够唤起患者积极的情绪体验。ACBT 对思维和行为的强调又有别于来访者中心疗法，患者的行为及其对行为结果的体验逐步形成了患者对自身价值感的体验和承认，从而看到希望、看到价值、看到有助，不再自责，不再自罪，不再自杀，伴随症状也随之消失。

四、ACBT 治疗心境障碍（主要是抑郁症）的过程中值得注意的问题

1. 诊断要准确，问题要做积极取向

全面仔细分析患者情况，对疾病的性质和程度要做出准确判断，特别要注意患者具有的积极方面。

ICD-10 中满足"抑郁发作"诊断标准所需的症状如下[1]：

A. 抑郁心境、丧失兴趣和愉快感、精力下降和活动减少。

B. 注意力下降、自尊和自信心降低、罪恶观念和无价值观念、悲观想法、自伤观念、睡眠障碍、食欲下降。

轻度抑郁发作：至少具备 A 和 B 中各两项。

中度抑郁发作：至少具备 A 中的两项和 B 中的三项。

重度抑郁发作：具备 A 中的所有三项和 B 中的至少四项。

症状的严重程度和功能受损程度也用于指导分类。

一般来说，患者具有夸大自己症状及其严重程度的倾向，以偏概全，过度概括化。比如说"我从来就没有高兴过"，"丈夫从来不关心我"，"我一个朋友都没有"，"我完全是孤独无助的"，"我一点儿用都没有"等等。这就需要医生使用具体化的策略不断提问，搞清楚患者的真实状况。

医生，特别是临床各科医生，多只关注患者症状的倾向。问症状，做辅助检查，开处方，已经成了大多数医生的思维和行为模式，能够注意去问患者积极方面情况的医生是少数。作为心理治疗师不能如此行事。心理治疗前要通过多方了解病史，全面了解患者存在的问题，其关键是什么，问题如何发生发展，问题的来龙去脉，生活环境，应对方式，社会支持和有关想法，对每例患者做出全面评估，特别是对患者生活中的积极方面要加以强调，而且无论如何强调都不为过。

2. 运用 ACBT 要有灵活性，针对不同患者和患者的不同情况不断调整

在 ACBT 的具体治疗应用上，总体上要给患者讲解抑郁症发病的常识性知识，按照病

---

[1] 孙学礼. 精神病学. 北京：高等教育出版社，2008.

情恢复情况鼓励患者疏泄情感，鼓励患者对病因、对病后内心体验、对症状进行探索，用积极思维代替不合理思维，采取有效的行动来对抗抑郁情绪等。同样重要的是，还要根据每个患者的不同情况，有针对性地进行咨询和治疗。对于文化程度较高的、年轻的患者，要着重对思维的调整；对年龄较大的、文化程度较低的患者，不善于思辨的患者，要着重对行为的训练。

3. 全程化无条件积极关注和关注积极

进行 ACBT 治疗，积极是一个非常重要的观念，它包含对问题作积极取向的解释，还包括关注患者的积极方面。这一理念不但要贯彻在初期建立关系、诊断评估的时候，而且要在整个治疗过程中有所体现；不仅要在治疗师与患者面对面探讨的过程中体现，而且要在患者的日常生活中体现。体现的方式主要是选择积极思维和行为进行强化。

4. 治疗过程中要争取患者家属、朋友、同学、同事等的关心与支持

社会支持对心理健康的作用已得到广泛研究。良好的医患关系本身也是一种良好的社会支持。社会支持作为一种信息，有助于个体认识到自己被关怀、被爱，具有自尊、价值感和归属感。

5. 其他

如良好治疗关系的建立，核心观念的探讨，积极行为的选择，效能和依赖等问题同样需要引起治疗师的重视。可参见本章第一节的相关叙述。

（杨贵英）

第三节　ACBT 对创伤后应激障碍的应用

一、创伤后应激障碍的本质及特点

（一）创伤后应激障碍（posttraumatic stress disorder，PTSD）

PTSD 是指突发性、威胁性或灾难性生活事件（如天灾人祸，战争，目睹他人惨死，深受酷刑，成为恐怖活动、强奸或其他犯罪活动的受害者）导致个体延迟出现和长期持续存在的精神障碍。其压力源必须是极度的、突然的，且给当事人造成了强有力的反应（经历到强烈的害怕、无助、惊恐）。换言之，PTSD 是指个体在暴露于无法承受的创伤事件后，形成了与创伤有关的插入性思维和记忆，持续性逃避创伤相关刺激，并表现出持续增长的警觉状态[1]。也就是说，PTSD 是一种经历创伤事件后的心理失衡过程，而干预是恢复创伤前的心理平衡状态。

一般说来，不同的人群或个体，不同应激事件所致 PTSD 的患病危险性亦不相同。有研究表明，交通事故后，无论受伤与否，约 25% 的儿童会患 PTSD，且缺乏父母关爱的青少年更易罹患本病。幼年期遭受过躯体或性虐待的儿童，10%～55% 成年后会患 PTSD，50%～75% 患儿 PTSD 症状会一直延续到成年。青少年罪犯中，PTSD 的患病率是普通青

---

[1] American Psychiatric Association. Diagnostic and Statistical Manual of Mental Disorders. 4th edition. Washington DC: American Psychiatric Association, 1994: 424-429.

少年的4倍,其中,女性是男性的2倍[1]。Brimes对8名空难幸存者的研究发现,按DSM-Ⅳ诊断标准,创伤后一周有4名患急性应激障碍,一个月后3名患PTSD,且2名同患抑郁障碍[2]。另一项对海湾战争的3 000名住院士兵研究发现,有13%的士兵患有PTSD[3]。Goenjian等调查了1988年美国斯巴达克地区地震后的582名受灾者,74%患PTSD,22%患抑郁障碍[4]。Conlon等研究40名交通事故后有轻微外伤的住院患者,一周后约75%的患者主诉有强烈的精神痛苦,3个月后19%诊断为PTSD,时点患病率为9%。著者同时指出,交通事故后患者的早期精神痛苦严重程度、老龄、外伤严重程度等是PTSD患病的主要影响因素[5]。

(二) 创伤后应激障碍发生的危险因素

PTSD发生的危险因素包括:有精神疾病的家族史和(或)既往史,早期或童年存在严重心理创伤,某些易感人格特质,持续或叠加的生活事件,社会支持系统不良及躯体健康状况欠佳等。此外,儿童与老人为易感人群。当然,学者们对于唐山地震三十年后,已经患创伤后应激障碍人群的研究也发现,患PTSD的孤儿组SAS、SDS、SCL-90总分高于PTSD非孤儿组[6]。同时,也有学者认为,人群在经历创伤性事件后的出现PTSD的概率高低受到三个显著人格特征的影响,它们是负性情绪性(negative emotionality,NEM)、正性情绪性(positive emotionality,PEM)和约束/抑制(constraint/inhibition,CON)。主要结论是认为高NEM是创伤暴露后PTSD发生和病程迁延的非常重要的危险因素。NEM是PTSD第一位的人格特征危险因素,是创伤暴露后发展为PTSD的直接弱点。而低PEM和低CON作为调节因素影响创伤后反应的形式和表达,特别是与高NEM共同存在时[7]。

(三) 病史特点

①心理创伤:在近6个月内,遭遇过威胁性或灾难性心理创伤,并非一般性的生活事件(如辍学、离婚、失去工作、可预期的死亡等),本次的精神障碍明显与精神创伤有关。②起病特点及病程:精神障碍常延迟发生,在遭受创伤后数日甚至数月后才出现,病程可长达数年。③少数患者因有人格缺陷或有神经症病史等附加因素,降低了对应激源的应对能力或加重疾病过程。

---

[1] Lamberg L. Psychiatrists explore legacy of traumatic stress in early life. JAMA, 2001, 286 (5): 523-526.

[2] Birmes P, Ducasse JL, Warner BA, et. al. Trauma, traumatic stress and depression following an airline catastrophy. Can J Psychiatry, 2000, 45 (10): 932-934.

[3] Roger G, Leigh AN. Post-traumatic stress disorder following military combat or peace keeping. BMJ, 2002, 324 (7337): 340-342.

[4] Goenjian A, Roca V, Freeman TW. A mental health relief programme in Armenia after the 1988 earthquake: Imples mentation and clinical observations. Br J Psychiatry, 1993, 163: 230-239.

[5] Conlon L, Fahy TJ, Conroy R. PTSD in ambulant RTA victims: a randomized controlled trial of debriefing. J Psychosom Res, 1999, 46 (1): 37-44.

[6] 张本,张凤阁,王丽萍,等. 30年后唐山地震所致孤儿创伤后应激障碍现患率调查. 中国心理卫生杂志,2008,22 (6):469-473.

[7] 侯彩兰,李凌江. 创伤后应激障碍和人格特征的关系. 中国心理卫生杂志,2005,20 (4):256-258.

PTSD 是自然灾害后常见的心理障碍。据美国精神病协会（American Psychiatry Association，APA）统计，美国 PTSD 的人群总体患病率为 1%～14%，平均为 8%，女性约是男性的 2 倍。同时 PTSD 患者的自杀危险性亦高于普通人群，高达 19%[1]。

在自然灾害导致的 PTSD 中，David 等报道 1922 年安德鲁（Andrew）飓风 6～12 个月后，51% 的受害者符合某种精神障碍的诊断标准，36% 为 PTSD；在印尼海啸后，有 30% 的人符合创伤后激障碍的诊断标准；国内，汪向东等对经历张北尚义地震灾民进行临床检查，结果地震后 3 个月内 PTSD 的发生率为 18.1%[2]。

创伤后应激障碍的治疗有一定难度，但大多数患者可痊愈，有极少量患者的病情持续多年，或转变为持久的人格改变，在周年纪念日时有较高的波动和复发概率[3]。

（四）创伤后应激障碍的症状体征

1. 感知觉过程

反复闯入性地痛苦回忆或梦到这些事件，对此创伤伴有的刺激作持久的回避，持续的警觉性增高，对一般事物的反应显得麻木（在创伤前不存在这种情况），反复发生触景生情的精神痛苦，入睡困难或睡眠不深、易激惹、注意力集中困难、极端的恐怖反应等。

PTSD 的核心症状如下：

（1）反复出现的创伤体验：情境再现，也称回闪（flashbacks）、噩梦（nightmares）、回想到创伤性事件时易引发过大的情绪和生理反应。

（2）回避和情绪木讷：回避与创伤性事件有关的活动、地点、思想、感觉；兴趣丧失、对外界反应冷漠、感觉和他人疏远了起来。

（3）警觉性增高：很难入睡、注意力难以集中、易激惹、过度警觉、惊吓反应强烈。

2. 情感过程

应激性障碍的情感反应主要有焦虑、抑郁、情绪不稳定，可能出现激情状态及自杀倾向等。

3. 认知过程

对自己的幸存感到内疚、对创伤性事件进行否认或经历选择性遗忘、对未来丧失信心等。这些认知问题可以是困扰患者的核心问题，会导致患者病情迁延、自杀，应予以关注。

4. 意志行为过程

患者可能会出现对与刺激相似或有关情境的回避；与人疏远、兴趣范围变窄甚至丧失兴趣。多数患者会逐渐发现和找到一些能暂时缓解痛苦的方法，如转移注意力、借酒消愁等。

由此，很多人会发现，仅仅依据 PTSD 发生后的症状、体征，而不追溯病史，很可能将 PTSD 与人格障碍相混淆。

（五）创伤后应激障碍与人格障碍

人格障碍（personality disorder）是指人格特征明显偏离正常，使个体形成了根深蒂

---

[1] 秦虹云，季建林. PTSD 及其危机干预. 中国心理卫生杂志，2003，17（9）.
[2] 王玉玲，姜丽萍. 灾害事件对人群的心理行为影响及其干预研究进展. 护理研究，2007（12）.
[3] 杨甫德. 创伤后应激障碍的特点及处理. 中国社区医师，2007（15）.

固和持久的认知、情感和行为模式——这种人格模式顽固而难于改变、不适应环境或反社会,并导致个体社会或职业功能明显损害或主观上的痛苦*。从临床医学的角度看,人格障碍的病因不明,通常形成于 18 岁前,病理机制不清楚,临床表现不过是一种独特的生活模式,对其难于进行明确诊断和有效治疗。因此,我们认为(从纯医学的角度看)它并不构成一个完整的疾病单元。本质上,人格障碍无非就是一个或多个人格特征的显著增强或变异。在许多案例中,人格障碍的患者不会主动寻求心理治疗,除非他(她)被其亲人或法庭强制。

诊断创伤后应激障碍可以根据 CCMD-3 的诊断标准,包括以下项目:

(1) 遭受对每个人来说都是异乎寻常的创伤性事件或处境。

(2) 反复重现创伤性体验(病理性重现),并至少有下列 1 项:①不由自主地回想创伤经历;②反复出现有创伤性内容的噩梦;③反复发生错觉、幻觉;④反复发生触景生情的精神痛苦,如目睹死者遗物、旧地重游,或死者周年忌日等情况下会感到异常痛苦和产生明显的生理反应,如心悸、出汗、面色苍白等。

(3) 持续的警觉性增高,至少有下列 1 项:①入睡困难或睡眠不深;②情绪烦躁,容易发怒;③注意集中困难;④过分地担惊受怕。

(4) 对与刺激相似或有关的情境的回避,至少有下列 2 项:①极力不想有关创伤性经历的人与事;②避免参加能引起痛苦回忆的活动,或避免到会引起痛苦回忆的地方;③不愿与人交往,对亲人变得冷淡;④兴趣爱好范围变窄,但对与创伤经历无关的某些活动仍有兴趣;⑤选择性遗忘;⑥对未来失去希望和信心。

创伤后应激障碍的诊断也应该排除情感性精神障碍、其他应激障碍、神经症、躯体形式障碍等:

(1) 情感性精神障碍:主要是与抑郁症鉴别,虽然应激性障碍在情绪上主要以焦虑和抑郁为主,抑郁症也可在生活事件后发生,且主要也有兴趣下降、不与他人接触、感到前途渺茫等。但抑郁症随着病情的发展明显超出生活事件本身,明显泛化,且抑郁症还存在着一些如晨重夕轻、明显的悲观消极、消瘦等特征性症状,不存在与创伤性事件相关联的闯入性回忆和梦境,也没有针对特定主题或场合的回避,病程一般较长等。

(2) 其他应激障碍:急性应激障碍与创伤后应激障碍的主要区别在于起病时间和病程,急性应激障碍起病一般紧接着事件之后,病程一般短于 4 周。若症状持续超过 4 周,应将诊断更改为创伤后应激障碍。

(3) 神经症:恐惧症、焦虑症等也同样存在着焦虑、回避及明显的自主神经系统症状,也可能在一定的生活事件后发生,但在生活事件的强度、症状表现等方面与创伤后应激障碍存在着较大区别。

(4) 躯体形式障碍:躯体形式障碍是以存在躯体症状的先验观念,反复求医,忽略或否认心理、社会因素存在和作用为特征的一种神经症,但在生活事件的强度、症状表现等方面与创伤后应激障碍仍存在着较大区别。

必须注意,创伤后应激障碍诊断不宜过宽。必须有证据表明其发生在极严重的创伤性

---

* 人格障碍患者也可能没有主观上的痛苦,但其行为却让其他人感到痛苦,典型的就是反社会人格障碍。

事件后的6个月内，具有典型的临床表现，或者没有其他适宜诊断（如焦虑症、强迫症，或抑郁症等）可供选择，但事件与起病的间隔超过6个月，症状表现典型，亦可诊断。

二、ACBT对具体案例治疗过程介绍

创伤后应激障碍的治疗原则重点是帮助患者提高应对技巧和能力，发现和认识其拥有的应对资源以缓解症状、减少共病、阻止迁延，尽早恢复心身健康。基本原则是心理治疗为主，药物治疗为辅。创伤后应激障碍的病情易反复迁延，心理治疗更是涉及几乎所有的治疗方法。

（一）创伤后应激障碍的经典心理治疗方法

1. 暴露疗法

是指让患者暴露于引起焦虑或恐惧的情境之下，使之逐渐耐受并最终适应该情境的一类治疗方法。主要分为两类：一类是快速暴露法，又称满灌疗法，就是把患者发生恐怖反应的某事物或某刺激在其面前再次反复呈现，使患者对此事物或刺激的恐怖反应逐渐消退。由于引起恐惧的刺激或情境反复呈现，使恐怖反应在短期内由高度紧张而渐趋消退，从而短期内使疾病治好。但很多患者会因为体验到很大的精神紧张与痛苦而不愿意或中途放弃这种疗法。所以在治疗开始前必须要做好充分的解释工作，并在患者精神紧张与痛苦时，教会他（她）如何进行松弛，使之消除紧张，这样才能使冲击疗法收到佳效。另一类是缓慢暴露法，即系统脱敏法，它是治疗恐怖症和强迫症等神经症最常用的行为疗法，其治疗方式是使用与应激有关的诱发刺激（如商场、公共车辆、会场等），通过有步骤地反复暴露取得适应来消除患者的应激反应，比第一类快速暴露法要温和得多。系统脱敏一般是在行为分析的基础上，根据患者对事物焦虑反应的不同程度，设计焦虑等级表，然后让患者处于放松或自信体验条件下逐级想象恐怖情境。治疗时从能引起个体较低程度的焦虑或恐怖的刺激物开始治疗。一旦某一刺激不会再引起来访者焦虑或恐怖的反应时，治疗者便可向处于放松状态的来访者呈现另一个比前一刺激略强一点的刺激。如果一个刺激所引起的焦虑或恐怖状态在来访者所能忍受的范围内，经多次反复的呈现，来访者便不会对该刺激感到焦虑或恐惧了[1]。

暴露疗法是治疗应激障碍的有效方法，能够弥补药物治疗的效果短和无法进行认知重建的不足，减少创伤性应激障碍患者的复发，有助于创伤后应激障碍患者的心理康复和回归社会。

2. 认知行为治疗

有一句名言是："人们并非因为某些事物本身，而是因为他们对这些事情的看法所困扰"。这句话表达了认知行为疗法的核心思想。认知行为疗法的创始人艾利斯认为：情绪是认知的产物，心理障碍最主要的原因来源于错误的思维方式，即非理性的思维。比如觉得一个人要有价值，就必须很有能力，在各方面有所建树；一个人是坏的，就必须受到最严厉的惩罚；人的不幸绝对是外界形成的，人无法控制自己的悲伤、忧愁和不安；一个人过去的历史对现在的行为起着决定性的作用等等，这些人的观念中充满了很多的"必须"、"一定"。正是这些"必须"和"一定"造成了情绪上的困扰。而认知行为治疗的主要目的

---

[1] 钱铭怡. 心理咨询与心理治疗. 北京大学出版社, 2003.

就是批判这些非理性思维，帮助患者认识到困扰自己情绪的思维的不合理性，建立正确的理性思维。

在PTSD的认知行为治疗中，主要是挑战患者的两种不合理信念，包括被过高估计的可能性和灾难化思维。帮助其认识到虽然经历过一次创伤性经历，但这并不意味着这样的事件会无征兆地反复出现，事情的发生都有其必然的条件和规律，我们只要把握事件发生的相关条件和规律并学会有效的应对措施就能有效避免和预防该事件的发生给我们带来的伤害；其次即使灾难性事件发生，也并不意味着一切会被摧毁，一切变得毫无希望，你已经历过那种可怕场面现在不也好好地活了下来吗？我们总能从中吸取相关经验获取人生的感悟并依然顽强生活下去。

认知行为治疗的要点有三：第一，向当事人说明心理问题的来源是非理性思维，当事人学会区分理性和非理性的观点，促使当事人向非理性思维挑战；第二，向当事人说明造成痛苦的根本原因在于自己，在于不断重复的自我挫败观念，如果患者难以自拔，则必须帮助患者理出头绪，打破恶性循环。第三，简单否定非理性思维并不足以消除它，还必须促使患者发展理性的人生哲学。

在认知行为治疗中，治疗者扮演着一个有说服力的指导者。治疗者应当客观地、毫不犹豫地发表自己的意见，必要时与患者针锋相对。患者则扮演着一个学生的角色，学习用理性思维分析和解决问题，学会用理性来支配自己的情感。

3. 眼动脱敏再加工疗法（eye movement desensitization and reprocessing, EMDR）

眼动脱敏再加工疗法由 Francine Shapiro 于1987年创立，是针对PTSD应用心理治疗的首创方法之一。在国际创伤压力（trauma stress）研究学会当前的指导方针中，已指定EMDR为创伤后应激障碍的有效治疗方法（Chemtob, Tolin, van der Kolk & Pitman, 2000）。北爱尔兰和以色列的卫生部门也表示EMDR是用以治疗创伤者的首选之一。最近，美国精神病学协会的临床指南（2004）也把EMDR列为其中一种最有效的方法。

治疗手段为：首先来访者向治疗师讲述创伤性经验，治疗师向来访者问适当问题以确定了解创伤事件的细节。等来访者心境平静后开始在治疗师的引导下回忆再现创伤画面，充分体验事件带来的情绪情感和生理感受，在此过程中来访者眼睛要跟随眼前治疗师的手指而移动，在创伤经历再次重新感受后要求来访者回忆或想象积极经验或进行积极的自我陈述，这期间也要追随治疗师的手指而转动眼球。眼球的移动可以是随着治疗师手指左右移动也可以是上下移动。该治疗方法能帮助患者迅速降低焦虑，并且诱导积极情感、唤起患者对内的洞察、观念转变和行为改变以及加强内部资源，使患者能够达到理想的行为和人际关系改变。

虽然EMDR疗法的机制尚未完全明朗，并继续在研究之中，但基本上可能和增进左右大脑之间的神经顺畅运作及沟通有关。根据研究，创伤记忆和负面资讯常被储存，凝滞在大脑右半球的身体知觉区，使大脑本身的调适功能和健康的神经传导受到阻碍，因此造成了想法上的执着和知觉、情绪上的不适。在这样的情形下，让双眼的眼球有规律地移动，可以加速脑内神经传导活动和认知处理的速度，使阻滞的不幸记忆动摇，让正常的神经活动畅通[1]。

虽然对照研究主要集中于 PTSD 患者，但一些学者发现 EMDR 对于其他临床类型亦有效。有关 EMDR 治疗其他障碍的病例报告有：人格障碍、分离障碍、各种焦虑障碍、躯体形式障碍。然而仍需严格的对照研究评价 EMDR 对这些障碍的疗效。

该治疗方法中有一点非常关键，来访者对哀伤画面必须有一个非常强烈的视觉画面，且当时伴有强烈的情感反应，因为 EMDR 主要是通过视觉通道来把冻结在大脑中的记忆释放出来的。而且 EMDR 只能将一次哀伤画面从大脑中释放，将对应的消极情绪减弱，但是如果以后再次发生类似或不同性质的哀伤事件，来访者可能还是会受到创伤，还需要再次做 EMDR[2]。也就是说 EMDR 就像感冒时吃的感冒药，可以把你感冒的症状减轻，快点好起来，但不能增强你的体质。

当然，其他治疗技术还包括采用药物治疗、宗教信仰干预等，都可能是行之有效的方法，我们不再讨论。

（二）ACBT 治疗创伤后应激障碍

1. 基本情况

患者，周某，女，22 岁，大学三年级学生，四川北川人。主诉半年来经常情绪低落，精神恍惚。"五一二"地震后，来访者通过电话了解到家乡情况，了解到家人平安，家中财物有损失，以前的同学、老师和朋友中许多人不幸遇难，其后便时常想起地震中遇难的同学、老师等，虽然没有哭泣，学习和学生干部工作也并没有受到太大影响，但是觉得每天大脑空空，自述如"行尸走肉"。言语及日常活动量明显减少，饮食减少，体重有明显减轻。睡眠情况尚可，没有明显改变。因周围同学好友强烈建议，来访者来到心理门诊求诊，既往史、个人史无特殊，家族史无精神疾病患者，来访者本人也未有重大精神疾病史。分析上述情况，有明显的刺激事件作为诱因，应激症状不甚典型，有明显的回避和情绪木讷，可以诊断来访者为创伤后应激障碍。

2. 治疗过程

采用 ACBT 治疗。

第一次：初诊会谈。

通过来访者问题讲述、咨询师倾听等，充分采集来访者个人信息，把握问题；采取支持理解等方法与来访者建立稳固、信任的良好咨询治疗关系。来访者并不认为自己有太大问题，跟咨询师也提到能正确认识地震这种自然灾害，并且提到过自己对生命的认识。咨询师认为来访者对于生命的认识虽然没有大的偏差，但是仅仅停留在来访者的口头上，没有真正成为来访者的行动指导，地震和地震造成的影响仍然是来访者最大的心理创伤。而来访者不这样认为，也造成了她主动寻求心理帮助的动机不强，最终是接受周围朋友、同学的建议，来到心理门诊求诊，所以咨询师将重点放在了来访者对自身问题的认知调整上。来访者回忆近半年来，自己身上发生的改变，兴趣爱好活动的减少，饮食变化等，让

---

[1] 范红霞，王援朝. EMDR 心理治疗——治疗抑郁与创伤的新方法. 中国临床心理学杂志，1996（2）.

[2] 卡尔-亨兹·贝瑟. 德国联邦国防军士兵中的创伤后应激障碍. 解放军医学杂志，2007，35（5）.

患者逐渐意识到自己出现了心理问题,并且没有自行恢复,需要进行正规的心理咨询与治疗。咨询师在和来访者达成治疗共识后,向来访者简要说明了 ACBT 治疗的目的、意义、效果,重点讲述了 ACBT 记录表的使用方法,与来访者约定了下次治疗的时间,并要求下次前来时把 ACBT 记录本带来,以便确认来访者正确理解了咨询师的意思,领会了 ACBT 治疗的方法。

第二次和第四次:患者能保证按时前来就诊,在心理咨询师的督促下,ACBT 作业能比较认真仔细地完成,记录较详细。

通过进一步访谈,咨询师了解到来访者家庭条件一般,父母为普通工人,为独生女,父母一直比较重视女儿的教育,因其读书自觉,考试成绩比较优秀,受到老师同学喜爱。除认为高考失利进入现在所在高校就读以外,来访者自认为成长过程中没有受到过重大挫折。来访者在发生灾害性急性应激事件以前,对自身发展满意,爱好广泛,人际关系较协调,进入大学学习后担任了学生干部职务,在半年前经常参加学校社团活动,近半年来有明显减少。

心理咨询师根据之前与来访者的交流,与来访者共同设置了 ACBT 治疗项目中的各个项目,以及摘录了两项来访者的记录,见表 4-1。

表 4-1 ACBT 治疗表格一例

时间	地点	出现的状况	对心境的自评分	解决的对策	心理咨询师指导记录
2008年11月5日	食堂	不想和同学说话,只想自己安静吃饭	1分	就眼前能找到的事物和朋友进行交流	
2008年11月6日	学生会会议室	学生干部会议时,不想发言	0分	仔细倾听其他人的观点,仅尝试根据他人谈话发表意见	
……					

说明:表中"对心境的自评分"是请来访者按照当时自觉心境的好坏,以 0 分为极差,以 10 分为极佳,5 分为中等进行主观的量化评分过程。

咨询师帮助来访者明确了进行 ACBT 治疗的各个要素,也意识到自己需要重视自身的问题,最困难的一个问题是来访者无法将某一具体行为视作"不正常",而是必须时刻将某一行为与自己半年前的情况进行对比,才能知道自己现在的行为是需要额外关注的,才会刻意寻找主动对抗的方法进行解决。而 ACBT 治疗的核心意义之一,就在于来访者在治疗过程中,能够主动地寻求解决目前心境困难的方法,将最适合自己改变的行为进行强化,最终达到良好的效果。

第五次咨询时,来访者迟到较长时间,咨询师了解到,来访者对进行 ACBT 治疗的成效并没有很好的认知。咨询师请来访者将长期进行记录的笔记本拿出来,共同进行前后对比分析,跳跃地将来访者第一周记录的条数、严重程度、心境评分和最近一周进行比较。来访者很快发现,记录条数有明显减少,而心境评分的分数明显上升很多,治疗最初一周的评分以 0 分、1 分为主,而最近的一周已经完全没有了 0 分的评分,以 1 分、2 分的自评分较多，偶尔有3分的情况，有了非常明显的改善，来访者进而坚定了治疗的信心。咨询师和来访者商议，将下次咨询的间隔时间适当延长。

第六次时，患者自我感觉已较好，虽然没有恢复到以前的水平，但是趋势向好，改善明显，未作其他治疗变动，咨询师与来访者约定，如无其他异常情况，一个月后再次复诊。

第七次，来访者临时有事耽误，电话说明后得到咨询师谅解。

第八次，来访者的ACBT记录较前次减少一些，情绪一直比较稳定，很感谢咨询师介绍的改善心境的方法，咨询师进行纠正，是来访者通过ACBT的治疗，自己探索到了适合自己的心境改变行为，并进行强化训练帮助自己走出了不良心境。咨询师与来访者约定，如无其他明显改变，患者不必再按时前来复诊，只许按照已经掌握的ACBT治疗方法进行训练即可，到自认为恢复到以前水平后，可再来复诊。

第九次，一个多月后，患者前来就诊。自诉情绪一直较好，每天学习很忙，也还要参加很多社会活动，生活非常充实，有段时间未再做ACBT记录。现在临近期末，有点儿担心考试会再不及格。治疗师与其一起就其担心的问题用ACBT记录表形式进行了最近两天状况的回顾性分析，继续强调了关注积极面，并就日常复习考试的时间安排和生活起居等进行了较为详细的讨论。在咨询师的要求下，来访者口头保证继续进行ACBT治疗记录，并和咨询师约定，如果不能坚持进行ACBT治疗，就及时前来复诊。

第十次，四个多月后，患者即将赴外地参加实习，主动联系咨询师复诊，见到咨询师时面露微笑，向咨询师叙述了自己即将外出实习的种种细节，并对即将开始的实习生活充满憧憬。询问咨询师是否还需要再进行ACBT治疗，是否还要继续进行记录。咨询师建议，如果她希望训练自己某一种期望的行为，或者心理特质，也可以将ACBT表格进行改良，成为她提高自己能力的工具，来访者非常高兴地离开，该个案咨询治疗过程结束。

三、ACBT对应激障碍具体案例治疗效果分析

ACBT应用于应激障碍的治疗是我们的重要实践，而ACBT治疗的核心过程——来访者的自我探索阶段需要来访者给予最大限度的配合和激发自身的潜能来寻求对抗出现的问题。这个问题，既可以是心境障碍，也可以是刻板印象，更可以是强迫行为。积极认知行为治疗的"积极"二字由此充分表现出来。

具体到上述个案，来访者正在接受高等教育，个人认知能力强，其主动自觉学习并获得优异学习成绩也说明她的自控能力好，因家乡在"五一二"地震灾区，本身在外地求学，虽然没有直接经历地震中触目惊醒的场景，但是有她的同学、老师、朋友在地震中遭遇不幸，通过电话了解事件就是一个应激因素，其后来访者发生的木讷、情绪低落等就是PTSD的典型症状。我们运用ACBT对其治疗是符合来访者自身的具体条件，非常合适的。整个治疗过程的重点在于来访者能否正确掌握和试用ACBT的治疗表格，而来访者较强的领悟能力也有利于ACBT表格在试用过程中的变化。治疗的难点在于来访者对自身心身状态的认识，在这个环节咨询师与来访者共同进行了很深入的探索，达成了来访者对自身状态的共识，并让来访者能够对比自身各种状态的变化，形成ACBT治疗表格中的重点症状记录项目。咨询师认为这个PTSD个案的ACBT治疗效果良好，达到了预期治疗的效果，而且能够保持来访者对积极行为治疗的良好信心，进而发展期望形成的更高层次行为模式。

四、治疗过程中值得分析注意的几个问题

总的来看，积极认知行为治疗在 PTSD 患者身上的应用是行之有效的。ACBT 治疗方法要求来访者的文化程度、认知水平达到相当的水平。要求来访者具有高中以上文化学历只是个参考，因为 ACBT 治疗切入点从认知的角度开始；而行为主义的很多方法构成了咨询、治疗的主体；充分调动来访者的积极性，主动进行，甚至是参与改进 ACBT 治疗的过程，是积极认知行为治疗的核心特色。仅以该个案来说，咨询师自己也留有一些疑问，也一并提出来，希望与同行共同讨论，继续深入探索。

其一，按照经典的 PTSD 的治疗方法，还有一个重要的工作咨询师没有完成，那就是将来访者带入到现场的情景当中，进行暴露治疗。没有完成的原因大致有：来访者没有亲历地震现场，我们如果要采用暴露疗法，应该把来访者带入到哪个场景？打电话？还是播放地震的场面？而且，即便我们有了一个选择，我也不认为在该个案中采用暴露治疗是好的选择；当然在这个问题上，也有国内学者主张采用三步走的方法进行暴露治疗。这个方法是：第一步，识别目前存在的问题，约十分钟。这些问题通常是 PTSD 症状，比如对地震的恐惧、重复体验、回避行为、恶梦和过度警觉等；第二步，治疗机制解释，即心理学教育，约三十分钟。该阶段聚焦于提高患者的总体控制感，特别是对唤醒创伤体验的刺激及相关的情绪和行为反应的控制感。治疗师强调并让患者理解只有面对恐惧和困扰，才能对恐惧和困扰具有控制感，最终能够克服它们。为了实现这个目的，此阶段主要帮助患者更好地理解治疗原理，激发患者的动机。在理论解释过程中，治疗师将恐惧拟人化，比如让患者将恐惧想象成为一个自己的"对手或敌人"，请患者在"向它投降"或者是"打败它"上做出选择。治疗师向患者说明，回避意味着被对手击败，其结果就是余生生活在恐惧、痛苦和无助中，而最有效的击败它的方法就是面对它直到自己获得控制感。研究者特别强调在单次行为疗法中，不采用习惯化理论，即"坚持在恐惧的情景中，一直等到你的焦虑下降为止"；第三步，设定暴露治疗目标和自我暴露的任务，约二十分钟。本阶段的治疗首先发掘患者最常见的 4 个问题，如对安全建筑的回避，单独待在家里，在黑暗中睡觉，近距离看废墟、坟墓等通常引发患者创伤和恐惧反应的情境和刺激，依据这些问题设定暴露治疗目标[1]。

其二，要不要让来访者对离世的同学、老师以及其他朋友进行告别仪式？任何一个社会人的非正常死亡，会直接影响十多个人，间接影响上百人。在平时的心理工作中，我们经常参与心理危机干预，其中一个重要项目就是让干预对象对已经死亡者进行告别，以帮助干预对象尽快恢复。在该个案中，咨询师个人意见是不应该让该来访者进行上述治疗活动，原因是：一是死亡者众多，来访者难以确定对象，并列出一个顺序来进行上述治疗活动；二是来访者并没有亲历地震，而是通过想象得到的地震场景，同暴露疗法没有采用的考虑一样，能不能把来访者带入到合适的场景进行告别，也是咨询师的疑虑。

当然应用积极认知行为治疗方法干预 PTSD 也尚有值得我们探索的领域。首先保证 PTSD 患者能够积极参与认知行为治疗。除了咨询师和来访者之间建立起来的强大人际关

---

[1] 刘兴华. 地震致创伤后应激障碍的单次行为疗法介绍和简评. 中国心理卫生杂志，2008，22(12)：934-936.

系外，还需要有更好的方法进行创新。ACBT 治疗的全部流程已经决定来访者要付出比其他心理咨询、治疗活动更多的精力，调动更多的积极性。治疗过程是日积月累，慢慢变化的，可能周围的人都已经发现来访者改变，而来访者本人却是最后一个体会到自己的变化的人。其次，ACBT 用于 PTSD 治疗的时间尚短，我们还没有得到康复来访者长期的（大于 3 年）追踪结果，无法对来访者复发比例进行统计。最后，积极认知行为治疗能够对 PTSD 患者进行很好的治疗，但能否进行早期干预？如果能够，应该怎样进行？这些问题都还有待 PMO 解答，期望与同行们共同进步，服务于需要帮助的人。

（游向宇，唐　平）